増刊 レジデントノート
Vol.16-No.14

90疾患の臨床推論！
診断の決め手を各科専門医が教えます

大西弘高, 福士元春, 木村琢磨／編

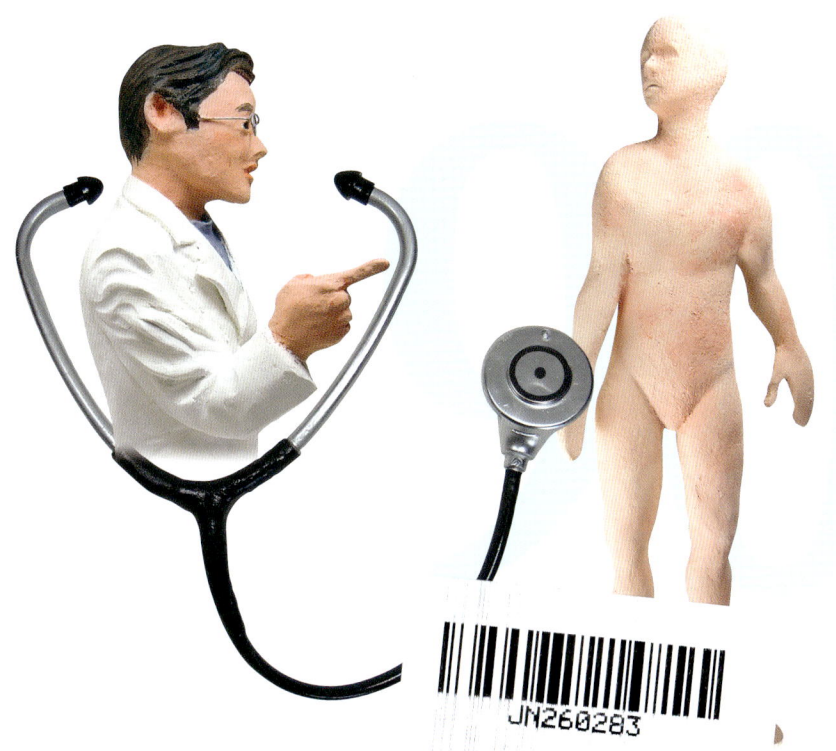

羊土社
YODOSHA

謹告

　本書に記載されている診断法・治療法に関しては，発行時点における最新の情報に基づき，正確を期するよう，著者ならびに出版社はそれぞれ最善の努力を払っております．しかし，医学，医療の進歩により，記載された内容が正確かつ完全ではなくなる場合もございます．

　したがって，実際の診断法・治療法で，熟知していない，あるいは汎用されていない新薬をはじめとする医薬品の使用，検査の実施および判読にあたっては，まず医薬品添付文書や機器および試薬の説明書で確認され，また診療技術に関しては十分考慮されたうえで，常に細心の注意を払われるようお願いいたします．

　本書記載の診断法・治療法・医薬品・検査法・疾患への適応などが，その後の医学研究ならびに医療の進歩により本書発行後に変更された場合，その診断法・治療法・医薬品・検査法・疾患への適応などによる不測の事故に対して，著者ならびに出版社はその責を負いかねますのでご了承ください．

序

　2014年夏の時点で，2017年から開始される専門医制度への関心は徐々に具体化され，新たに創設されようとしている総合診療専門医がどのような能力（competency）をもつべきかについてもさまざまな議論が出されています．この専門医制度においてよりよい医療を提供するために重要なことの1つは，総合的に診る立場にいる医師（ここでは総合医と呼んでおきます）と専門医が適切な形で連携できるシステムをつくることでしょう．総合医には，一般的疾患（common diseases）の診断を間違いなく行えるようになることとともに，より専門的な疾患については適切な専門医に紹介できることが求められます．

　このような連携システムは，こちらの疾患は総合医，あちらの疾患は専門医がそれぞれ診るというふうに線引きを明確にするよりは，総合医と専門医のいずれもが対応できるような領域が広い方が上手く機能するでしょう．図のように考えると，総合医がより専門性はある程度高いものの頻度の高い疾患などに対応範囲を広げることができれば，いずれもが対応できるような領域が広がると思われます．また，このような柔軟さは，研修医のような若い時期から培い，将来総合医になる人も，専門医になる人も，共通してもっていただきたいところです．

　今回の増刊では，「90疾患の臨床推論！診断の決め手を各科専門医が教えます」と題し，専門医の立場から臨床推論のポイントをあげていただくようにしました．類した書籍や雑誌では，主訴ごとの項目において，鑑別診断をあげ，頻度の高い疾患，見逃すと問題が大きい疾患などを中心に考えていくものが多いです．今回は，項目を疾患ごとに列挙し，それぞれの疾患を診断仮説としたときに，その診断を確定する，あるいは除外するためのコツを中心に短く記載してもらいました．その際のコツは，各疾患を日常的に診ている専門医に訊くのが一番ですので，そこで専門医の皆さんにお願いしたという次第です．

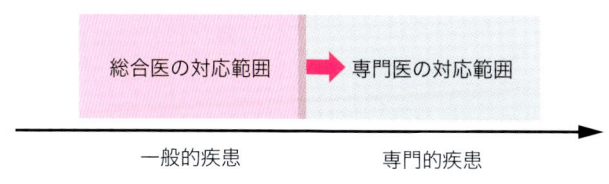

図　疾患の専門性の度合いと総合医・専門医の対応範囲

なお，総合医には各科専門医との連携役だけでなく，地域包括ケアとの連携役，地域社会や家族を含めたケア，予防医学的視点や継続的なケアも必要ですので，診断の臨床推論以外の能力も多々必要になります．しかし，主訴を明らかにし，そのなかで重要な診断仮説，疾患について詳しく知っていることが，総合医に必要なさまざまな問題の解決をさらに展開する際の重要な基盤となると考えています．

　この増刊が，将来医療の底上げにつながっていくために少しでも役立つことを願っております．

2014年10月

編者を代表して
東京大学大学院医学系研究科医学教育国際研究センター
大西弘高

増刊 レジデントノート
Vol.16-No.14

90疾患の臨床推論！
診断の決め手を各科専門医が教えます

序	大西弘高	3（2541）
Color Atlas		11（2549）

総論

臨床推論を学ぼう	大西弘高	16（2554）

第1章　頭痛

1.	くも膜下出血	臺野　巧	22（2560）
2.	片頭痛	武田英孝	24（2562）
3.	副鼻腔炎	髙北晋一	27（2565）
4.	緑内障発作	加藤浩晃	30（2568）

第2章　頸部痛

5.	椎骨動脈解離	丹羽淳一	32（2570）

第3章　胸痛

6.	狭心症，急性心筋梗塞	金森健太，村川裕二	34（2572）
7.	急性大動脈解離	大島　晋	36（2574）

8. 胃食道逆流症（GERD） ………… 坂田祐之，山口加奈子，藤本一眞　38 (2576)

9. 気胸 ……………………………………………………… 堀之内秀仁　40 (2578)

10. 帯状疱疹 …………………………………………………… 佐藤友隆　42 (2580)

第4章　腹痛

11. 急性虫垂炎 ……………………………………… 昆　祐理，今　明秀　44 (2582)

12. 急性胆嚢炎 …………………………………………………… 今　明秀　48 (2586)

13. 急性膵炎 ……………………………… 小川栄一，古庄憲浩，林　純　52 (2590)

14. 消化性潰瘍 ……………………… 坂田祐之，山口加奈子，藤本一眞　54 (2592)

15. クローン病 …………………………… 矢野　豊，植木敏晴，松井敏幸　56 (2594)

16. 潰瘍性大腸炎 ………………………… 矢野　豊，植木敏晴，松井敏幸　58 (2596)

17. 過敏性腸症候群 …………………… 小野陽一郎，植木敏晴，松井敏幸　60 (2598)

18. 上腸間膜動脈血栓症 ……………… 坂田祐之，山口加奈子，藤本一眞　64 (2602)

19. 卵巣出血 …………………………………………………… 糸賀知子　66 (2604)

20. 卵巣腫瘍破裂 ……………………………………………… 糸賀知子　68 (2606)

21. 卵巣腫瘍茎捻転 …………………………………………… 糸賀知子　70 (2608)

22. 骨盤腹膜炎（PID） ………………………………………… 糸賀知子　72 (2610)

23. 異所性妊娠 ………………………………………………… 糸賀知子　74 (2612)

24. 腸閉塞 ……………………………………… 野田頭達也，今　明秀　76 (2614)

25. 急性胃腸炎，食中毒 ……………………………………… 保阪由美子　78 (2616)

26. 虚血性腸炎 …………………………… 二宮風夫，植木敏晴，松井敏幸　80 (2618)

第5章　腰背部痛

27. 転移性骨腫瘍 …………………………………… 桃井康晴，須藤啓広　82 (2620)

28. 腎盂腎炎 ……………………………… 亀井　潤，中川　徹，本間之夫　84 (2622)

29.	尿路結石	宮嵜英世, 久米春喜, 本間之夫	86 (2624)
30.	脊椎周囲感染症	佐田竜一	88 (2626)

第6章　関節痛

31.	痛風	市川奈緒美	90 (2628)
32.	偽痛風	益田郁子	92 (2630)
33.	化膿性関節炎	桃井康晴	94 (2632)
34.	関節リウマチ	瀬戸洋平	96 (2634)
35.	リウマチ性多発筋痛症（PMR），巨細胞性動脈炎（GCA），RS3PE症候群	石丸裕康	99 (2637)

第7章　咽頭痛

36.	伝染性単核球症	木村琢磨	102 (2640)
37.	溶連菌性扁桃咽頭炎	新森加奈子, 木村琢磨	104 (2642)
38.	扁桃周囲膿瘍	髙北晋一	106 (2644)
39.	急性喉頭蓋炎	髙北晋一	108 (2646)

第8章　下肢痛

40.	深部静脈血栓症	松田明正	112 (2650)
41.	椎間板ヘルニア	桃井康晴	114 (2652)
42.	急性下肢動脈閉塞	光岡明人	116 (2654)

第9章　失神

43.	洞不全症候群	金森健太, 村川裕二	118 (2656)
44.	迷走神経失神	貞廣威太郎, 香坂 俊	120 (2658)

第10章　脱力

- 45. ギラン・バレー症候群 …………………………………… 丹羽淳一　122（2660）
- 46. 一過性脳虚血発作（TIA） ………………………………… 武田英孝　124（2662）
- 47. 重症筋無力症 ………………………………………………… 中尾直樹　128（2666）
- 48. 周期性四肢麻痺 …………………………………… 奈良典子，長谷川 修　130（2668）
- 49. 多発性硬化症 ………………………………………………… 長谷川 修　132（2670）

第11章　しびれ

- 50. 肘部管症候群 ………………………………………………… 大庭真俊　134（2672）
- 51. 手根管症候群 ………………………………………………… 大庭真俊　136（2674）
- 52. 手口症候群 ………………………………………… 奈良典子，長谷川 修　138（2676）
- 53. 馬尾症候群 …………………………………………………… 大庭真俊　140（2678）
- 54. 腰部脊椎管狭窄症 …………………………………………… 仲田和正　142（2680）
- 55. 閉塞性動脈硬化症 …………………………………………… 光岡明人　144（2682）

第12章　呼吸困難感

- 56. 気管支喘息 ………………………………………… 中井秀一，阿部 　直　146（2684）
- 57. 心不全 ……………………………………………… 貞廣威太郎，香坂 　俊　148（2686）
- 58. 肺塞栓 ………………………………………………………… 松田明正　150（2688）
- 59. 慢性閉塞性肺疾患（COPD） …………………… 中井秀一，阿部 　直　152（2690）
- 60. アナフィラキシー ………………………………… 須田万勢，岡田正人　154（2692）

第13章　咳

- 61. 結核 …………………………………………………………… 矢野晴美　156（2694）
- 62. 咳喘息 ………………………………………………………… 郷間 　厳　158（2696）

63. 百日咳 ・・ 矢野晴美　160 (2698)

第14章　精神症状

64. うつ病 ・・・ 中村風花, 金井貴夫　162 (2700)
65. パニック障害 ・・・・・・・・・・・・・・・・・・・・・・・・・・・・・・・・・・・・・ 渡辺　悠, 金井貴夫　165 (2703)
66. 全般性不安障害 ・・・・・・・・・・・・・・・・・・・・・・・・・・・・・・・・・ 吉井雅美, 金井貴夫　168 (2706)
67. せん妄 ・・ 洪　英在　170 (2708)

第15章　めまい

68. 良性発作性頭位めまい（BPPV）・・・・・・・・・・・・・・・・・・・・・・・・・ 山中敏彰　172 (2710)
69. メニエール病 ・・ 山中敏彰　175 (2713)
70. 前庭神経炎 ・・ 山中敏彰　178 (2716)
71. Wallenberg症候群 ・・・ 大生定義　180 (2718)

第16章　ふらつき

72. 正常圧水頭症 ・・・ 中島　伸　182 (2720)
73. 慢性硬膜下血腫 ・・・ 臺野　巧　184 (2722)
74. 鉄欠乏性貧血 ・・・ 佐田竜一　186 (2724)

第17章　振戦

75. パーキンソン病 ・・ 武田英孝　190 (2728)
76. 本態性振戦 ・・ 大生定義　194 (2732)

第18章　全身倦怠感

- 77. 甲状腺機能低下症 ………………………… 飯降直男，林野泰明，辻井 悟　196 (2734)
- 78. 急性肝炎 ………………………………… 林 純，小川栄一，古庄憲浩　198 (2736)

第19章　意識障害

- 79. ビタミンB_1欠乏症 ………………………………………………… 石丸裕康　200 (2738)
- 80. 低血糖 …………………………………… 粂田博仁，林野泰明，辻井 悟　202 (2740)
- 81. てんかん ……………………………………………………………… 大生定義　204 (2742)
- 82. 高カルシウム血症 …………………………………………………… 堀之内秀仁　206 (2744)
- 83. 熱中症 ………………………………………………… 五十嵐 博，福士元春　208 (2746)

第20章　認知障害

- 84. アルツハイマー型認知症 ……………………………………………… 洪 英在　210 (2748)
- 85. レビー小体型認知症 …………………………………………………… 洪 英在　212 (2750)

第21章　発熱

- 86. 感染性心内膜炎 ……………………………………………………… 佐田竜一　215 (2753)
- 87. 髄膜炎，脳炎 ………………………………………………………… 保阪由美子　218 (2756)
- 88. 前立腺炎 ………………………………… 高橋さゆり，中川 徹，本間之夫　220 (2758)
- 89. インフルエンザ ……………………………………………………… 福士元春　222 (2760)
- 90. 肺炎 …………………………………………………………………… 堀之内秀仁　224 (2762)

- ●索　引 …………………………………………………………………………… 227 (2765)
- ●編者・執筆者プロフィール …………………………………………………… 231 (2769)

Color Atlas

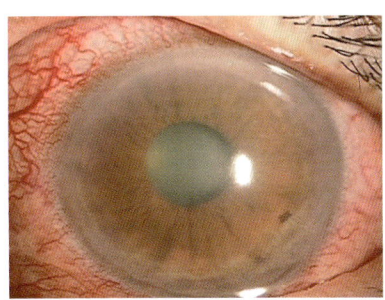

❶ 急性緑内障発作
p. 31, 図1参照

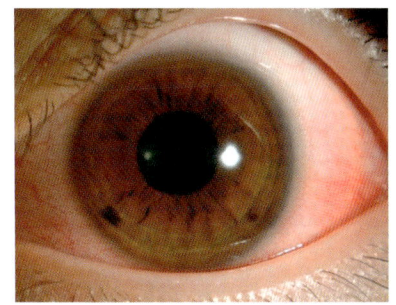

❷ アレルギー性結膜炎（結膜充血）
p. 31, 図2参照

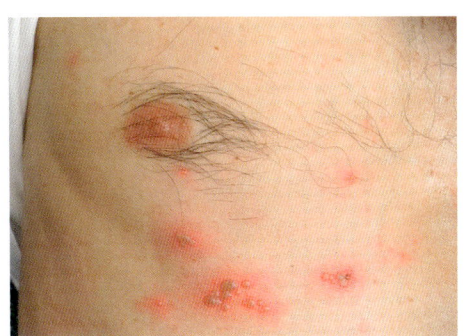

❸ 帯状疱疹
p. 43, 図1参照

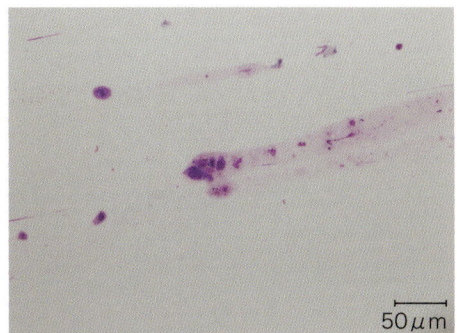

❹ Tzanck test
p. 43, 図2参照

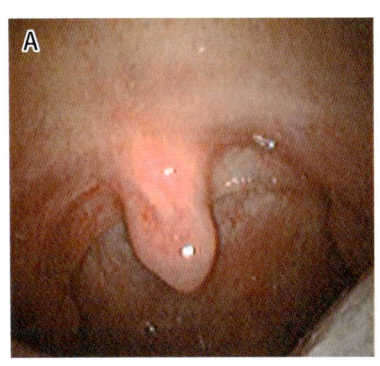

❺ 急性喉頭蓋炎（同一患者）
A）中喉頭には炎症所見はないが，B）喉頭（喉頭蓋から披裂部）が腫脹し唾液が貯留している
（p. 109, 図参照）

Color Atlas

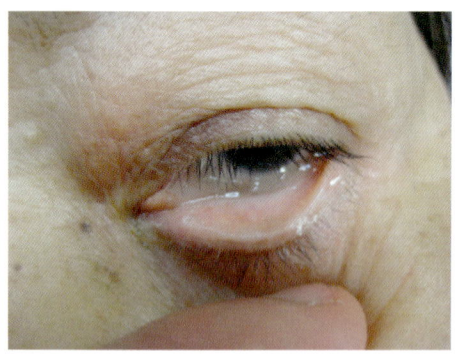

❻ 眼瞼結膜貧血
p. 187, 図1参照

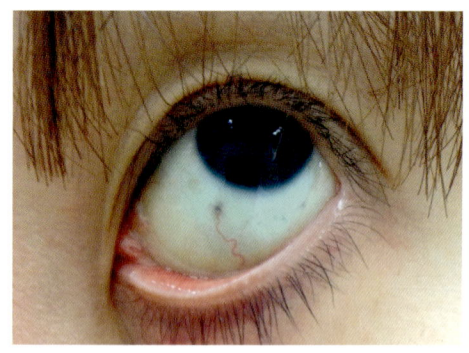

❼ 青色強膜
p. 187, 図2参照

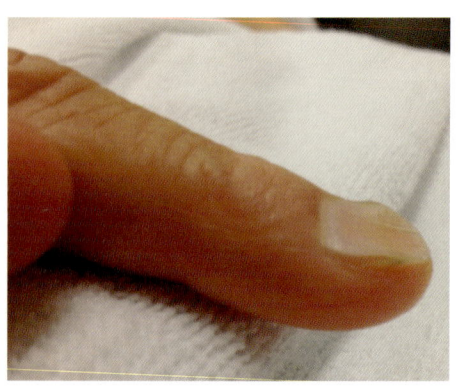

❽ 匙状爪
p. 187, 図3参照

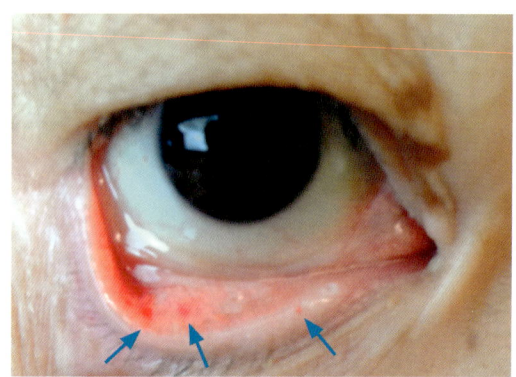

❾ 眼瞼結膜の点状出血
p. 216, 図1参照

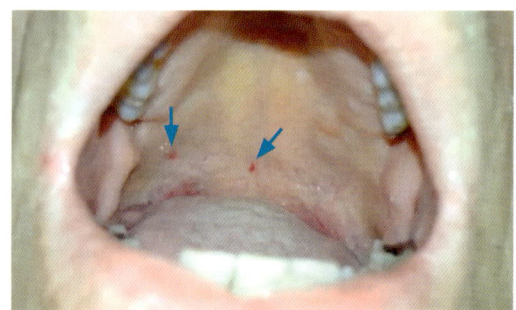

❿ 口腔内点状出血
p. 216, 図2参照

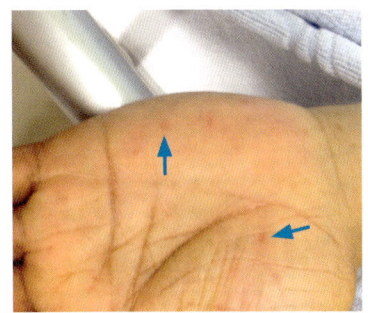

⓫ 手掌の無痛性小紅斑
（Janeway lesion））
p. 216, 図3参照

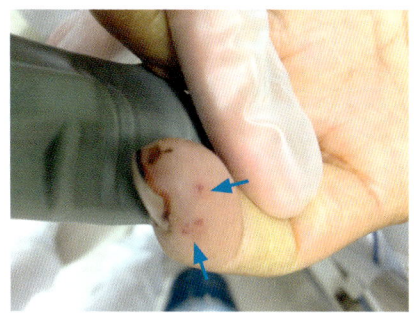

⓬ 指尖の有痛性紫斑＋点状出血
（Osler結節疑い））
p. 216, 図4参照

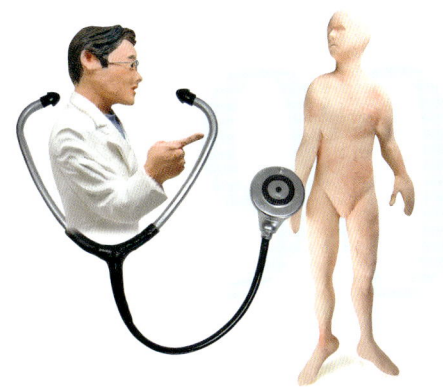

増刊 レジデントノート バックナンバー

Vol.16 No.11 増刊（2014年10月発行）
知らないままでいいですか？
眼・耳鼻のど・皮膚・泌尿器疾患の診かた
救急・外来・病棟でよく出会う症例にもう困らない！

眼底出血，中耳炎，重傷熱傷，尿路結石…どう対処しますか？研修でローテート必修でない診療科の初期対応をオールカラーで紹介．専門医へ依頼するボーダーラインについても解説．困ったときに頼れる1冊！

編集／岩田充永
- □ 定価（本体4,500円＋税）　□ 218頁
- □ ISBN978-4-7581-1540-7

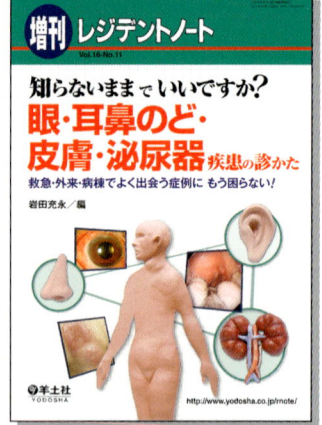

Vol.16 No.8 増刊（2014年8月発行）
わずかな異常も見逃さない！
救急での頭部画像の読み方
解剖をふまえた読影の手順からMRI適応の判断まで

編集／山田 惠
- □ 定価（本体4,500円＋税）
- □ 213頁
- □ ISBN978-4-7581-1537-7

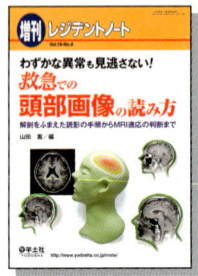

Vol.16 No.5 増刊（2014年6月発行）
病棟でのあらゆる問題に対応できる！
入院患者管理パーフェクト

編集／石丸裕康
- □ 定価（本体4,500円＋税）
- □ 253頁
- □ ISBN978-4-7581-1534-6

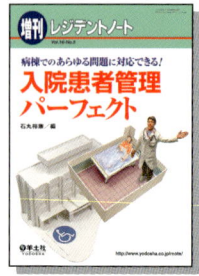

Vol.16 No.2 増刊（2014年4月発行）
疾患の全体像「ゲシュタルト」をとらえる
感染症の診断術
臨床像の核心とその周辺がみえてくる！

編集／西垂水和隆，成田 雅
- □ 定価（本体4,500円＋税）
- □ 287頁
- □ ISBN978-4-7581-0565-1

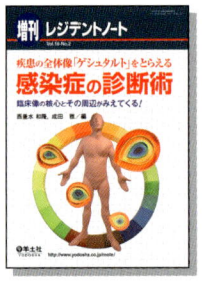

Vol.15 No.17 増刊（2014年2月発行）
見逃さない！
救急CTの読み方
急性腹症や頭部疾患などで誰もが悩む症例から学ぶ

編集／早川克己
- □ 定価（本体4,500円＋税）
- □ 218頁
- □ ISBN978-4-7581-0562-0

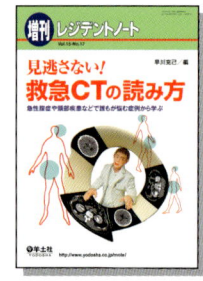

発行　羊土社 YODOSHA
〒101-0052　東京都千代田区神田小川町2-5-1　TEL 03(5282)1211　FAX 03(5282)1212
E-mail：eigyo@yodosha.co.jp
URL：http://www.yodosha.co.jp/

ご注文は最寄りの書店，または小社営業部まで

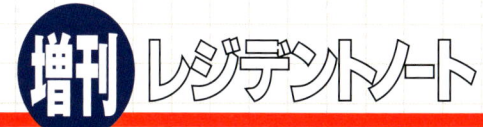

90疾患の臨床推論！
診断の決め手を
各科専門医が教えます

総論

臨床推論を学ぼう

大西弘高

はじめに

　どうすれば，より診断が上手くつけられるのかは，私が学生時代から強い関心をもっていたテーマだった．臓器別，疾患別に記載された通常の医学書を読むだけでは，主訴から診断仮説を列挙していくことが難しく，とはいえ主訴ごとに診断仮説を列挙している本を読んでも，そのような本にはそれぞれの診断仮説を採用，除外する際に鍵を握る症状や所見があまり書かれていない…というようなジレンマを感じていた．

　本稿では，臨床推論の主要な流れを解説している．これにより，どのように考えればより診断能力が向上するのかについて，理解が深まれば幸いである．

1. 臨床推論の主要な流れ

　まず，臨床推論という用語について定義しておきたい．**臨床推論とは，「健康問題を明らかにし，解決しようとする際の思考過程やその内容」**である[1]．個々の患者の健康問題を解決するためには「診断」が鍵を握るため，臨床推論が診断推論を意味することが多い．今回の増刊で取り扱う「臨床推論」は「診断推論」と同義であり，「個々の患者の診断を明らかにしようとする際の思考過程や内容」に限定している．ただ，臨床推論自体は，治療やマネジメント，その効果判定などに展開することも可能だし，患者の行動や心理，患者を取り巻く家族や社会に展開することも可能であることは申し添えておきたい．

　健康問題の解決という観点では，いわゆる**問題解決のプロセス**と同様の形で進行する[2]（**図**）．認知心理学の領域では，① 問題の同定，② 情報収集と整理，③ 仮説設定，④ 仮説検証，⑤ 解決策の利用という呼び方がされる．臨床場面では，① 主訴の明確化，② 病歴・所見の情報収集，③ 鑑別診断の列挙，④ 鑑別診断の吟味，⑤ 治療やマネジメントの意思決定，という呼び方の方が馴染みやすいだろう．このなかで，④ については何度かくり返され，病歴や所見の情報収集がくり返され，徐々に深まっていく．いわゆる「診断がつく」という状態は④ と⑤ の間に位置し，外来など時間が限られた場合，あるいは治療やマネジメントに関するリスクが高くない場合には，⑤ のための情報収集やすり合わせへと移行する．

2. 臨床推論の目標設定

1 患者さんに合わせた目標設定

　患者さんの**受診動機**には，症状の原因解明（疾病でないことの確認を含む），疾病利得（ある疾

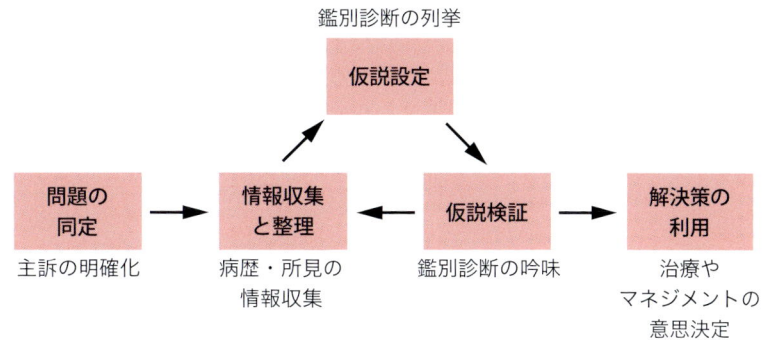

図　問題解決の一般的プロセスと診断プロセス
文献2より引用

患をもっていることが認定されることによって，仕事を免れるなど），症状緩和（そのための処方箋記載などを含む），完全治癒（外科的疾患の切除など），療養に関する助言（症状を持ちながらの生活，仕事の仕方など）などが含まれる（患者の解釈モデル，家族や職場からの働きかけなど，心理社会的要因も含めればさらに広がる）．医師は，これらのいずれに対応するためにも診断が鍵を握っていると認識しており，それぞれの患者さんの動機を明らかにしつつ，目標設定を行う．

2 臨床推論の考え方

　診断は，ときに完全なものでなくてもよい．例えば，上気道炎と軽い気管支炎とは，それを明確に区別しなくても対症療法できるだろうし，これらが合併することもあるだろう．症状緩和という受診動機をもつ患者さんにとって，診断を完全に明確化することのニーズはあまり高くない可能性がある．一方，急激に悪化する可能性がある疾患（急性心筋梗塞，大動脈解離など），致死性だが早期なら完治可能な疾患（悪性腫瘍の多く）については，正確かつ早めの診断が望ましい．

　医師がどのような心構えによって臨床推論を行うかは別の側面である．上述したように，急激に悪化する可能性がある疾患や致死性だが早期なら完治可能な疾患に対し，正確かつ早めの診断が望ましいと感じるのは，**リスク回避**，**治療可能性**を考慮しているからである．逆に，自然治癒が見込める疾患（多くのウイルス性感染など）に対しては，患者のリスクはほとんどないし，それゆえ侵襲を伴う検査や治療（例えば，軽度の気管支炎に対し気管支鏡，気管支洗浄をするなど）はしない．

　診断に関して，明確な基準のある疾患とない疾患がある．例えば，悪性腫瘍における病理診断は，診断を下すための明確な基準となり得る（ときには，どちらとも言い難い病理所見があり得るが）．一方で，精神疾患，一部の自己免疫疾患，治癒が近づいているウイルス感染症など，明確な診断が難しい場合もある．

　診断が明確でない場合でも，治療のベネフィットがリスクよりも大きいだろうと判断し，治療して，その経過をみることによって，医師自身の見立てが正しかったかどうかを確認する**治療的診断**（therapeutic diagnosis）が行われることもある．例えば，心臓カテーテル検査を行っても明らかにならなかったが，病歴などから冠動脈攣縮性狭心症の可能性が高いという場合，カルシウム拮抗薬によって発作が治まれば，見立てが正しかったと推論されることがある．

　有病率は，診断を考えるうえで重要なデータとなる．例えば，若くて元気な患者が上気道症状

と発熱で受診した場合，上気道炎である確率が高いため，主訴と有病率の組合せだけで一定以上の正診率は達成できるだろう．ただ，一般的な有病率のデータだけでなく，それぞれの施設の立場は考えておかねばならない．例えば，大学病院であれば，「通常の風邪とは違う」という意識で受診している患者さんの確率が高いし，より正確な診断へのニーズも高いと考えられるため，有病率が低い疾患を細かく探索する**シマウマ探し**への誘惑が避けられない面もある．

3. 主訴から鑑別診断を想起する方法

主訴から鑑別診断を思い付くようにするためには，いくつかの異なった方法がある．ここでは，部位＋症状の性質，主訴別の鑑別診断一覧の利用，過去の事例との関連性の3つに分けて説明する．

1 部位＋症状の性質

部位＋症状の性質という方法は，**解剖学**と**病理学**の組合せで考える手順である．例えば，心窩部痛であれば，そこにあるのは胃や十二指腸である．患者もときに「胃が痛い」と表現することがあり，解剖学的な推論は非常に自然な考え方といえる．また，空腹時の痛みなど，食事のタイミングと痛みとが連動しているとすれば，痛みが消化管由来である可能性は高い（食事による心悸亢進で狭心症を来しているというような例もあるかもしれないが）というのは病理学的な推論である．

2 主訴別の鑑別診断一覧の利用

しかし，主訴の解剖学的な推論が役立たない場合もある．例えば，腹痛であればPM BAD LUNCHと略される疾患群（Porphyria＝ポルフイリン症，Mediterranean fever＝地中海熱，Black widow spider＝クロゴケグモ咬傷，Addison's disease＝アジソン病，Diabetic ketoacidosis＝糖尿病性ケトアシドーシス，Lead Poisoning＝鉛中毒，Uremia＝尿毒症，Narrow angle glaucoma＝閉塞隅角緑内障，Calcium＝高カルシウム血症，Herpes zoster＝帯状疱疹）は，腹部と直接関係しない[3]．小児に多いシェーンライン・ヘノッホ紫斑病も同様である．こういった疾患を見逃さないために，**主訴に対応する鑑別診断リスト**を作り，それを列挙するという方法も用いられる．これは，主訴に対する主な鑑別診断の数が多くない場合には有効だが，腹痛の場合PM BAD LUNCHだけで10疾患，さらに消化管，肝胆膵，血管系…などと考えていくと，それを実際の推論中に思い浮かべて用いることができないという欠点がある．

また，一部の症状は解剖学的な部位が特定しにくい．全身倦怠感は，その最たるものだろう．呼吸苦であれば，呼吸器に原因を求めたくなるかもしれないが，循環器が原因かもしれないし，苦しいと感じる中枢神経の側に原因があることもある．嘔吐も，消化器が原因のことが多いが，中枢神経に原因があることも少なくない．

3 過去の事例との関連性

その意味で，多くの経験豊富な医師は，**過去の事例との関連性**を上手く用いている．主訴だけで鑑別診断を思い浮かべようとするのではなく，ある程度病歴を聴いているうちに，主訴と関連症状の組合せ，訴え方や表情などを含めて主たる診断仮説と，いくつかの重要な鑑別診断とをあげるのである．ここには，有病率，治療・検査のリスク，急変や致死性疾患の可能性なども考慮

することになる．ただ，この方法は一定以上の臨床経験をもってはじめて可能になるものであり，指導医は研修医が自分と同じように診断仮説を挙げられないことを指摘しても決してよい指導にはならないことを知っておく必要がある．

4. 情報収集の方法

　先ほどの図を思い出していただこう．情報収集は，最初は「いつから，どのような症状が，どの辺りに出ているか」などの通り一遍の情報を集めることになるだろう．例えば，胸が痛いという訴えがあれば，**LQQTSFAの枠組み**を用い，Location（部位），Quality（性状），Quantity（程度），Timing（オンセットと経過），Setting（発症の状況），Factors（alleviating & aggravating factors＝寛解・増悪因子），Associated symptoms（随伴症状）を尋ねるかもしれない[4]．これは，主訴に関して情報を広く集めるルーチンの情報収集である．ここで，胸の奥の辺りに，重苦しい強い痛みが，先日朝通勤時に2回ほどあり，少し休憩したらよくなったとする．

　ここで，労作性狭心症を主たる診断仮説としたなら，胸痛に関して改めて**絞り込みの情報収集**が必要になるだろう．胸の奥というのは左右偏りがあるのか，正中なのか，通勤時の胸痛は階段を昇った，小走りしたなどの労作と関連するのか，何分ぐらい休憩したら治まったのか，などである．これは，労作性狭心症の場合，労作と胸痛との関連性があり，長くても30分以内で治まるなどの知識があれば，それを確認するための絞り込み情報収集が可能となり，その情報が非常に有用なのである．

　絞り込みの情報収集に関し，ある疾患を支持するために重要な症状や所見は**pertinent positive signs/symptoms**，ある疾患を除外するために重要な症状や所見は**pertinent negative** signs/symptomsと呼ばれる．この情報は，症例プレゼンテーションを行う医師が，鑑別診断に関連した情報を列挙することで，その鑑別診断を意識した情報収集ができる能力をもつということを示すために用いられる．

　今回の増刊では，特にこの絞り込みの情報収集において，専門医が何を重視しているのかに最も着目している．病歴だけでなく，身体診察，一般的な検査，診断確定に必要な検査という形で段階的に必要な情報を重ねていく手順も重要である．特に，総合医が症例プレゼンテーションを行う際，pertinent positive/negativeな情報を網羅することで，専門医が「この医師は専門医の目から見ても必要な情報を網羅できているな」と感じるような流れが生まれれば幸甚である．

5. 臨床推論の学び方

　臨床推論を効率よく，効果的に学ぶためにはどうすればよいだろうか．いくつかのポイントを押さえておきたい．

1 知識量よりは知識間の関連づけを重視

　臨床推論がスムースに進むためには，疾患の大まかな雰囲気（診断基準よりも，どういう症状があったときに疑うかが重要）と，その疾患の患者においてよくみられる**症状や所見について常に相互に関連づけられるような理解**が必要である．例えば，「くも膜下出血→雷鳴型頭痛が特徴」ということを知っているだけでなく，「突然バットで殴られたような後頭部の痛みを自覚→雷鳴型頭痛→くも膜下出血」という症状や所見の情報から逆方向の推論ができることが，正確かつ効率

的に診断に至る能力といえる．

　このような知識間の関連づけは，例えば血管の閉塞や破綻出血の症状は秒～分の単位で起こるというような病理学的な原因とも関連づけることで，理論的に強化され，記憶に残りやすくなる，あるいは患者さんへの説明に説得力を持たせるといったことにもつながる．

2 初診患者を診る経験が多いほどよい

　症状や所見から適切な鑑別を思いつくようになる能力は，基本的には経験とそれに対する振り返りで鍛えることができる．ある程度経験が増えてくれば，1つの経験が似た症例に当てはめられるかどうかについても推測できるようになるため，**初診患者を診る経験は多いほどよい**．

　症例シナリオの問題を解けば，多くの情報から重要な情報をピックアップし，そこから鑑別診断を想起する能力はある程度高められる．しかし，患者さんが話した内容を診療録にまとめるような能力，鑑別診断の鍵を握るような質問を実際に自分で尋ね，患者さんの回答を解釈して診断に役立てる能力については，紙に書かれたシナリオだけでは鍛えにくい．

3 場や患者層の違う場では，同じパターンは使いにくい

　症状や所見から適切な鑑別診断を思いつくという流れは，日常的な経験のなかである程度パターン化されて記憶に保存されている．しかし，そのパターンはある主訴におけるある疾患の有病率といった事前確率とも密接に関連している．大学病院と診療所とでは重症疾患の率は全く異なるし，専門科と総合的な科との間で，同じ主訴に対して最もよくみられる疾患の率が大きく異なるだろう．

　また，こういった一連の記憶（認知心理学ではスクリプトと呼ばれる）は，**文脈とともに記憶されたものは，その文脈で想起されやすい**ことが知られている．病院で働いてきた医師が診療所に異動する，あるいは都会で専門性の高い診療をしていた医師がへき地でさまざまな問題に対応するようになるといった場合には，新たな経験をし，振り返りを重ねることで，はじめてその場での臨床推論能力を磨けると考えた方がよい．

4 鑑別診断を早いうちに想定し，鑑別診断に基づいて情報収集

　臨床推論は医療面接からはじまるが，慣れた医師は十数秒程度で鑑別診断，診断仮説を思い浮かべるという．これは，さまざまな記憶や経験を踏まえた直感的な推論であり，**非分析的推論**（non-analytic reasoning）と呼ばれる．以前は，特に初学者は非分析的推論を避けるべきという論調もあったが，最近は非分析的推論による診断仮説をさらなる情報収集に利用すべきという意見が強まっている[5, 6]．

　一方で，診断の結論を出す前に**分析的推論**（analytic reasoning）も援用することは常に重要である．非分析的推論の診断仮説だけで進んでしまうと，情報収集がそこに限定されてしまい，**早期閉鎖**（premature closure）と呼ぶ誤診の原因となる[7]．主たる診断仮説を思い浮かべた時点で対立仮説を置くことを意識するのは分析的思考の1つであり，誤診を防ぐために重要な手順である．

5 常に振り返り，自らの推論プロセスをブラッシュアップ

　臨床推論の手順は，ベストと呼べるものが提示できるわけではないが，それぞれの症例に対して，より望ましい方向を考えることはできる．実際の診療のプロセスをその医師自身が言語化し，

プレゼンテーションや診療録記載することによって，推論プロセスは研ぎ澄まされていく[1]．このような言語化の際に，「あの症状を尋ねておくべきだった」，「この身体診察はやらずに済ませてしまった」などと次回に改善すべき点がみえてくることも多く，これは**省察的実践（reflective practice）** と呼ばれる現場での学習の方法論でもある．

　カンファレンスにより，ほかの医師や指導医からフィードバックをもらうことも，自分の考え方を客観化し，改善していくための重要な活動となる．また，ほかの医師が辿った考え方を聞くことも，自分の次の診療に役立つ．

文献・参考文献

1) 「The臨床推論」（大西弘高/編），南山堂，2012
2) 伊藤毅志，他：問題解決の過程．「認知心理学4思考」（市川伸一/編），pp107-131，東京大学出版会，1996
3) 「セイントとフランシスの病棟実習・研修ガイド」（大西弘高/訳），丸善，2009
4) Cohen-Cole SA：The medical interview：the three-function approach. Mosby Year Book. 1991.
5) Boreham NC：The dangerous practice of thinking. Med Educ, 28：172-179, 1994
6) Croskerry P：Clinical cognition and diagnostic error：applications of a dual process model of reasoning. Adv Health Sci Educ Theory Pract, 14 Suppl 1：27-35, 2009
7) Voytovich AE, et al.：Premature conclusions in diagnostic reasoning. J Med Educ, 60：302-307, 1985

第1章 頭痛

1. くも膜下出血

臺野 巧

> なぜくも膜下出血だと思ったの？
>
> 人生最悪の雷鳴頭痛で，意識障害や神経障害はありませんが，項部硬直があるからです．
>
> くも膜下出血だと強く疑ったらどうするの？
>
> 頭部単純CTを撮影し，それで診断がつかない場合は腰椎穿刺を行って血清髄液またはキサントクロミーを確認します．くも膜下出血だった場合は臨時手術などの対応ができる医療機関へ搬送したいと思います．

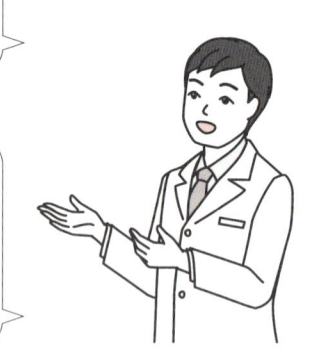

1. くも膜下出血の可能性を高める症状と，その尋ね方

1）雷鳴頭痛（thunderclap headache）

　数分でピークに達し，数時間から数日続く頭痛で，痛みの場所は局所的であったり，自然軽快することもあるし，痛み止めで軽快することもある．このような軽症例に頭部CTを撮影しなかったことが誤診のパターンとして最多で，かつこのような軽症例こそ治療によって最も恩恵を受けることができる．患者さんには，丁寧に発症機転（突発かどうか）を聴取する必要がある．特に痛みの開始からピークに達するまでの時間を聴くことがポイントになる．

2）人生最悪頭痛

　病院を受診する「人生最悪の頭痛」を訴える患者さんに頭部CTを行った場合，約20％にくも膜下出血があったとする報告がある[1]．
　「急に起こった普段と違う強い頭痛」それだけでくも膜下出血を疑うのに十分である．

2. くも膜下出血の可能性を高める診察所見と，そのとり方

　くも膜下出血は巣症状を伴わないことが多い疾患だが，神経症状があればほかの頭蓋内疾患も含めて画像検査が必須になってくるので，神経診察が必要になる．特に，瞳孔不同・眼球運動障害・視野障害・失認・失行・失語・顔面神経麻痺・嚥下障害・知覚障害・運動麻痺・小脳失調などを簡単に確認することが必要である．詳細はここでは省略する．
　くも膜下出血に特徴的な身体所見としては，**項部硬直**がある．しかし，決して感度は高くない（3割程度）ので注意が必要である．特に発症早期に項部硬直は出ないと考えておいた方がよい．座位のときは顎を胸につけることができるか，臥位のときは頭部を8cm挙上できるかどうかで判断する．

表　オタワくも膜下出血基準

15歳以上，意識清明で，非外傷性の今までに経験のない強い痛みが1時間以内にピークに達した患者に適用
以下のひとつ以上が該当する場合は検査が必要と判断する 　1．40歳以上 　2．頸部の痛みまたは硬直 　3．目撃者のいる意識消失 　4．運動時に発症 　5．雷鳴頭痛（即座にピークに達する痛み） 　6．診察での頸部屈曲制限
感度100％　　特異度15.3％
陽性尤度比1.17　　陰性尤度比0.024

文献3を参考に作成

3. くも膜下出血の診断確定のためにしておきたい検査

　確定診断のためにまず考えるべき検査は**頭部単純CT**である．発症から6時間以内に撮影された場合は感度ほぼ100％だが，6時間を超えて時間が経過するにつれて感度が下がっていくことが問題点である[2]．6日経過すると57〜85％まで低下するともいわれている．したがって，頭部CTで確定診断に至らない場合や頭部CTができない医療機関の場合，**腰椎穿刺**が必要になる．

　腰椎穿刺ではくも膜下出血による出血かtraumatic tap（穿刺による出血）かを区別する必要がある．髄液を3〜4本のチューブに採取して色が薄くなるのを確認する方法が一般的であるが，くも膜下出血でも色は薄くなるので残念ながら信頼のおける方法ではない．最終的に完全に透明な髄液になったときはtraumatic tapと言ってよい．髄液がキサントクロミー（黄色を呈する）だったときはくも膜下出血と判断してよいが，キサントクロミーになるには発症から6時間，できれば12時間空けたほうが確実といわれている．また，明るい場所でバックを白くして水と比較して判断する．キサントクロミーは発症後2週間続く．

4. くも膜下出血を強く疑うとき，どのようにアクションするか

　くも膜下出血は軽症例が見逃されやすく，再出血を起こすと死亡率が5〜6倍になり，障害なしで回復する率は1/20になる．初診での見逃しを避けて再出血を起こす前に治療することが重要である．

　くも膜下出血を疑うキーワードは**雷鳴頭痛**と**人生最悪頭痛**である．これらに該当する場合，病歴と身体診察でくも膜下出血を除外するのは難しいが，オタワくも膜下出血基準[3]（**表**）に該当しない場合，感度100％なのでくも膜下出血の除外に有用である．確定診断には，前述の頭部単純CTや腰椎穿刺を用いる．診断が確定した場合は，厳重に疼痛・血圧コントロールを行いながら治療可能な医療機関に搬送する．

文献・参考文献

1) MO Uthman, et al：Worst headache and subarachnoid hemorrhage：prospective, modern computed tomography and spinal fluid analysis. Ann Emerg Med, 32：297-304, 1998
2) Backes D, et al：Time-dependent test characteristics of head computed tomography in patients suspected of nontraumatic subarachnoid hemorrhage. Stroke, 43：2115-2119, 2012
3) JJ Perry, et al：Clinical decision rules to rule out subarachnoid hemorrhage for acute headache. JAMA, 310：1248-1255, 2013

第1章　頭痛

2. 片頭痛

武田英孝

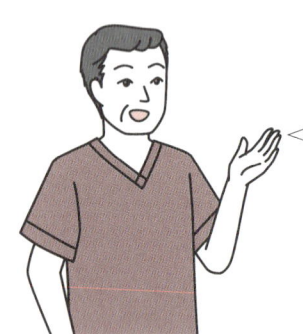

なぜ片頭痛だと思ったの？

26歳女性で，10歳代のころから拍動性の頭痛がときどきあり，頭痛時は仕事が手につかなくなるそうで，母と姉に同様の症状があるからです．

片頭痛だと強く疑ったらどうするの？

危険な二次性頭痛の除外のためバイタルサインや意識状態，神経診察で異常のないことを確認後，頭部CTなどの画像検査も行います．次に頓挫のための薬物療法を検討します．

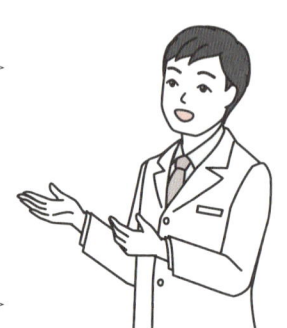

1. 片頭痛の可能性を高める症状と，その尋ね方

　頭痛診療は「病歴聴取がすべて」と言われるが，ただ単純にガイドライン，診断基準のみに頼った病歴聴取ではとんでもない誤診をしてしまう危険がある．例えば，80歳女性に拍動性の片側性頭痛があるから片頭痛だと診断してしまう場合である．頭痛診療の際には，必ず患者さんの「属性」を確認する必要がある[1]．「属性」とは，**年齢・性別**と**背景因子**である．片頭痛の場合，年齢・性別として20〜40歳代の女性および小児に好発する．これらの年代は緊張型頭痛も多く，合併しているケースも少なくない．背景因子としては，女性患者では比較的明るく活動的な性格が多いこと，家族歴の存在（70％），乗り物酔いしやすいこと，人混みが不快（嫌い）なこと，寝起きの悪いこと（低血圧傾向），避妊薬など女性ホルモン剤服用歴の存在などである．

　片頭痛の特徴は，「音のない静かな暗いところでじっと横になっていたい頭痛」ということができる．頭痛発作中は種々の感覚が過敏となり，運動で頭痛が増悪し（運動不耐：運動による痛覚過敏），音がうるさく響き（音過敏），光を眩しく感じ（光過敏），臭い・匂いに敏感になり（嗅覚過敏），悪心・めまい感を覚える（前庭神経過敏）が認められる．嘔吐・腹痛発作（内臓感覚過敏）がみられる場合もある．長期に未治療のままでいると，アロディニア（痛覚過敏）も現れる．病歴聴取では，これら感覚過敏症状を丁寧に訊き出すことも重要である．

　片頭痛を効率よく検出する病歴聴取として，POUNDing criteriaとPIN[2]が知られている．前者は，「拍動性（**P**ulsating），持続が4〜72時間（h**O**urs），片側性（**U**nilateral），悪心嘔吐（**N**ausea），日常生活に支障あり（**D**isabling）」の5項目中4項目が陽性で，片頭痛への陽性尤度比が24とされる．後者は，「光過敏（**P**hotophobia），日常生活に支障（**I**mpairment），悪心／腹部不快感（**N**ausea）」の3項目中2項目が陽性で93％，3項目すべて陽性で98％の的中率とされている．片頭痛の50％は非拍動性，40％は両側性であるため，決して"拍動性"と"片側性"のみにこだわって診断してはいけない．

片頭痛には前兆・予兆が存在するが，実際は片頭痛全体の15〜20％にしかみられない．前兆とは明らかな神経症状の場合を指し，視覚性症状がほとんど（99％）であり，そのほか体性感覚障害，失語，運動障害もみられることがある．視覚性前兆の大半は閃輝暗点で，15〜30分ほど持続しその後頭痛が出現する．小児では変視症が多い．予兆は神経症状とはいい難いもので，生あくびや倦怠感，眼の奥の軽い痛み，後頸部や肩の張る感覚などがある．

また，鎮痛薬の服用歴とその効果を聴取する．以前はよく効いたが最近は効果が少ないという病歴は片頭痛を示唆する．

2. 片頭痛の可能性を高める診察所見と，そのとり方

片頭痛以外の合併疾患を評価し二次性頭痛を含む他の頭痛疾患を除外するために診察を行うと考えてよい．

参考となる所見として，頭痛時に外頸動脈分枝である浅側頭動脈（耳介前方を走行）や顔面動脈（下顎角の内側を頬部前方に向かって走行）を圧迫すると，圧迫部より遠位の拍動性頭痛が減弱〜消失することがある．また，5〜10年以上一側性の片頭痛に罹患している場合，頭痛発作側の眼にHorner症候群がみられる場合がある．さらに，頭痛発作時に臥位でjolt accentuation of headache testを行うと，高率に陽性となる．

3. 片頭痛の診断確定のためにしておきたい検査

合併疾患の存在および他疾患の除外目的で，頭部画像検査（CTは最低限，できればMRI/MRAまで行う），必要に応じて血液検査，頸椎単純X線，脳脊髄液検査，脳波検査などを行う．眼科・耳鼻咽喉科的疾患の除外も考慮する．

4. 片頭痛を強く疑うとき，どのようにアクションするか

頭痛に関して情報を得るために，「頭痛ダイアリー」[3]を渡して必ずつけてもらうようにする．頭痛の頻度，強度，性状や誘因などがわかり，治療効果などが明確になる．患者も自分の頭痛に対しての理解が深まる．

治療については，まず生活上の注意すべき点を指導する．誘発因子や合併しやすい緊張型頭痛への対応など，頭痛ダイアリーを参照するとわかりやすい．次に，薬物治療を考慮する．頓挫療法と予防療法に大別されるが，

1 頓挫療法

重症度に応じて処方する
① 発作頻度が少なく，軽症例はNSAIDsの単独内服
② 発作頻度が多く，中等度以上の症例はトリプタン製剤（スマトリプタン，ゾルミトリプタン，エレトリプタン，リザトリプタン，ナラトリプタン）の内服，発作時にはなるべく早く，軽いうちに内服するのがよく効くコツである（early intervention）
③ 1回の発作に数回のNSAIDsの内服が必要な場合は，トリプタン製剤に切り替える

2 予防療法

発作頻度が多い（月2〜3回以上），重症度が高い，頓挫療法が無効，合併症や副作用などで頓挫薬が使用できない，頓挫薬の乱用などの場合に考慮する．塩酸ロメリジン，バルプロ酸，プロプラノロール，メトプロロール，アミトリプチリン，トピラマートを検討する．

文献・参考文献

1) 福武敏夫：年齢・性，背景因子，随伴症候の特徴から頭痛をズバリ診断する．レジデントノート，11：675-682, 2009
2) Detsky ME, et al：Does this patient with headache have a migraine or need neuroimaging? JAMA, 296：1274-1283, 2006
3) 飯ヶ谷美峰：診療支援ツール．医学のあゆみ，215：1016-1020, 2005
 →日本頭痛学会のサイトからダウンロード可能（http://www.jhsnet.org/jhs_headachediary.htm）

第1章　頭痛

3. 副鼻腔炎

髙北晋一

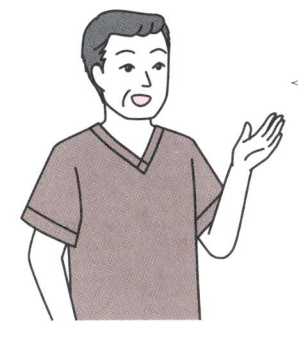

なぜ副鼻腔炎だと思ったの？

鼻症状に伴って頭痛が生じているからです

副鼻腔炎だと強く疑ったらどうするの？

鼻副鼻腔X線撮影を行います．副鼻腔に陰影があり，発熱，嘔気，視力障害がなければ抗菌薬の内服を処方し，発熱，嘔気，視力障害があればCT撮影ができる施設に紹介することになると思います．

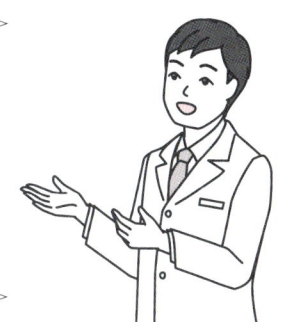

1. 副鼻腔炎の可能性を高める症状と，その尋ね方

1 特徴的な症状

膿性鼻汁，鼻閉，後鼻漏，嗅覚障害，前頭部痛のほか頬部痛や鼻根部痛，目の奥の痛み，後頭部痛などの症状を呈する．

2 情報の引き出し方

鼻汁の色は膿のように濁っていないか，鼻からのどに流れる感じはないか，変なにおいはしないか，頭痛はどのあたりか，目の違和感や見えにくい感じはないか確認する．洗面所で顔を洗うような姿勢で頭を前に下げると痛みが強くなる場合，副鼻腔炎の可能性が高い．

3 鑑別疾患

鼻副鼻腔悪性腫瘍，副鼻腔真菌症，副鼻腔囊胞，三叉神経痛などが鑑別にあがる．

4 注意すべき症状

発熱，嘔気，嘔吐，見え方に違和感などがある場合，**頭蓋内・眼窩内合併症**も否定できない．鼻の手術歴がある場合は術後の囊胞性病変，血性鼻汁などがある場合は真菌症や悪性腫瘍の可能性もある．

5 痛みの部位と病巣

前頭部は前頭洞，鼻根部は篩骨洞，頬部は上顎洞，目の奥や後頭部は蝶形骨洞に病巣があることが多い．頭痛を主訴とする副鼻腔炎は，前頭洞や蝶形洞の急性炎症が考えられ，ほかの副鼻腔炎に比べて頭蓋内や眼窩内合併症のほか視機能障害につながる危険性もある．

2. 副鼻腔炎の可能性を高める診察所見と，そのとり方

1 特徴的な診察所見

専門医では内視鏡検査による鼻腔内所見が一番の決め手になるが，救急外来では鼻腔内を確認することは難しく，前頭部の圧痛，叩打痛，鼻根部の圧痛を確認する．咽頭後壁に粘膿性分泌物の付着があれば後鼻漏が疑われ参考になる．ほか，頬部の圧痛や叩打痛，目の圧痛なども注意する．

2 注意すべき診察所見

発熱，嘔気がある場合は，頭蓋内合併症を疑い，髄膜刺激サインに注意する．見え方に違和感がある場合は，眼球運動障害や視力低下の可能性がないかも確認する．そのほか，眼瞼腫脹，発赤などにも注意する．その場合，眼窩内合併症や蝶形骨洞炎にともなう視神経障害がありえる．

鼻症状が全くなく一側の前頭部痛の場合，上眼窩裂に限局した圧痛のみであれば，三叉神経痛の可能性もある．

3. 副鼻腔炎の診断確定のためにしておきたい検査

1 X線検査

副鼻腔後前位（P→A）撮影，Waters法で確認する．後前位撮影では，篩骨洞，蝶形骨洞，Waters法では，上顎洞，前頭洞の変化をみることができ，陰影の有無を確認する．副鼻腔の輪郭の陰影の一部が不鮮明になっている場合は腫瘍など進行性の病変も疑われるため注意が必要である．

2 血液検査

通常は行う必要がないが，発熱，激しい頭痛や目の症状があり，頭蓋内・眼窩内合併症を疑う場合は行う．

4. 副鼻腔炎を強く疑うとき，どのようにアクションするか

1 合併症の可能性が低いとき

抗菌薬の内服と鎮痛剤を処方し，数日以内に専門医受診を勧める．抗菌薬の第1選択はアモキシシリン，クラブラン酸/アモキシシリン．ペニシリンアレルギーや，ペニシリン系抗菌薬による強い消化器症状の既往がある場合は，アジスロマイシンを処方する．ただし，アモキシシリン，クラブラン酸/アモキシシリンいずれもわが国では急性副鼻腔炎に対して保険適応がないが，急性副鼻腔炎の場合，通常咽喉頭炎を併発していることが多く，急性咽喉頭炎の治療として投与する．

患者さんに，前記 **1**-**4** の「注意すべき症状」がでてきたら，すみやかに専門医を受診するように説明する．

2 合併症の可能性があるとき

CT検査などが必要で，そのまま，高次病院に紹介する．

その後，専門医では，鼻内内視鏡検査，CT，場合によってはMRI，血液検査など行い，診断と

治療方針を決めることになる．

3 起炎菌

　起炎微生物は，ウイルス感染が発端となることが多いが，数日後には細菌感染に移行し，症状が遷延する．肺炎レンサ球菌（*Streptococcus pneumoniae*），インフルエンザ菌（*Haemophilus influenzae*）が，2大起炎菌で，その次に，*Moraxella catarrhalis* が続く．最近は，*Streptococcus pneumoniae* ではペニシリン耐性菌（penicillin-resistant Streptococcus pneumoniae：PRSP），*Haemophilus influenzae* ではβラクタマーゼ非耐性アンピシリン耐性菌（beta-lactamase-negative ampicillin-resistant：BLNAR）など，耐性菌が問題となっており，第1選択薬剤で効果がなければ，菌検査結果も踏まえて，薬剤を再選択する必要も少なくない．

文献・参考文献

1) 山中 昇，他：急性鼻副鼻腔炎診療ガイドライン2010年版，日本鼻科学会誌，49：143-198，2010
   https://www.jstage.jst.go.jp/article/jjrhi/49/2/49_2_143/_pdf
2) 「今日の耳鼻咽喉科・頭頸部外科治療指針」（森山 寛，他/編），医学書院，2008
3) 「ENTコンパス」（森山 寛，小島博己/監），ライフサイエンス社，2014

第1章 頭痛

4. 緑内障発作

加藤浩晃

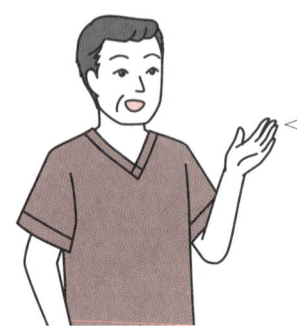
なぜ緑内障発作だと思ったの？

急な目の痛みと充血が生じていて，見えにくさも訴えています．眼圧も高そうだからです．

緑内障発作だと強く疑ったらどうするの？

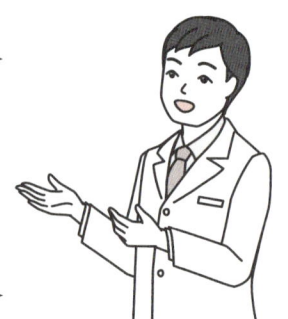
縮瞳薬の頻回点眼と浸透圧利尿薬の点滴を行います．それでも緑内障発作が解除されない場合はレーザーや手術治療が必要なため，眼科医がいる施設に緊急搬送になると思います．

1. 緑内障発作の可能性を高める症状と，その尋ね方

緑内障発作では突然の著しい眼圧上昇によって，激しい眼痛や頭痛，嘔気・嘔吐の症状に加えて，充血，視力低下を生じる[1]．頭痛・嘔気があるときに，鑑別にあげることを忘れてはいけない疾患であり，充血の有無が鑑別に役立つ．

疲れ目や花粉症でも充血を生じるが，これらの疾患とは充血のパターンが異なる．緑内障発作での充血は毛様充血が中心であり，これは角膜に近いほど血管が太く充血も強く，角膜から離れるほど充血が軽い充血（図1）である．疲れ目や花粉症（アレルギー性結膜炎）などの結膜充血は角膜から離れたところで充血が強い充血（図2）である．

視力低下に関しては高齢者の場合は白内障で視力低下を自覚しなかったり，認知症で視力低下を訴えなかったりする場合があるので注意が必要である．

2. 緑内障発作の可能性を高める検査所見と，そのとり方

緑内障発作では所見として眼圧上昇，対光反射の減弱，散瞳，角膜浮腫がみられる．緑内障発作の症例はほとんどが片眼性であり，両眼同時発症例は約5％であるので，多くの場合は両眼を比較して所見をとるのがよい．

眼圧は眼圧測定ができれば一番いいが，できない場合はまぶた（上眼瞼）の上から眼球を両手の人差し指で交互に押し触診して計測する．このときには眼圧が正常範囲なのか，異常高値なのかがわかる程度でよい．普段から自分の目をまぶたの上から触診して，正常の眼球の硬さ（眼圧）を感覚として知っておくと診察に役立つ．

虹彩は中等度に散瞳しており，対光反射の減弱がみられる．部屋を暗くして眼球外側（真横）からペンライトを当てると，正常では虹彩の全体（半分以上）が照らされるが，緑内障発作が生じている閉塞隅角では虹彩が前方移動しているため外側しか照らされない．

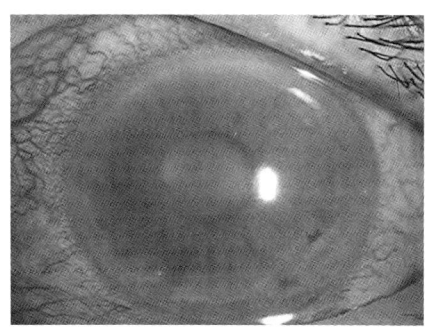

図1　急性緑内障発作
Color Atlas①参照

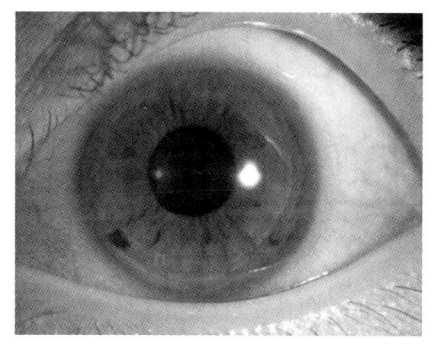

図2　アレルギー性結膜炎（結膜充血）
Color Atlas②参照

角膜浮腫は角膜がやや白く混濁して見えることより診察できる．

3. 緑内障発作を強く疑うとき，どのようにアクションをするか

　緑内障発作かどうか診断に苦慮する場合は，リスクを避けるためにも眼科医をコールするか，眼科医がいる病院に紹介することが望ましい．

　緑内障発作が診断できた場合は早急に眼圧下降の治療を行う[2, 3]．高圧浸透利尿薬（D-マンニトール注射液，グリセオール®注：300〜500 mL）を静脈内（点滴）投与し，併せて縮瞳薬である2％ピロカルピン（サンピロ®）を患眼に頻回点眼（3〜4回/時）する．点滴終了後30分以上して眼圧下降と症状改善がみられれば発作は解除だが，症状が続く場合は点滴と点眼をもう1セットまで行う．これでも解除されない場合は眼科に紹介をする．眼科では発作の解除のためにレーザーを使用したレーザー虹彩切開術（laser iridotomy：LI）や手術治療として周辺虹彩切除術（peripheral iridectomy：PI），水晶体の体積を減らすために白内障手術を行う．

文献・参考文献

1）日本眼科学会：日本緑内障診療ガイドライン 第3版．日本眼科学会雑誌，116：3-46，2012
2）「眼科当直医・救急ガイド」（眼科診療プラクティス編集委員/編），pp22-25，文光堂，2004
3）「今日の眼疾患治療指針 第2版」（田野保雄，樋田哲夫/編），pp351-353，医学書院，2007

第2章　頸部痛

5. 椎骨動脈解離

丹羽淳一

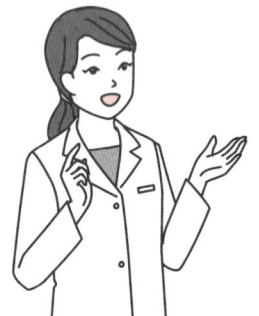

なぜ椎骨動脈解離だと思ったの？

数日前から強い片側の後頸部痛があり，本日突然のめまいを生じ，同側の延髄外側症候群が疑われる神経所見を認めるからです．

椎骨動脈解離だと強く疑ったらどうするの？

解離性椎骨動脈瘤の破裂によってくも膜下出血をきたして致命的になることがあるので，脳神経外科的治療の可能な専門施設に搬送する必要があります．

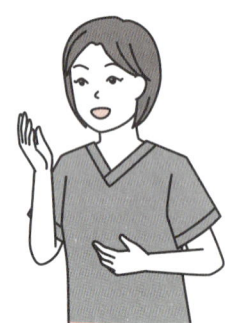

1. 椎骨動脈解離の可能性を高める症状と，その尋ね方

　生命の危険が生じうる二次性頭痛を疑うポイント（red flag）として，「突然の頭痛」，「今まで経験したことがない頭痛」，「いつもと様子の異なる頭痛」，「頻度と程度が増していく頭痛」，「神経脱落症状を有する頭痛」などがあげられる．後頸部痛においても同様の特徴を有する場合は，椎骨動脈解離を疑って積極的に検索を行う．

　椎骨動脈解離は男性に多く，40歳〜50歳代の発症が最も多い．本邦では椎骨動脈解離の頻度が内頸動脈系の解離に比べ圧倒的に多い．

　整体やマッサージなどの施術や，スポーツ（ゴルフのドライバーショットや水泳）の際の頸部の急激な回旋・過伸展が原因となることがあり，これらは必ず聴取する．

　後頸部痛は解離血管と同側に生じ，両側性や全般性の痛みのことはあるが，反対側のみに生じることはきわめて稀である．特異的な頭痛の特徴はないため，軽微なものや無症状のものでは椎骨動脈解離を疑うことは難しい．痛みは，突然発症のいわゆる雷鳴様頭痛のこともあるが，非拍動性の持続痛が多いとされ，神経症状に数日〜数週間先行することもよくあるので，頭痛が何日か持続した後に神経症状を生じた場合には動脈解離を強く疑う必要がある．

2. 椎骨動脈解離の可能性を高める診察所見と，そのとり方

　後頭部痛・後頸部痛に加えて，後方循環の障害を示唆する脳幹・小脳の神経症状がないかどうかに注意して診察することが重要である．

　後頸部痛とともにめまいを訴える患者は要注意である．特に若年者の延髄外側梗塞では椎骨動脈解離を原因とすることがきわめて多い．延髄外側梗塞では明らかな運動麻痺を伴わないため，解離性知覚障害（触覚は正常なため，温痛覚障害の有無を診察する），小脳失調，球麻痺（嚥下困

表　脳動脈解離の画像診断基準

確実例：下記のⅠ，Ⅱ，Ⅲのいずれかの基準を満たすもの
Ⅰ．脳血管造影にて intimal flap または double lumen, pearl and string sign, string sign のいずれかの所見が認められる
Ⅱ．MRI, MRA（断面像）にて intimal flap または double lumen が認められる．3D-CTA や超音波検査でも解離血管の断面像が十分に描出され，明らかな intimal flap や doublelumen が認められた場合も同様の扱いとする
Ⅲ．下記のⅣ，Ⅴ，Ⅵのいずれかの所見が認められ，経時的にくり返した画像検査にて各所見に明らかな変化が認められる．ただし，解離以外の原因が否定的な場合のみに限る
疑い例：下記のⅣ，Ⅴ，Ⅵのいずれかの基準を満たすもの
Ⅳ．脳血管造影にて上記Ⅰにあげた所見以外の動脈解離が示唆される非特異的所見（pearl sign, tapered occlusion）が認められる
Ⅴ．MRA血管像にて脳血管造影上の pearl and string sign, string sign, pearl sign, tapered occlusion に相当すると考えられる所見が認められる
Ⅵ．MRI T1強調画像にて壁内血腫が示唆される高信号が認められる

難，嗄声），Horner徴候の有無などを注意深く観察し見逃さないよう注意する．

3. 椎骨動脈解離の診断確定のためにしておきたい検査

　持続する一側性の強い頸部痛を訴える場合には，常に椎骨動脈解離を鑑別にあげて積極的に検査を行う．確定診断のためには，椎骨動脈の内腔が真腔と偽腔にわかれていることの証明が必要である．脳血管造影（DSA）が診断のgold standardである．MRI/MRAやCTAはDSAよりも診断の感度は低いとされるが，侵襲が低く簡便なことから椎骨動脈解離を疑う場合にはまず行うべき検査である．

　画像診断基準を表に示す．pearl and string signは動脈解離に特徴的な所見であり，偽腔が開存している部分が血管内腔の拡張として（pearl），血栓閉塞している部分が内腔の狭窄として（string）描出される．B-PAS（basi-parallel anatomical scanning）と呼ばれるMRI撮像法も有用である．

　動脈解離は血管形態が経時変化しやすいことが特徴であり，初診時に解離がはっきりせず，後日の検査で典型的な解離所見が認められたり，初診時の解離所見が数日で消失したりすることがある．動脈解離の発症から1週間～10日程度経過した時点のMRI T1強調像で椎骨動脈壁に高信号の出現を認める場合は，解離腔内の血腫の存在を意味し，動脈解離の証拠となる．

4. 椎骨動脈解離を強く疑うとき，どのようにアクションするか

　脳動脈解離は軽度の頭痛・頸部痛のみの場合見逃されていることも多いと思われる．椎骨動脈解離の診断で最も重要なことは，ともかく疑うことである．椎骨動脈解離は，出血発症の場合はもちろんのこと，頭痛のみあるいは虚血発症であっても，遅れてくも膜下出血を起こすことがあるため，血管内治療を含めた脳神経外科的治療が可能な専門施設への搬送が望ましい．

文献・参考文献

1) 後藤 淳：脳動脈解離．日本内科学会雑誌，98：1311-1318, 2009
2) 小野淳一, 他：脳動脈解離update. 神経内科，78：290-328, 科学評論社，2013
3) 「わずかな異常も見逃さない！救急での頭部画像の読み方」（山田 惠／編），レジデントノート増刊，16, 羊土社，2014

第3章 胸痛

6. 狭心症，急性心筋梗塞

金森健太，村川裕二

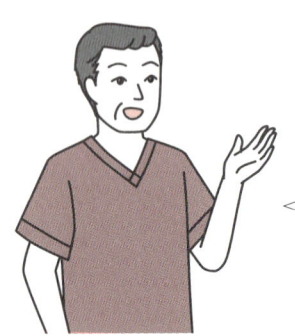

なぜ急性心筋梗塞だと思ったの？

胸部圧迫感を自覚していて，心電図変化があり，心筋マーカーの上昇が確認されているからです．喫煙・糖尿病などの冠動脈危険因子を多くもっている点も診断を支持します．

急性心筋梗塞だと強く疑ったらどうするの？

直ちに循環器系専門医にコンサルトを行います．すみやかに血行再建を行う必要があります．

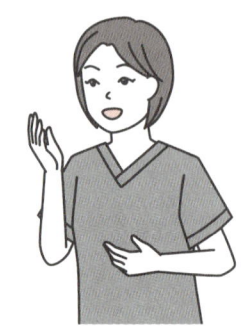

1. 狭心症・急性心筋梗塞の可能性を高める症状と，その尋ね方

虚血性心疾患では適切な病歴聴取によって検査前確率を十分に高めることができ，その重要性は高い．ただし，急性心筋梗塞では治療までの時間が患者さんの予後に影響を与えるため，要点を絞った病歴聴取が要求される[1]．

1 虚血性心疾患と胸痛

患者さんが胸痛を主訴に来院した場合，① 胸痛の性状を聞く．「締められるような」「おさえつけられるような」「重苦しい」などと表現するのが典型的であり，歯や肩，背中などに放散痛を認める場合もある．一方で，「チクチクする」「ドキドキする」「体位によって痛い」「呼吸をすると痛い」「さわると痛い」などは，ほかの原因による胸痛であることが多い．② 症状の持続時間も重要である．安定狭心症は数分間の安静で症状が消失する．20分以上，あるいは来院時も症状が持続しているものは急性冠症候群（不安定狭心症と急性心筋梗塞を包括する概念）を念頭におく．③ 労作時に再現性をもって出現する胸痛は，狭心症を示唆する．安静時胸痛では急性冠症候群や冠攣縮性狭心症を考える．④ 冠危険因子である高血圧・糖尿病・脂質異常症・喫煙・年齢・腎障害を確認する．冠危険因子のない患者さんが冠動脈病変を有する可能性は低い．

2 安定狭心症と冠攣縮性狭心症

冠攣縮性狭心症は血管内皮障害によって，冠動脈過収縮が起こる疾患である．冠攣縮する部位には動脈硬化性変化が存在することがわかっており，器質的狭窄による狭心症が併存していることもある．冠攣縮性狭心症は夜間から早朝にかけて起こり，喫煙・ストレス・飲酒などにより増悪するのが特徴である．冠動脈に器質的な狭窄がないために不定愁訴と誤認されるケースも少なくない．重症冠攣縮は致命的な心事故の可能性があるため，胸痛の鑑別診断として必ず考慮すべきである．

2. 狭心症，急性心筋梗塞の可能性を高める診察所見と，そのとり方

　安定狭心症では非発作時に異常所見は認められない．一方で，急性冠症候群では患者さんの循環呼吸状態を把握することが第一である．血圧異常・呼吸苦・心雑音などの出現は心合併症を示唆し，迅速な対応が求められる．また，ほかの緊急胸痛疾患（緊張性気胸・大動脈解離・肺塞栓）を意識しながら，肺音聴診・上下肢左右血圧測定・両下肢浮腫確認などを行う．

3. 狭心症，急性心筋梗塞の診断確定のためにしておきたい検査

1 安定狭心症

　安定狭心症が疑われる場合は後日，冠動脈造影検査・冠動脈CT・核医学検査・トレッドミル心電図などから患者さんに適したものを施行する．

2 急性冠症候群

　すみやかに心電図・胸部X線・血液検査・心エコーを施行する．急性心筋梗塞において心電図は，簡便・迅速・非侵襲的な優れた検査であるが，ST上昇が認められる（ST segment elevation myocardial infarction：STEMI）のは5割程度であり，4割が非特異的ST変化（non-STEMI：NSTEMI），1割は正常心電図である[2]．胸部X線は，心不全の有無やほかの胸痛疾患鑑別に有用で，肺水腫・縦隔拡大・気胸などに注意して読影する．血中心筋トロポニン，H-FABP（heart-type fatty acid-binding protein：ヒト心臓由来脂肪酸結合タンパク）を含む心筋マーカーの簡易判定キットは，発症後経過時間における感度・特異度が異なるため，検査結果の判断には配慮が必要である．心エコーからは，左室機能評価・虚血領域評価・中隔穿孔などの合併症を知ることができる．

4. 狭心症，急性心筋梗塞を強く疑うとき，どのようにアクションするか

　安定狭心症では今後の血行再建の必要性有無に関して判断する必要があるので，循環器系専門医に紹介する．同日中の紹介が難しければ，抗血小板薬・β遮断薬・硝酸薬などを処方する．急性冠症候群を疑うときは，早めに循環器系専門医を呼ぶ．病歴聴取や心電図から可能性が高ければ，血液検査結果や心エコー検査などで治療が遅れることは望ましくない．患者さんにはMONA（モルヒネ・酸素・硝酸薬・アスピリン）療法を必要に応じて行うが，右室梗塞では硝酸薬やモルヒネで血圧が降下する恐れがある．下壁梗塞では右室梗塞の合併を探る目的で，右胸部誘導を記録する．

　虚血性心疾患では，安定狭心症か不安定狭心症か，不安定狭心症かNSTEMIか，迷うケースは多い．判断が難しければ，患者さんの急変に備えて早めに専門医の監視下におくことが望まれる．

文献・参考文献

1) 「ST上昇型急性心筋梗塞の診療に関するガイドライン（2013年改訂版）」（日本循環器学会/編），2013
　http://www.j-circ.or.jp/guideline/pdf/JCS2013_kimura_h.pdf
2) 「非ST上昇型急性冠症候群の診療に関するガイドライン（2012年改訂版）」（日本循環器学会/編），2012
　http://www.j-circ.or.jp/guideline/pdf/JCS2012_kimura_h.pdf

第3章 胸痛

7. 急性大動脈解離

大島 晋

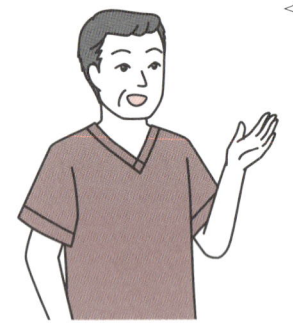

＜なぜ急性大動脈解離だと思ったの？＞

既往に高血圧があり，突然の裂けるような胸背部痛で発症したからです．またX線上縦隔の拡大があるからです．それから大動脈解離の家族歴があります．

＜じゃあ急性大動脈解離を疑ったらどうするの？＞

まず心嚢水の有無，上行大動脈に解離がないか，腹部大動脈に解離がないかをエコーで確認します．可能ならば直ちに造影CTを行います．一刻を争う疾患なので，診断がつけば対応できる病院へ緊急搬送になると思います．搬送までの間に鎮痛と降圧，心拍数のコントロールを行います．

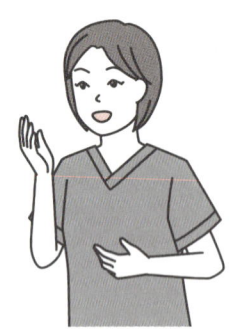

1. 急性大動脈解離の可能性を高める症状と，その尋ね方

1 意外に大事な病歴聴取と家族歴

　急性大動脈解離の患者さんは発症が何時何分と言えるくらいon setがはっきりしている．Stanford type Aの場合，約79％の患者さんが突然発症する鋭い裂けるような胸痛を示す．痛みの移動は約25％の患者さんが訴える．

　しかし無痛性の解離も約6％存在することを頭に覚えておいてほしい．特に高齢者で胸部不快感や嘔気がメインではっきりした痛みのないことも多い．家族歴も重要で約19％が解離の家族歴を有する．また40歳以下の場合では50％にマルファン症候群を認める[2]．高身長などの身体的特徴を把握すると同時に家族に動脈瘤や突然死した方がいないかを聴取する．

2 急性心筋梗塞との鑑別

　突然発症する胸痛と聞いて思い浮かぶもう1つの救急疾患が急性心筋梗塞である．こちらも急性大動脈解離と同様に診断までの時間が勝負となる．だが急性心筋梗塞との鑑別は難しい．急性心筋梗塞の場合それまでに労作時の胸痛や不快感などの前兆があるが大動脈解離の場合はない．また左腕への放散痛も心筋梗塞に多い．急性大動脈解離により右冠動脈が虚血になることもあり，その場合には心電図でST変化も生じる．急性心筋梗塞の10万人当たりの罹患率は急性大動脈解離の約10倍であり，本当に鑑別に迷った場合まずは心筋梗塞を考えた方がよいかもしれない．ただ頭の隅にいつも大動脈解離の合併の可能性を置いておく．

2. 急性大動脈解離の可能性を高める診察所見と，そのとり方

　患者さんの70％以上が高血圧の既往がある．そのため来院時に血圧が高いことが多い（逆に心筋梗塞では心不全やショックになっていることが多い）．また腕頭動脈や左鎖骨下動脈に解離が及んでいる場合，上肢血圧に左右差が生じる．一般的に左右上肢で20 mmHg以上の差がある場合を有意としている．また，偽腔による真腔閉塞で下肢虚血を起こすこともあり，触知可能な動脈はすべて触診する．そのほか，急性の大動脈弁閉鎖不全症による拡張期心雑音や心嚢水貯留，心タンポナーデのときは奇脈や頻脈，頸静脈怒張を認める．

3. 急性大動脈解離の診断確定のためにしておきたい検査

　X線での縦隔陰影の拡大や内膜の石灰化が大動脈陰影の内側に写ることなどが知られている．エコーは非常に有用である．経胸壁エコーで上行大動脈の拡大やフラップが確認できれば解離の疑いが強くなる．また，心嚢水貯留があればより可能性が増す．意識障害をきたした患者さんでは頸動脈エコーで真腔と偽腔の血流がカラードップラーで確認できることが多い．腹部大動脈はエコーで容易に観察することができ，flapの有無を確認する．血液検査ではD-dimerが上昇することが多いが，急性心筋梗塞でも上昇することが知られている．心筋梗塞を合併していない症例ではH-FABPやCK-MBは上昇しないはずであり，心筋梗塞との鑑別診断に役立つ．しかし確定診断にはやはり造影CTが必須であり，疑いが強い場合はいち早く造影CTを行うことが必要である．

4. 急性大動脈解離を強く疑ったとき，どのようにアクションするか

　先にも述べたようにいち早く造影CTを行うことが必要である．特にStanford type Aの場合1時間に1％死亡率が上昇するといわれており，早急な治療介入が必要である．自分の病院にCTがあれば造影CTを行い診断することが大切である．腎機能を心配したり，造影CTまでは必要ないか，後は上級医と相談してからなどと言っていては目の前で患者さんの病態が急変することもある．患者さんを診たならば自分の責任で診断することに全力を注ぎ，診断がついたなら直ちに初療を開始する．搬送までの間に疼痛，脈拍，血圧のコントロールを行いながら，近隣の心臓血管外科対応可能な病院に搬送する．

文献・参考文献

1) 「大動脈瘤・大動脈解離診療ガイドライン 2011年改訂版」（日本循環器学会／編）
   http://www.j-circ.or.jp/guideline/pdf/JCS2011_takamoto_h.pdf
2) Warren JM：Clinical manifestations and diagnosis of aortic dissection. Up To Date, 2012
   http://www.uptodate.com/contents/clinical-manifestations-and-diagnosis-of-aortic-dissection
3) Hagan PG, et al：The International Registry of Acute Aortic Dissection (IRAD)：new insights into an old disease. JAMA, 283：897-903, 2000

第3章 胸痛

8. 胃食道逆流症（GERD）

坂田祐之，山口加奈子，藤本一眞

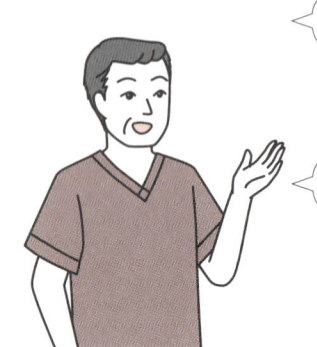

> なぜ逆流性食道炎だと思ったの？

> 胸焼けが主訴で，呼吸器疾患などの明らかな原因がない慢性咳嗽を訴えているからです．

> 逆流性食道炎だと強く疑ったらどうするの？

> 上部消化管内視鏡検査を行い，明らかな粘膜傷害がなかったら24時間PHモニター検査まで行いたいと考えています．

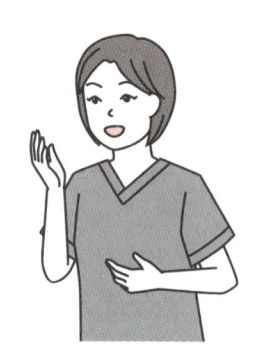

1. 実際にはどのような病態なのか

逆流性食道炎の典型例はsquamo-columnar junctionの食道側に白苔およびその辺縁に帯状の発赤を有するびらんないし潰瘍である．2006年 Montreal Definitionにおいては，「胃食道逆流による身体的合併症や逆流関連症状により健康な生活を障害しているもの」と定義されている．日本消化器病学会の「胃食道逆流症（GERD）診療ガイドライン」[1]においては，胃食道逆流症（gastroesophageal reflux disease：GERD）の定義として，① GERDの食道粘膜傷害の主な原因は胃酸の暴露である，② 胃酸以外の食道内逆流もGERDの原因となる，③ 食道への胃酸暴露の原因は食道裂孔ヘルニア，下部食道括約筋部の異常などが考えられている，と示された．

2. 慢性咳を起こす頻度は

食道内への酸逆流が呼吸器疾患などの明らかな原因がない慢性咳嗽の原因となることがある．逆流症状を訴えて受診した6,215例中，慢性咳嗽は13.0％と高頻度にみられたとの報告がある[1]．「慢性咳嗽の診断と治療に関する指針」によれば，「慢性咳嗽」とは8週間以上持続する咳嗽のことであり，原因疾患は，好酸球性気道疾患群，好中球性気道疾患群，胃食道逆流症による咳嗽，心因性・習慣性咳嗽，薬剤誘発咳嗽，注意すべき器質的疾患による咳嗽に分類される．胃食道逆流症による咳嗽の後発時間は，就寝時，夜間から早朝である．喀痰は伴わないことが多く，伴っても少量である．口腔内の酸味，胃酸の逆流，胸やけを訴える患者さんもいる．胃食道逆流による咳嗽の発生機序として，胃内容物が食道に逆流し，さらに気管に誤嚥された結果，直接気管支平滑筋や刺激受容体を刺激するという説と，胃食道逆流により食道下端部に存在する迷走神経末端部が刺激され，迷走神経を介して発生するという説がある．

3. 胸やけの感度・特異度

　日常診療において，胸やけを訴えて来院する患者は少なくない．GERDを検索するツールとして，問診票は有用である．Dentらが考案した自己記入式質問票QUEST（questionnaire for the diagnosis of reflux disease）は，GERDに特徴的な症状の有無とその誘因，発現・消失パターンなどによりスコア化したものである．GERDの主症状である「胸やけ」を「胃または胸の下あたりから首筋に向かって上がってくる灼熱感」とわかりやすく表現している．日本におけるQUEST問診表のGERDに対する感度と特異度は，それぞれ58〜81％と46〜78％と報告されている．

　検査目的と内視鏡所見が確認できた8,044例の解析では[2]，胸やけの精査群132例において，逆流性食道炎および食道裂孔ヘルニアの占める頻度が他群に比べて高く43％が逆流性食道炎を合併し，逆流性食道炎における胸やけの感度7％，特異度98％と報告されている．

4. 漫然と治療することで見落とすような怖い合併症などはないか

　GERD患者の長期管理の主要目的は，症状のコントロールとQOLの改善に加え，合併症の予防である．GERDの合併症は，貧血，出血，食道狭窄，Barrett食道さらには食道腺癌の発生である．もっとも重篤な合併症は，食道腺癌である．GERDは腺癌のリスク因子であり，胸やけの期間，重症度，頻度が腺癌の独立リスク因子であるとされている．20年以上にわたる強度の胸やけ患者は，無症状患者に比べ43.5倍の相対危険度がある[3]．

5. 生活習慣との関係は

　肥満患者においては腹圧の上昇に伴い，胃内圧が上昇し，胃食道逆流が生じると考えられる．高脂肪，高浸透圧食，高タンパク食の摂取，喫煙，アルコール摂取，チョコレート，柑橘類の摂取が胃酸分泌の亢進，LES圧の低下，食道運動機能異常などを引き起こすことが考えられている．患者が経験的に確認できた，酸逆流症状を誘発した可能性が高い食品の摂取を回避すること，高脂肪，高タンパク，高カロリーなどを含め，大量摂取を避けるなど，また，肥満が存在する場合には肥満の改善，アルコール摂取の改善などを指導することが重要である．また，禁煙，腹圧を高進させるような強い前屈姿勢を取らない，食直後の横臥位を避ける，就寝時に上半身を挙上傾向にするなど説明も重要である．

文献・参考文献

1) 「胃食道逆流症（GERD）ガイドライン」，（日本消化器病学会/編），2009
2) 西田 勉，他：上腹部症状と内視鏡所見の関連 − 内視鏡データベースからの解析．消化器内科，51：449-455，2010
3) Katelaris P H：An evaluation of current GERD therapy:a summary and comparison of effectiveness, adverse effects and costs of drugs, surgery and endoscopic therapy. Best Pract Res Clin Gastroenterol, 18 Suppl：39-45, 2004

第3章 胸痛

9. 気胸

堀之内秀仁

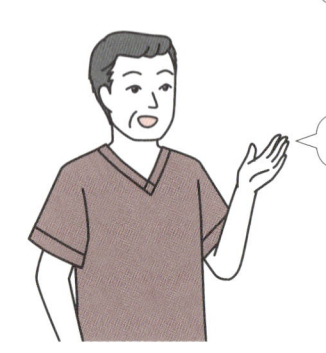

> なぜ気胸だと思ったの？
>
> 突然の胸痛で，安静時に右側に発症した胸膜痛だからです．
>
> 気胸だと強く疑ったらどうするの？
>
> 現在症状とバイタルサインは落ち着いているので，胸部X線写真を撮影して経過観察が可能か，処置や紹介が必要な状態か判断しようと思います．

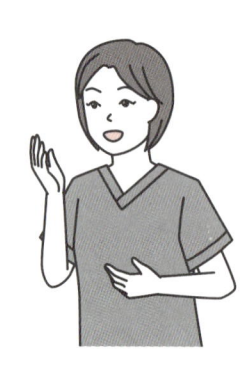

1. 気胸の可能性を高める症状

■1 気胸に特徴的な症状

　受診のきっかけとなる主症状は**胸痛・呼吸困難**である．気胸による胸痛は，運動中などよりも通常の日常生活を営んでいる時間帯に起こり，多くは時刻が特定できるほど突然で，呼吸により増強する胸膜痛で，片側性である．呼吸困難は胸痛にやや遅れて出現することが多いが，軽度の気胸であれば出現しないこともある．

■2 気胸が考えにくい胸痛

　胸痛を引き起こすほかの疾患では，気胸と主症状が異なる．虚血性心疾患や大動脈解離の胸痛は，突発性であることは類似するが，運動中や労作時に起こる点は異なる，消化器系疾患による胸痛は安静時に起こる点は類似するが，気胸ほど突発性，片側性ではなく，胸膜痛を伴うことも稀である．

2. 気胸の可能性を高める診察所見

　胸痛患者の診察時，バイタルサイン・SpO_2・呼吸音聴取・心音聴取・胸部打診などの頸部胸部診察が必要である．

■1 気胸に特徴的な診察所見

　胸部聴診では疼痛を訴えた側の呼吸音と，症状のない側の呼吸音を複数の場所で左右対称に聴取し，患側で減弱していれば気胸を疑う所見である．胸部打診でも同様の手順で所見をとり，鼓音を認めれば気胸を疑う．SpO_2低下が認められることがあり，重症度の把握には役立つが，ほかの胸痛を起こす疾患でも出現する可能性があり，また，軽度気胸，時間が経過した気胸では正常範囲内となることもあることから，診断的な価値はそれほど高くない．

2 特に重要な診察所見

　緊張性気胸（気胸のうち数％）を疑った場合，緊急性が格段に高まる．気胸の症状・診察所見に加え，低血圧・頻脈・SpO_2低下・頸部診察での気管の対側（気胸を起こしていない側）への偏位があれば，緊張性気胸を疑う．

3. 気胸の診断確定のためにしておきたい検査

　症状や診察所見で気胸を疑う場合，診断確定・病態把握いずれの目的でも最も重要な検査は胸部X線写真である．同じ胸部X線写真であっても，立位（2方向），患側を上にした側臥位，臥位正面の順で，気胸の診断感度が高い．呼吸困難などで動くことが難しい患者さんであっても，できるだけ患側を上にした側臥位での撮影を試みる必要がある．胸水の診断・穿刺時に利用されてきた超音波検査も，肺の呼吸性変動は描出することができるため気胸診断に役立つことがある．胸部CTを用いれば，ごく軽度の気胸の診断も可能であり，気胸の背景にある肺の構造変化などの確認も可能である．ただし，胸部CTではじめて診断できるほど気胸腔の小さい気胸は経過観察可能な場合が多いことから，気胸を疑った患者全員に直ちに必要な検査ではない．

4. 気胸を強く疑うとき，どのようにアクションするか

1 経過観察可能な気胸

　症状が軽く，SpO_2含めバイタルサインが安定しており，胸部X線写真などの画像診断で臓側胸膜と壁側胸膜の間に貯留した空気の厚みが2〜3 cm以内の気胸と診断された場合，経過観察も可能である．ただし，特に呼吸困難の症状が増悪した場合に，夜間などであっても診療できる体制を確保する必要がある．

2 その場での処置を考える気胸

　緊張性気胸を強く疑った場合，その場での処置が必要である．太い静脈留置針（16もしくは18ゲージ）を，患側の鎖骨中心線上の第2もしくは第3肋間に挿入し，脱気を行うことが多い．また，症状やバイタルサインが安定していても，気胸腔が大きい（気胸腔の厚みが3 cmを超えるなど）場合は，1回穿刺での脱気や胸腔ドレーンチューブの挿入での脱気を検討する．

3 紹介を考える気胸

　気胸の原疾患としては，肺気腫・間質性肺炎などの肺の構造変化をきたす病態，感染症・マルファン症候群などの結合組織異常，外傷性，そして腫瘍が考えられる．初期対応を行っても不応の気胸，くり返す気胸，そして専門的治療を要する原疾患に伴う続発性の気胸の場合，適切な医療機関への紹介が必要となる．

文献・参考文献

1) Du Rand I A, et al：British Thoracic Society guideline for diagnostic flexible bronchoscopy in adults：accredited by NICE. Thorax, 68 Suppl 1：i1-i44, 2013
2) Baumann M H, et al：Management of spontaneous pneumothorax：an American College of Chest Physicians Delphi consensus statement. Chest, 119：590-602, 2001

第3章 胸痛

10. 帯状疱疹

佐藤友隆

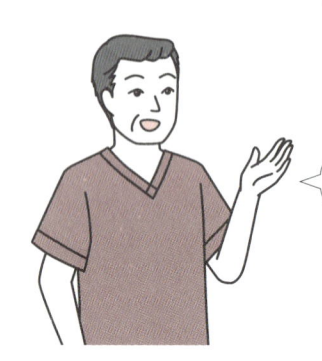

> なぜ帯状疱疹だと思ったの？
>
> 胸痛ではありますが，片側性の皮疹とピリピリやチクチクと表現するような異常感覚があるからです．
>
> 帯状疱疹だと強く疑ったらどうするの？
>
> 腎機能障害の既往について確認し，可能であれば採血にて腎機能を確認のうえ，早期に抗ウイルス剤の点滴または内服を開始します．

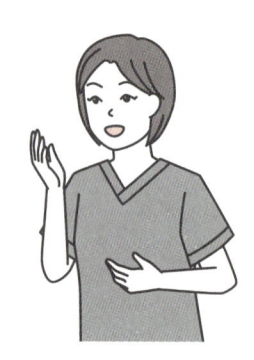

1. 帯状疱疹の可能性を高める症状と，その尋ね方

1 痛みの性状，出現時間，出現頻度を尋ねる

「いつごろから皮膚のチリチリとした痛みや痒みがありますか？ 痛みで目が覚めますか？」

→片側の神経支配領域に一致して知覚異常や痒み，神経痛様の疼痛が数日から1週間程度あり，その後に虫刺症のような浮腫性紅斑が出現するか確認する．

疼痛のみが存在する場合は帯状疱疹以外の原因による神経痛との鑑別が非常に困難であることが多く，数日後に再診して皮疹が出現するか確認する必要がある．

2 痛みの随伴症状の有無，疲労やストレスの有無を尋ねる

「頭は痛くないですか？ 最近忙しくて，無理した生活をしていませんか？ 睡眠は十分にとれていましたか？」

→帯状疱疹性髄膜炎に至らなくとも軽度の頭痛を伴う症例もあり，随伴症状を聞く．免疫低下の原因も問診する．

2. 帯状疱疹の可能性を高める診察所見と，そのとり方

肋間神経痛や，湿布かぶれと勘違いしている患者さんも多いので，まず胸痛などの異常感覚があるときには，異常感覚のある部位を診察，胸痛であっても必ず背部も視診，触診にて診察すること．皮疹が正中を超えずに片側性に帯状に分布しているかを確認する．最も重要な皮疹は辺縁に紅暈を伴い中心臍窩を有する小水疱が帯状に集簇多発することである（図1）．全体の分布をとらえてから個疹に注目する．さらに症状が進行していると混濁した水疱，膿疱，血疱，痂皮を認める．ペンなどを用いて優しく皮膚描記をしてみると病変側に異常感覚を自覚する患者さんが多い．鑑別診断で最も難しいのが単純疱疹である．単純疱疹は水疱が小さく皮疹の形がそろってい

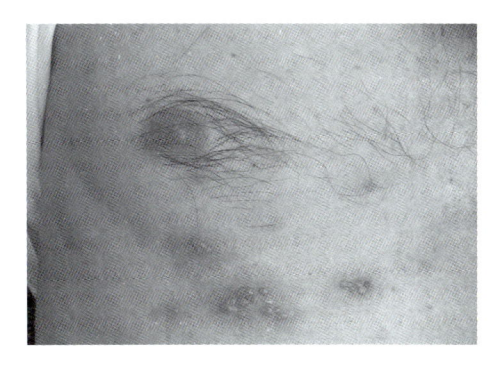

図1 帯状疱疹
Color Atlas③参照

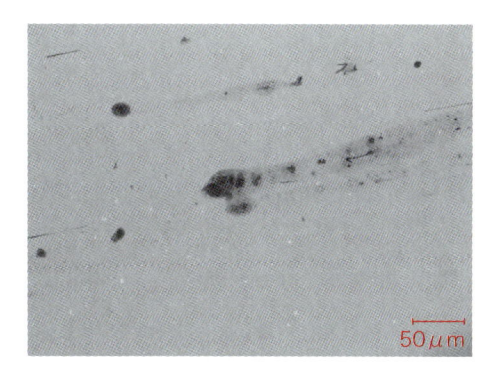

図2 Tzanck test
Color Atlas④参照

るのが特徴である．口唇ヘルペス，陰部ヘルペスの既往があるかを問診することも重要である．帯状疱疹の10年以内の既往があるかも大切である．以前は一生に一度の患者さんが多かったが最近は2回，3回と経験する患者さんも存在する．水痘の既往の有無や水痘ワクチンの既往があっても罹患する．前回の帯状疱疹が10年以上前であるともう1回罹患してもおかしくない．逆に頻回であれば，悪性腫瘍，免疫不全など基礎疾患を疑う．

3. 帯状疱疹の診断確定の為にしておきたい検査

　Tzanck testとは水疱を破り塗抹標本を作製し簡易ギムザ染色を行い，ウイルス感染巨細胞を証明する方法（図2）である．水痘帯状疱疹ウイルスによる巨細胞か，単純ヘルペスウイルスによるものかの区別はできないが，蜂窩織炎などとの鑑別には非常に有用である[1]．
　また，ウイルス抗原検出法（FA）も有用である．血清でVZV-CF法を行うと，ペア血清で疱疹後神経痛を予想できる．抗体の上昇値が高いときには，疱疹後神経痛のリスクが高く，診断に苦慮した症例では確定できる．

4. 帯状疱疹を疑うとき，どのようにアクションするか

　抗ウイルス剤投与のための採血を施行する．同様に片側性に紅斑を生じる蜂窩織炎とは採血結果でCRPの強い陽性結果が出ない点で鑑別可能である．逆にCPRが高値であれば，汎発疹や神経痛が強い可能性があり頭皮，顔面，口腔内などを診察して汎発疹がないか確認する．夜間であれば，まずは内服処方で問題なしである．痛みが強いときには疱疹後神経痛を残す可能性があるので，入院加療のできる皮膚科へ紹介する．神経支配領域を超えて皮疹が多発しているときには汎発疹型となり，水痘と同じく個室管理を要する．また，抗ウイルス剤は腎機能障害を起こすことが稀にあるので飲水励行を説明する．二次感染に対してバラマイシン軟膏®などを処方する．軟膏ガーゼで覆うと痛みがとれるので，処置を行うと効果的である．

文献・参考文献
1) 「全ての診療科で役立つ皮膚診療のコツ」（山崎雄一郎/監，木村琢磨，他/編），羊土社，2010

第4章 腹痛

11. 急性虫垂炎

昆　祐理，今　明秀

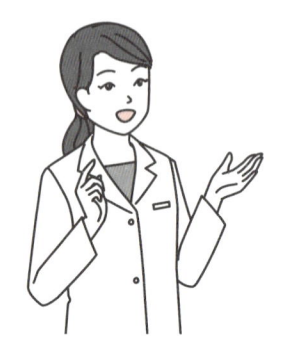

> なぜ急性虫垂炎だと思ったの？
>
> 心窩部痛からはじまり，右下腹部に移動してきた痛みで，腹部触診で右下腹部に限局する圧痛があるからです．
>
> 急性虫垂炎だと疑ったらどうするの？
>
> 採血検査，必要に応じて超音波検査や造影CT検査を行い，外科医にも診察してもらおうと思います．

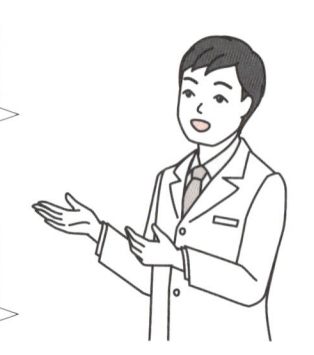

1. 急性虫垂炎の可能性を高める症状と，その尋ね方

　数日前からの症状や症状の変化に注意する．急性虫垂炎は初発症状としては嘔気，食欲低下，心窩部痛，下痢などを呈し，徐々に右下腹部に痛みが移動してくるという症状が典型的である．初発症状は非特異的であるため，最初は急性胃腸炎と診断され，のちに急性虫垂炎と診断されたというケースも少なくない．

　また，上記のような特異的な症状を呈さない非典型例も多い（特に高齢者，小児）．心窩部から右下腹部への痛みの移動は虫垂炎の症状として特徴的だが，非特異的な腹部症状であっても急性虫垂炎を必ず念頭において診察に当たらなくてはいけない．また，右下腹部痛が主訴であった場合，症状の経過に注意して病歴聴取することが大切である．

2. 急性虫垂炎の可能性を高める診察所見とそのとり方

　病歴と身体所見から急性虫垂炎かどうかを判断するAlvarado scoreという方法がある（表1）．Alvarado scoreが7点以上だと急性虫垂炎を疑う．

　このなかに右下腹部圧痛，反跳痛の項目があるが，これらは虫垂の炎症が周囲の腹膜におよんでから生じるため，虫垂破裂や膿瘍形成を伴ってから出現することもある．浅い触診でも圧痛がある場合には腹膜まで炎症が波及していることを疑う．また虫垂の位置は個体差があるため，さまざまな虫垂炎のサインや腹膜刺激症状が知られているが，このようなサインは炎症が周囲へ波及していることを示しているため，治療を急がなければならないという気持ちで診療を進める．

表1 Alvarado score

Migration of pain	移動する痛み（心窩部，臍周囲→右下腹部，右背部など）	1
Anorexia	食欲低下	1
Nausea	嘔気，嘔吐	1
Tenderness in RLQ	右下腹部圧痛	1
Rebound tenderness	反跳痛	2
Elevated temperature	発熱（＞37.3℃）	1
Leukocytosis	白血球増多（＞10,000/uL）	2
Shift of WBC count	白血球の左方移動	1

表2 画像検査の利点・欠点

	利点	欠点
超音波検査	ベッドサイドで施行可能 被爆のリスクがない	・検者の腕による 　患者の体型により限界がある ・虫垂を同定できない場合は診断できない
CT	感度・特異度が高い	・造影剤を使用するため副作用が問題となる場合がある被爆のリスクがある
MRI	被爆のリスクがない 超音波検査で確認できなかった妊婦に有用	・施設による制限がある ・経口造影剤を使用する場合がある 　コストが高い ・検出できないことがある ・時間がかかる

虫垂炎のサイン

Rovsing sign：左下腹部を圧迫して右下腹部に疼痛が生じるサイン（腹膜刺激症状）

Obturator sign：右股関節を内転したときに痛みが増強するサイン（閉鎖孔の炎症症状）

Psoas sign：右大腿の伸展で痛みが増強するサイン（腸腰筋の炎症症状）

Dunphy sign：咳こみで右下腹部痛が増強（腹膜刺激症状）

Markle sign：かかとを落とすことで右下腹部に痛みが生じる（腹膜刺激症状）

Blumberg sign（**反跳痛**）：疼痛部位を圧迫して圧迫を解除すると強い痛みが生じるサイン（腹膜刺激症状）

3. 急性虫垂炎の診断確定のためにしておきたい検査

　Alvarado scoreをつけるため，また画像検査や治療に必要な情報となるため，採血検査は必要である．しかし，白血球数増多の特異度は低く，CRP値は感度・特異度ともに低いため，診断のためには身体所見や画像検査とあわせて総合的に判断する必要がある．

画像検査には，超音波検査，CT検査，MRI検査が用いられる（表2）．それぞれの利点，欠点は以下のとおりである．

　MRIには施設による制限があるため，ここでは超音波検査とCT検査について解説する．虫垂の存在部位はさまざまで，虫垂の探し方，その部位に炎症があるかどうかをどのようにしてみるかを示す．

1 超音波検査

1）虫垂を探す

　虫垂の多くは腸腰筋や腸骨動静脈の前に位置しており，まず腸腰筋を同定しその周囲を探してみる．圧痛がある直下に虫垂がある場合が有り，最強圧痛点を検索してみるのも有用である．上行結腸を同定し，その部分より尾側へとプローブを走査し，盲腸よりスムーズに分岐する管状構造を探す（回腸はバウヒン弁があるためスムーズに分岐しない）．このときに左手で患者の背中を背側からプローベ方向へ圧迫すると描出される場合もある．

2）虫垂に炎症があるかどうかをみる

　正常虫垂は6 mm以下でプローベによる圧迫で虚脱するため，虫垂が同定されたら径が6 mm以上あるか，圧迫により虚脱するかどうかを確認する．腫大した虫垂は長軸でソーセージ様，単軸でTarget signを呈する．虫垂内に糞石があればacoustic shadowを有する石灰化として描出される．

2 CT検査

1）虫垂を探す

　虫垂は非常に小さな臓器のため，スライス厚が厚いと虫垂自体が描出されない場合があるため，ヘリカルCTで3 mm以下の厚さの画像で評価する．造影剤を使用すると腸管の連続性が追いやすく，虫垂の同定に有用である．糞石の有無を見るためには造影されていると石灰化か造影効果かわからない場合があり，単純CTもあわせて撮像するとわかりやすい．虫垂を探すときには，まず回盲部を同定し，それより尾側の盲腸から分岐する管腔構造を探す．水平断像だけではなく，多断面構成画像を駆使して見ると，虫垂の分岐がわかりやすい（図）．

2）虫垂に炎症があるかどうかを見る

　虫垂に炎症があれば超音波所見と同様に虫垂は6 mm以上に腫大する．虫垂壁も厚くなり3 mm以上になる．虫垂周囲の脂肪織濃度上昇もみられる．周囲の膿瘍形成や，破裂を疑う虫垂壁の不連続性，腹腔内遊離ガス像があれば緊急手術の適応となる．

　エコーやCTで虫垂炎が否定された場合は，憩室炎や腎尿路系の異常，女性であれば婦人科臓器の異常など，そのほかの疾患の有無を検索する．

4. 急性虫垂炎を強く疑うときに，どのようにアクションするか

　急性虫垂炎を疑うには，高齢者と小児は非特異的な症状を呈することと，虫垂炎の初期症状は胃腸炎と間違えられやすいことを念頭に診察に当たることが必要である．どれか1つが決め手になるというものはなく，細かな病歴聴取による臨床経過や腹膜刺激症状も虫垂の存在位置によって変わることを念頭に置いた身体所見をとることが大切である．少しでも虫垂炎を疑った場合には，自施設で行うことができる画像検査で診断に近づく努力を行い，もし否定できないのであれ

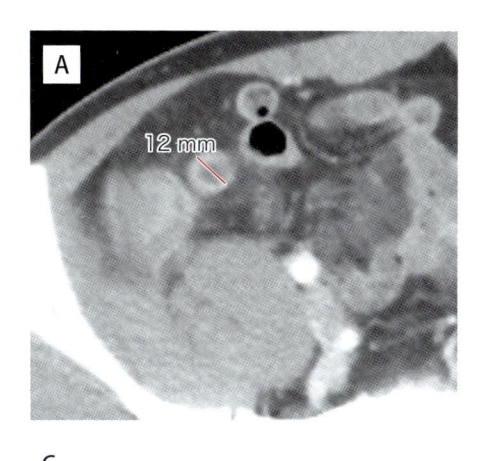

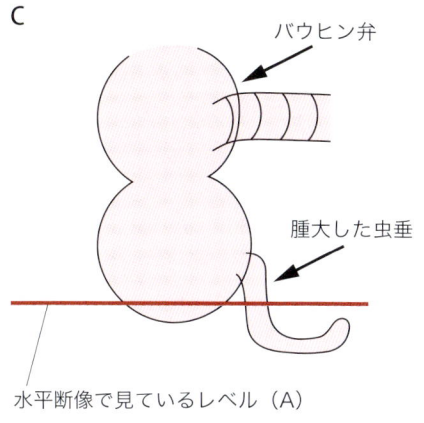

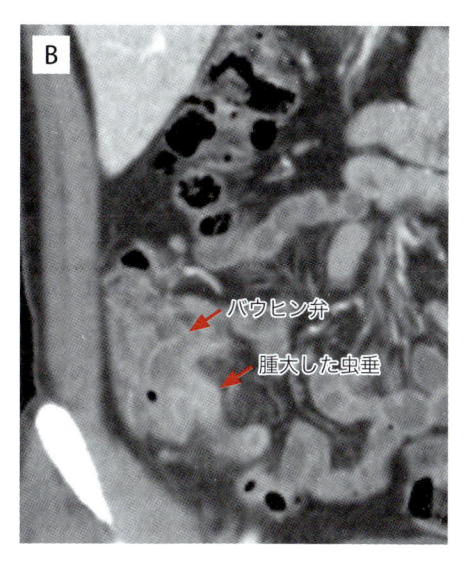

図　虫垂炎のCT画像
A）水平断像で盲腸の左側に12mm大に腫大した虫垂がみえる．B）多断面構成画像の冠状断像で確認すると，バウヒン弁の下方の盲腸から虫垂が出ているのがよくわかる．C）模式図

ば，適切な検査を行うことができる高次医療機関への搬送も考慮する．診察段階で腹膜刺激症状がみられた場合，虫垂そのものだけではなく周囲への炎症が波及しているため，検査や処置を急ぐ必要があることを心に留めて対応したい．

文献・参考文献

1) Alvarado A：A practical score for the early diagnosis of acute appendicitis. Ann Emerg Med, 15：557-564, 1986
2) Samantha FB & Robin BL：Section Ⅳ, 52 Appendicitis.「Essential Emergency Imaging」(Resa EL, et al, eds), 2011

第4章 腹痛

12. 急性胆嚢炎

今 明秀

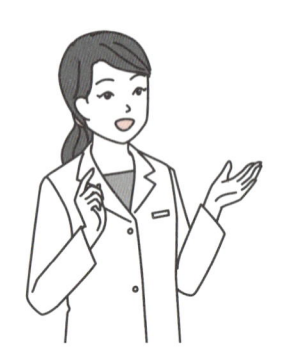

> なぜ急性胆嚢炎だと思ったの？

> 夕食後に発症した持続する右側上腹部痛と，発熱，Murphy's signが陽性だからです．

> 急性胆嚢炎を強く疑ったらどうするの？

> 輸液を開始し，超音波検査をします．さらに，CT検査で確実に診断します．早期診断と抗菌薬投与により手術を回避できます．

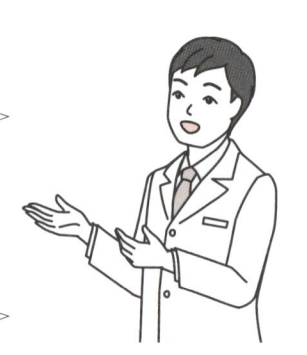

1. 急性胆嚢炎の可能性を高める症状と，その尋ね方

1 頻度から考える

急性腹痛で最も多いのは急性胃腸炎で，次に急性虫垂炎，胆道疾患，尿管結石，イレウスである．頻度の多い疾患を想定した質問を開始する．

2 腹痛の病歴聴取ではOPQRSTを用いる．急性胆嚢炎らしい特徴を尋ねる

1）Onset（発症様式は突然発症）
突然発症は急性胆嚢炎に特徴的．ほかに大動脈瘤破裂，消化管穿孔，子宮外妊娠破裂，絞扼性イレウスも突然発症する．

2）Provocation（増悪因子は食後）
食後増悪は急性胆嚢炎に特徴的．脂肪分の多い食後数時間後．

3）Quality（腹痛の質は急激で鋭い）
急激で鋭い腹痛は急性胆嚢炎に特徴的．ほかに尿管結石．

4）Radiation（放散は右肩）
胆道は右肩，脾臓は左肩．

5）Severity（重症度は最大でない）
重症度が最大なのは大動脈解離．

6）Timing（時期は持続痛）
急性胆嚢炎，胆嚢結石は持続痛．尿管結石の間欠痛とは違う．

3 部位から想定する

急性胆嚢炎は右季肋部痛が特徴的．右季肋部痛はほかに，肝炎，膵炎，肺炎，消化管潰瘍でも生じる．

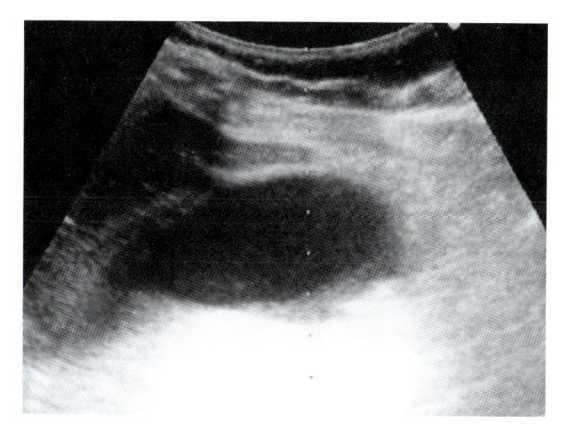

図　急性胆嚢炎の超音波検査
胆嚢壁肥厚（＞4 mm），胆嚢腫大（長軸＞8 cm），デブリあり，小結石あり，sonographic Murphy's sign陽性だった．保存療法後に待機手術となった

4 腹痛以外の症状で絞り込む

　急性胆嚢炎は悪心・嘔吐ではじまることがある．悪心・嘔吐はほかに心筋梗塞，虫垂炎，尿管結石でも生じる．

2. 急性胆嚢炎の可能性を高める診断所見と，そのとり方

　腹部理学所見をとる．急性胆嚢炎では，右季肋部に圧痛がある．さらに胆嚢直上に手指で圧迫を加えながら深呼吸させると痛がるMurphy's signの感度と特異度は，97％，48％である[1]．高齢者では感度が下がる．進行した急性胆嚢炎では弱い黄疸を認める．

3. 急性胆嚢炎の診断確定のためにしておきたい検査

1 超音波検査（図）

　胆嚢壁肥厚（＞4 mm），胆嚢腫大（長軸＞8 cm），嵌頓した胆嚢結石の存在，デブリの存在，胆嚢周囲液体貯留が特徴的．"sonographic Murphy's sign"とは，エコープローベで胆嚢を描出しながら患者に深呼吸させる．エコープローベで圧痛が加わると患者は痛がる．触診で行うMurphy's signより信頼される．超音波検査の感度と特異度は，それぞれ88％，80％[2]．

2 CT

　胆嚢壁肥厚，胆嚢周囲液体貯留，胆嚢腫大，胆嚢周囲脂肪織内の線状高吸収域を認める．

4. 急性胆嚢炎と思っても一度は行っておいた方がいい検査と理由

1 心電図

　急性心筋梗塞患者は心窩部痛，上腹部痛，嘔吐を訴えるのでまぎらわしい．

2 血糖値

糖尿病性ケトアシドーシスで腹痛を訴える患者がいる．血糖値が正常化すれば腹痛も軽快する．

3 血清カルシウム

上皮小体機能亢進症で高カルシウムがあると，腹痛を訴える．治療によりカルシウムが正常化すれば腹痛は軽快する．

5. 急性胆嚢炎を強く疑うとき，どのようなアクションをするか

腹部に強い圧痛があれば，末梢から輸液を開始し血液検査をする．急性胆嚢炎の起因菌同定には胆汁細菌検査が必要であるが，胆嚢穿刺をしないと採取できない．その代りに血液培養を行う．その後に抗菌薬を開始する．重症度と施設の都合により急性期の治療方針は異なる．当院では抗菌薬＋輸液，抗菌薬＋輸液＋経皮経肝胆嚢ドレナージ，緊急手術としている．

文献・参考文献

1) Singer AJ, et al : Correlation among clinical, laboratory, and hepatobiliary scanning findings in patients with suspected acute cholecystitis. Ann Emerg Med, 28：267-272, 1996
2) Shea JA, et al : Revised estimates of diagnostic test sensitivity and specificity in suspected biliary tract disease. Arch Intern Med, 154：2573-2581, 1994

羊土社のオススメ書籍

類似薬の使い分け 改訂版
症状に合った薬の選び方と
その根拠がわかる

藤村昭夫／編

大好評書の改訂版！よく出会う疾患別に，類似薬の特徴と使い方の違いを比較して解説．類似薬が一覧できる分類図や豊富な症例も掲載し，患者に合った適切な使い分けがわかる．薬選びに困っている全ての医師へ！

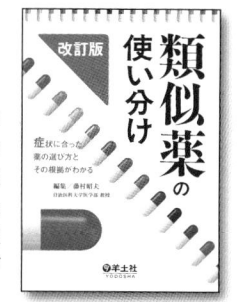

- 定価（本体3,700円＋税） A5判
- 342頁 ISBN 978-4-7581-1753-1

改訂版 麻酔科薬剤ノート
周術期の麻酔・救急対応薬の使用のポイント

讃岐美智義／編

麻酔科で使う薬剤がわかるコンパクトな1冊！麻酔のプロの実践的かつ専門的な使い方が学べます．周術期によく使う，新しい薬剤を中心に厳選しポイントを解説．麻酔科医はもちろん，手術に携わる外科系医師，看護師におすすめ

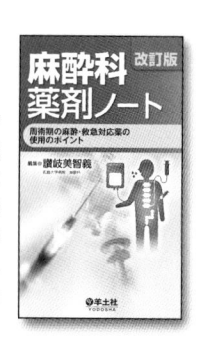

- 定価（本体4,000円＋税） B6変型判
- 309頁 ISBN 978-4-7581-1111-9

あらゆる診療科で役立つ 皮膚科の薬 症状からの治療パターン60
これだけは知っておきたい！

梅林芳弘／著

あらゆる診療科でよく出会う60の皮膚症例を厳選し，症状ごとの治療パターンを伝授！診断のポイントとなるキーワードを導き出し，診断につなげるワザも紹介．落とし穴，専門医への紹介など，すぐ役立つコツが満載！

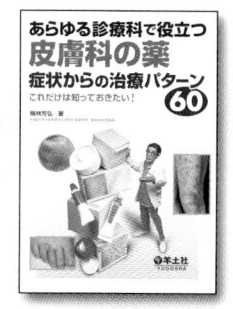

- 定価（本体3,800円＋税） A5判
- 158頁 ISBN 978-4-7581-1741-8

Surviving ICU シリーズ
重症患者の治療の本質は栄養管理にあった！
きちんと学びたいエビデンスと実践法

真弓俊彦／編

重症患者の治療で迷う「どんな栄養素を，どのくらい，いつから投与するか？」を各国のガイドラインやエビデンスをふまえて基本から解説．
栄養管理の考え方が変わると，治療がもっとうまくいく！

- 定価（本体4,600円＋税） B5判
- 294頁 ISBN 978-4-7581-1202-4

発行 羊土社 YODOSHA
〒101-0052　東京都千代田区神田小川町2-5-1　TEL 03(5282)1211　FAX 03(5282)1212
E-mail：eigyo@yodosha.co.jp
URL：http://www.yodosha.co.jp/

ご注文は最寄りの書店，または小社営業部まで

第4章 腹痛

13. 急性膵炎

小川栄一，古庄憲浩，林　純

> なぜ急性膵炎だと思ったの？

> 急激な上腹部痛と嘔気・嘔吐を認め，血中膵酵素（P型アミラーゼ）の上昇を認めたからです．

> 急性膵炎だと強く疑ったらどうするの？

> 入院治療を原則とし，バイタル測定や静脈ラインの確保と並行して，重症度判定を行います．重症であれば，すみやかに高次医療施設への搬送を検討します．

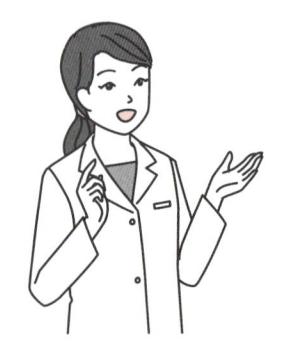

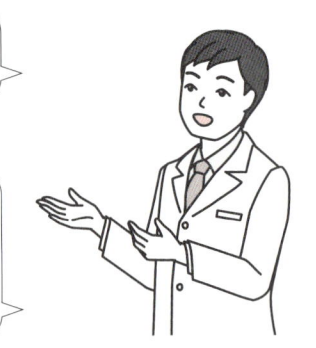

1. 急性膵炎の可能性を高める症状と，その尋ね方

　初発症状として**上腹部痛**が最も多く（約90％），次いで**嘔気・嘔吐**（約20％），背部痛（約10〜15％）と続く．ただし，**腹痛は必発ではなく，約10％は無痛性急性膵炎**であることを認識する必要がある．特に高齢者や脳血管障害を有する患者さんは，嘔気や食欲不振といった非典型的な訴えのみの場合があるので注意を要する．病歴聴取の時点では，消化管由来の急性胃腸炎などが有力な鑑別診断となるが，**急性膵炎は嘔吐によって腹痛が軽減しない**のが特徴である．

　急性膵炎の成因は性別・年代別の特徴がみられる．特に20〜50歳代の男性はアルコール性が圧倒的に多く，60歳以上は胆石症の頻度が増加する．飲酒歴や既往歴（胆石症の有無）の聴取も鑑別に有用な情報となる．

2. 急性膵炎の可能性を高める診察所見と，そのとり方

　急性膵炎は腹痛が激しく，他覚的所見がとりづらいことも多いが，筋性防御などの**腹膜刺激症状が上腹部に限局**することが多いのが特徴である．重症急性膵炎を示唆する診察所見として，Grey-Turner徴候やCullen徴候が有名であるが，これは後腹膜腔や腹腔内への出血により，紫色斑がそれぞれ側腹部・臍周囲に認められることを反映したものであるため，皮膚所見も見逃さないことが重要である．

3. 急性膵炎の診断確定のためにしておきたい検査

　現在のガイドライン[1]では，①上腹部に急性腹痛発作と圧痛があること，②**血中／尿中膵酵素の上昇**を認めること，③**画像検査（エコー，CT，MRI）で急性膵炎に伴う所見**を認めること，このうち2項目に該当すれば急性膵炎と診断する．膵酵素は通常，膵特異性の高い**P型アミラーゼ**

表 急性膵炎重症度判定基準

予後因子（各1点）
1. Base Excess≦−3 mEq/Lまたはショック（収縮期血圧≦80 mmHg）
2. PaO_2≦60 mmHg（room air）または呼吸不全（人工呼吸管理が必要）
3. BUN≧40 mg/dLまたはCr≧2.0 mg/dLまたは乏尿
4. LDH≧基準値上限の2倍
5. 血小板数≦10万/μL
6. 総Ca値≦7.5 mg/dL
7. CRP≧15 mg/dL
8. SIRS診断基準における陽性項目数≧3
9. 年齢≧70歳

2点以下：軽症，3点以上：重症
文献1より引用

やリパーゼを測定する．胆石性膵炎は，直接ビリルビン値や胆道系酵素の上昇が目立ち，成因判断の有用な情報となりうる．胸部X線で胸水，腹部X線で腸閉塞や左上腹部の拡張した小腸ガス像（sentinel loop sign）の有無を確認する．可能であれば，腹部造影CTまで実施することが望ましい（造影CT所見だけでも重症膵炎の判定は可能）．

4. 急性膵炎を強く疑うとき，どのようにアクションするか

急性期診療の基本としてバイタルサイン所見（意識レベル，循環・呼吸状態）を把握し，直ちに**重症度判定**を行う（**表**参照）．**血清膵酵素値や腹痛の程度は，膵炎の重症度と相関しないことを理解しておく必要がある**．予後因子が3点以上であれば，重症急性膵炎としてすみやかに高次医療施設への搬送を検討する必要がある（診断後3時間以内）．早期の成因検索も重要であり，夜間外来で緊急造影CTができない場合でも，エコーで胆石性か否かを確認しておく必要がある（胆石よりも胆管拡張所見をとらえることが重要）．**治療開始時は十分な輸液（60〜160 mL/kg/日）とモニタリング**を行い，平均血圧〔拡張期血圧＋（収縮期血圧−拡張期血圧）÷3〕65 mmHg以上，尿量0.5 mL/kg/時以上を維持できなければ，高次医療施設への緊急搬送を考慮する[1]．

5. まとめ

診断と治療の進歩により，重症急性膵炎の死亡率は30％（1988年）から8％（2007年）と著明に改善した．しかし，急性膵炎は発症48時間以内の病態が予後を大きく左右するため，適切な初期診療が重要である．現在のガイドライン[1]は重症度判定基準により，非重症（軽症）と重症の2区分で判定するが，軽症のなかにも重症化する症例があるため，バイタルサインのチェック（特に血圧・尿量）を怠らないことが重要である．

文献・参考文献

1) 「急性膵炎診療ガイドライン2010」（急性膵炎診療ガイドライン2010改訂出版委員会/編），金原出版，2009

第4章 腹痛

14. 消化性潰瘍

坂田祐之，山口加奈子，藤本一眞

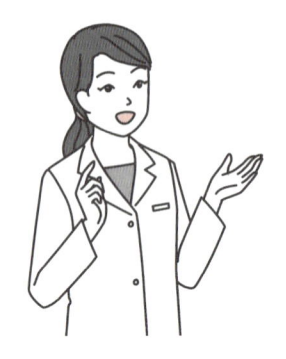

> なぜ消化性潰瘍だと思ったの？

> 以前より上腹部痛があり，今回痛みが増強し，潰瘍の穿通や穿孔が否定でないからです．

> 消化性潰瘍だと強く疑ったらどうするの？

> 上部消化管内視鏡検査を行います．潰瘍の穿通や穿孔の有無は腹部CT検査で精査します．

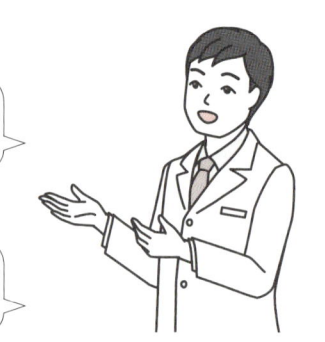

1. 痛みの性状，食事や睡眠などの時間帯との関係

　消化性潰瘍の自覚症状で最も多いのは上腹部痛（心窩部痛）である．胃潰瘍では食後，十二指腸潰瘍では空腹時によくみられる．ほかに背部痛，腹部膨満感，悪心・嘔吐，胸やけ，呑酸，げっぷ，食欲不振などがある．

　上腹部痛は焼けるような，あるいは差し込むような不快感と表現され，十二指腸潰瘍と胃潰瘍いずれでもみられる．十二指腸潰瘍での典型的な腹痛は，空腹時に多く，食物の摂取によっておさまることが多い．夜中に目覚めてしまうような疼痛は十二指腸潰瘍に多い．胃潰瘍による腹痛や不快感は食物摂取により悪化することが多い．

　ときに無症状のこともあり，特にNSAIDs内服中の患者では注意が必要である．NSAIDsによる粘膜傷害のある患者では前駆症状なしに合併症（出血，先行，閉塞）を生じうる．

　痛みが持続性となり，食物摂取や制酸剤で寛解せず，背部へ放散するような場合には，穿通性潰瘍の可能性がある．穿通とは，潰瘍床が隣接臓器のなかを掘り進むような穿孔の形式であり，十二指腸では後部で膵臓に穿通することがあり，膵炎を起こしうる．胃潰瘍では肝左葉に穿通することがある．広い範囲にわたる激しい腹痛が突然発現した場合は，穿孔が疑われる．肩の上端に痛みがみられる場合は，横隔膜に生じた炎症による関連痛のことがあり，胃・十二指腸潰瘍穿孔を考慮する必要がある．食事により増悪する腹痛，悪心，嘔吐は胃流出路狭窄が考えうる．幽門部周囲に潰瘍に関連した炎症と浮腫を起こすと相対的閉塞をきたすことがある．幽門部周囲の瘢痕形成により物理的閉塞をきたすこともある．

2. 胸やけの意義

　上腹部症状を主訴に受診し，検査目的と内視鏡所見が確認できた8,044例を解析した報告がある[1]．フォローアップ目的，心窩部痛の精査，心窩部不快感の精査，胸やけの精査の4群に分け

られ，胃潰瘍の占める頻度はそれぞれ，2.7％，7.5％，2.5％，0％，十二指腸潰瘍では，0.9％，4％，1.7％，0％であった．消化性潰瘍に関して，胸やけは特異的な症状とは言い難い．

H.pylori陽性潰瘍の第一選択治療として除菌治療が推奨されている[2]が，除菌治療後の問題点の1つとして，胸やけ症状などを呈する逆流性食道炎の発症や増悪が懸念されている．要因の1つは，胃底腺領域の炎症の改善による胃酸分泌の回復であり，除菌治療後にプロトンポンプ阻害薬（proton pump inhibitor：PPI）を投与することでGERD発症を予防できるという報告もある．

3. H₂受容体拮抗薬やPPI内服中の痛みの場合

pHモニタリングにて難治性胃潰瘍と易治性胃潰瘍で検討された結果によると[3]，H₂受容体拮抗薬抵抗性の胃潰瘍の場合は，夜間においては有意な差は認められなかったが，食事刺激のある日中において常にpHが低く推移していた．つまり，H₂受容体拮抗薬抵抗性の胃潰瘍では，食事刺激の影響を受ける日中の酸分泌抑制が不十分であり，そのため難治性となっていることが考えられ，PPIへの変更を検討必要とする．また，PPI抵抗性の胃潰瘍に関しては，難治性潰瘍の胃内pHは常に低く推移し，夜間・日中に有意な差はなかったと報告されており，PPIの薬効が発揮されない原因として，PPIの血中濃度が極めて低いことが指摘されている．PPIの血中濃度が上昇しない原因として，器質的ならびに機能的な胃排泄遅延（PPIは弱塩基性物質であり，酸性溶液中では不安定），肝代謝亢進（遺伝的多型）が考えられる．

消化性潰瘍のなかで，治療抵抗性の潰瘍を呈するものとして，Zollinger-Ellisom症候群がある．非β細胞内分泌腫瘍（ガストリノーマ）が無秩序に産生するガスとリンによって胃酸が過剰に分泌され，それに付随して重度の消化性潰瘍を呈する症候群である．初期症状からは一般の消化性潰瘍と区別できないため，標準的な薬物療法に難治性の場合は注意が必要である．

上腹部痛を主訴として受診する患者で，H₂受容体拮抗薬やPPI内服中の痛みの場合，鑑別診断として，心窩部の場合，心筋梗塞，心膜炎，動脈瘤破裂，膵炎，右季肋部痛の場合肝炎，胆道結石症，胆道感染症，膵炎，肺炎，胸膜炎，横隔膜下膿瘍，左季肋部痛の場合，脾膿瘍，脾梗塞，膵炎などを除外診断する必要がある．

文献・参考文献

1) 西田 勉，他：上腹部症状と内視鏡所見の関連−内視鏡データベースからの解析．消化器内科，51：449-455，2010
2) 「消化性潰瘍診療ガイドライン」（日本消化器病学会／編），2009
3) 蘆田 潔，他：pHモニタリングからみた使い分け（3）消化性潰瘍治療（H. pylori非除菌）効果とPPI・H2RAの使い分け．臨床消化器内科，20：1165-1172，2005

15. クローン病

矢野　豊，植木敏晴，松井敏幸

> なぜクローン病だと思ったの？

> 若年者で慢性の腹痛・下痢が続いており，体重減少や発熱を伴っています．また肛門病変も認めているためです．

> クローン病だと強く疑ったらどうするの？

> 診断・病変範囲の確定のために小腸造影検査や上・下部の消化管内視鏡検査で生検組織検査を行う必要があります．

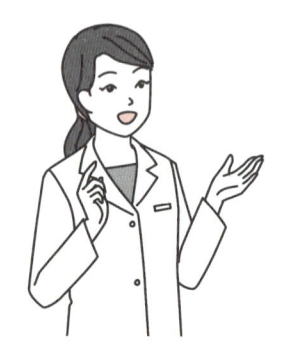

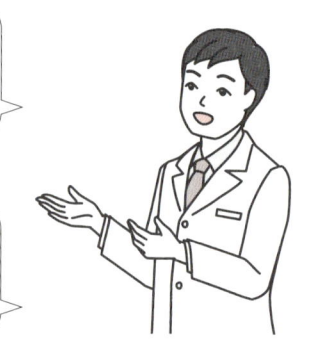

1. クローン病の可能性を高める症状と，その尋ね方

1 クローン病とは

　クローン病（Crohn's disease：CD）は，腹痛・下痢・発熱を主症状とし，主に若年者に発症する．再燃と寛解をくり返し非連続性に分布する全層性肉芽腫性炎症や瘻孔を特徴とする消化管の慢性炎症性疾患である．口腔から肛門まで消化管のどの部位にも病変を生じうるが，小腸・大腸（特に回盲部）・肛門周囲に好発する．また，口腔内病変・関節病変・皮膚病変や眼病変を伴うこともある．

2 症状の頻度

　腹痛（70％），下痢（80％）は診断時に高率にみられる．血便は30％にみられるがそれほど大量出血ではない．一般に小腸型では腹痛が，大腸型では血便・下痢が多い．CDの経過中，半数以上の患者さんで肛門病変がみられ，瘻孔・膿瘍は約15％程度に出現する[1]．

　体重減少・発熱などの全身症状は診断時に40〜70％にみられ，体重減少は小腸型に多い．全身倦怠感・食思不振などの全身症状やアフタ性口内炎や口腔内の浅い潰瘍も，経過中に高頻度にみられるが，CDに対する特異性は高くない．関節・皮膚・眼病変などの腸管外合併症は2〜10％程度でみられる．

2. クローン病の可能性を高める診察所見と，そのとり方

　若年者で慢性の腹痛・下痢が続く場合にCDを念頭におく．体重減少や発熱を伴う場合は可能性が高い身体所見として特有の肛門病変（肛門科医やCDに詳しい医師の診察が望ましい）や虫垂炎類似の症状・所見，腸閉塞，下血がある場合は強くCDを疑う．

　CDは若年者に多く発症するが，高齢者でも稀ではないので注意する．

3. クローン病の診断確定のためにしておきたい検査

　血液検査では，炎症反応（白血球数，CRP，血小板数，赤沈）の異常，低栄養（血清総蛋白，アルブミン，総コレステロール値の低下），貧血の有無を確認する．

　画像診断としては，下部消化管内視鏡検査（生検組織検査）や注腸X線造影検査，小腸X線造影検査で，CDに特徴的な縦走潰瘍・敷石像・狭窄や瘻孔の有無を確認する．またCDでは，上部消化管病変として多発アフタ・潰瘍・狭窄や敷石像も報告されており，上部消化管内視鏡検査も組織検査を含めて可能な限り施行する[2]．

　同時に類似疾患の除外が重要であるが，主として画像所見より行う．感染性腸炎を除外するために便培養を行う．

　腸管合併症の診断では，CTやMRI検査を用い肛門周囲膿瘍や痔瘻・腹腔内膿瘍などの存在や程度を確認する．

4. クローン病を強く疑うとき，どのようにアクションするか

　CDの典型例では問題ないが，少しでもCDの診断に迷ったら専門医にコンサルトすべきである．また，消化管の検査が十分に行えない施設では専門医に依頼し，診断および病変範囲，重症度を確定する．

　はじめてCDと診断された患者さんでは，疾患に関する教育や総合的な指導のため専門医にコンサルトすることが望ましい．症状が落ち着いた段階で，一般臨床医のもとで寛解維持療法を行いながら経過観察が可能である．

　ステロイド依存・免疫調節薬の投与・生物学的製剤の投与に際しては専門医にコンサルトすべきである．また，腸管・腸管外合併症を認める場合には，その治療に関する当該分野の専門医に依頼すべきである．

　CDを完治させる治療法は現時点ではない．治療の目的は病勢をコントロールし，患者さんのQOLを高めることである．すなわち，できる限り長期間の寛解維持を目標とする．そのためには薬物療法・栄養療法・外科的治療法などを適宜選択し，症状の改善・栄養状態の維持・炎症の再燃や術後の再発を予防することが重要である[3]．治療にあたっては患者さんにCDがどのような病気であるかをよく説明し，患者個々の社会的背景や環境を十分に考慮して治療法を選択する．

文献・参考文献

1) 「クローン病診療ガイドライン」（日本消化器病学会/編），南江堂，2010
2) 松井敏幸，他：クローン病の診断基準案．「平成22年度総括・分担研究報告書」（厚生労働科学研究費補助金難治性疾患克服事業「難治性炎症性腸管障害に関する調査研究」班/編），pp475-483，2011
3) 渡辺守：クローン病診療ガイドライン．「平成23年度分担研究報告書別冊」（厚生労働科学研究費補助金難治性疾患克服事業「難治性炎症性腸管障害に関する調査研究」班/編），pp475-483，2011

第4章 腹痛

16. 潰瘍性大腸炎

矢野　豊，植木敏晴，松井敏幸

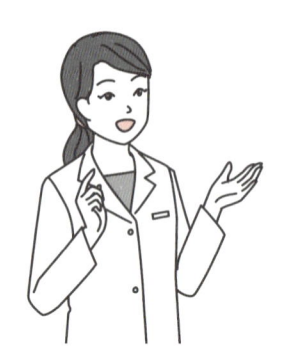

> なぜ潰瘍性大腸炎だと思ったの？
>
> 持続性または反復性の粘血・血便を認めるからです．
>
> 潰瘍性大腸炎だと強く疑ったらどうするの？
>
> 採血，臨床症状などで重症度を判断し，診断・病変範囲の確定のために下部内視鏡検査，組織検査を行う必要があります注）．

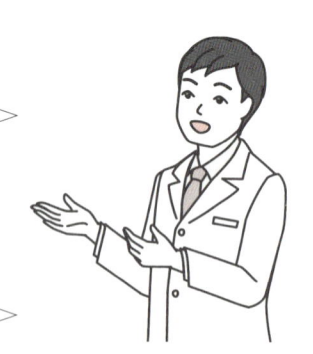

1. 潰瘍性大腸炎の可能性を高める症状と，その尋ね方

1）潰瘍性大腸炎とは

　潰瘍性大腸炎（ulcerative colitis：UC）は主として粘膜を侵し，しばしばびらんや潰瘍を形成する大腸の原因不明のびまん性非特異性炎症である．その経過中に再燃と寛解をくり返すことが多く，腸管外合併症を伴うことがある．長期かつ広範囲に大腸を侵す場合には癌化の傾向がある[1]．

2）症状の特徴

　持続性・反復性の下痢，血便，粘血便が特徴的な症状であり，血便の既往を聴取することが重要である．そのほか，便通異常，腹痛などの腹部症状が主である．重症例では頻回の顕血便のほか，発熱，頻脈などの全身症状も認める．粘血便，下痢は4割以上にみられ，腹痛は約25％に認める．初発例では自然寛解性の感染性腸炎や薬剤起因性腸炎などと同様の臨床症状を呈するため，症状の持続や反復の有無，海外渡航歴，服薬歴（特に抗菌薬），放射線照射歴を聴取する（図）．

2. 潰瘍性大腸炎の可能性を高める診察所見と，そのとり方

　身体所見は非特異的であり，ほかの急性腸疾患に類似する．身体所見では異常を認めないことも多いが，貧血，体重減少の徴候，直腸指診を行い，痔核からの出血を否定する．

3. 潰瘍性大腸炎の診断確定のためにしておきたい検査

　末梢血検査，血液化学，血沈（またはCRP），腹部X線などを行う．また，便細菌検査によって感染性腸炎（腸結核，アメーバ赤痢，細菌性赤痢，サルモネラ，カンピロバクター腸炎など）を除外することが本症の確定診断には不可欠である．病期・病変範囲の判定と炎症の程度および診断を確定するために下部内視鏡検査，生検組織検査を行うが，必要に応じて前処置なしで水溶性プレドニゾロン40〜60 mgを混入した薄いバリウムを用いた注腸X線検査を行い，病変が直腸から連続性，びまん性であることを確認する[2]．

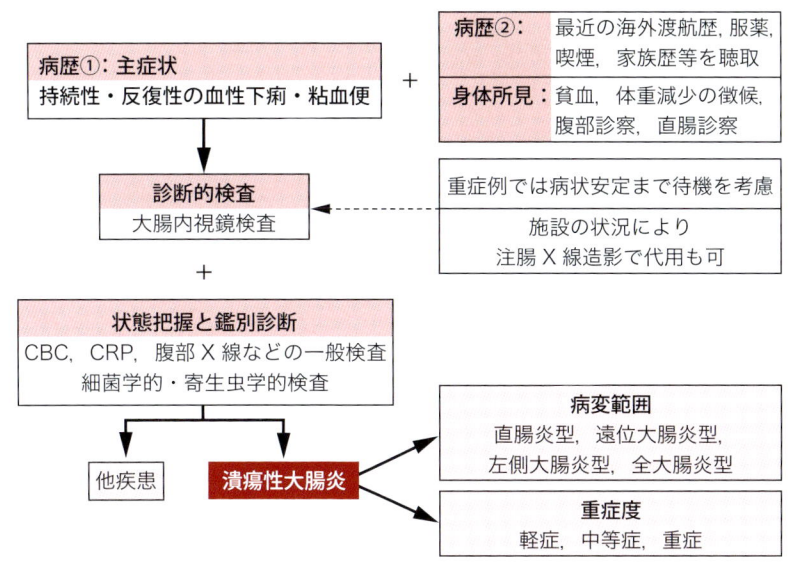

図　潰瘍性大腸炎治療に向けた診断的アプローチ
文献1より引用

注) しかし臨床的に重症と考えられる例では，内視鏡検査や前処置により病状が増悪する可能性もあるため，早期に全大腸の観察にこだわる必要はない．

4. 潰瘍性大腸炎を強く疑うとき，どのようにアクションするか

　臨床症状，採血検査の結果と合わせて重症度を判定し，病期・病変範囲により治療法を選択する．排便回数は1日4回以下で，血便はあってもわずかであり，全身症状を伴わない場合を「軽症」とし，排便回数1日6回以上で著明な血便や発熱，頻脈，貧血などの全身症状を伴う場合を「重症」とする．またその中間を「中等症」とする．多くは軽症・中等症であり，アミノサリチル酸〔5アミノサリチル酸（5-ASA）製剤，サリチルアゾスルファピリジン（SASP）〕，および経口ステロイド，病変範囲によっては注腸剤や坐剤などを投与し外来で治療が可能であるが，重症・劇症の場合は専門施設へのコンサルトを考慮する．重症・劇症の場合はガイドラインでは，入院のうえ，全身管理下に経静脈ステロイド投与（強力静注療法），経静脈栄養，および内科医と外科医の協力体制が必要であることが明記されている．大量出血，中毒性巨大結腸症，穿孔，癌合併例，内科的治療が無効の重症・劇症例が外科的治療の適応となる．大出血・穿孔・巨大結腸症を認める場合は緊急外科手術が必要となるが，緊急手術の適応でない場合は，高い寛解導入率や手術回避率から，経静脈のプレドニン® 投与1〜1.5 mg/kg/日が第一選択となっている．細菌感染を疑えば抗菌薬の併用，サイトメガロウイルス（CMV）感染を認める場合はガンシクロビルの投与を考慮する．

文献・参考文献

1) 「エビデンスとコンセンサスを統合した潰瘍性大腸炎の診療ガイドライン」（難治性炎症性腸管障害に関する調査研究班プロジェクト研究グループ/編），2006
2) 矢野 豊，松井敏幸：潰瘍性大腸炎．「診療ガイドライン UP-TO-DATE 2010-2011」（門脇 孝，他/監），pp311-320，メディカルレビュー社，2010

第4章 腹痛

17. 過敏性腸症候群

小野陽一郎，植木敏晴，松井敏幸

> なぜ過敏性腸症候群だと思ったの？

> 下部消化管内視鏡では異常所見を認めませんが，慢性的に腹痛や腹部不快感と便性状の変化をくり返しているからです．

> 過敏性腸症候群だと強く疑ったらどうするの？

> まず病歴聴取で慢性的な経過であることを確認し，血液一般検査や便潜血反応，便細菌培養検査，注腸造影検査もしくは下部消化管内視鏡などを行い，器質的疾患を除外します．

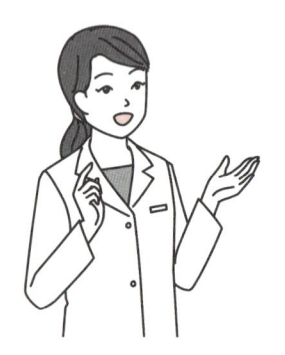

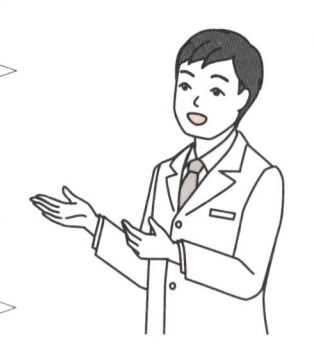

1. 過敏性腸症候群の可能性を高める症状と，その尋ね方

1 定義

過敏性腸症候群（irritable bowel syndrome：IBS）は，**腸に原因となる器質的異常を認めないが，下痢や便秘といった便通異常や，腹痛もしくは腹部不快感などの腹部症状を慢性的にきたす症候群である．**便性状によって便秘型，下痢型，混合型，分類不能型に分類される．下痢優位型の男女差はなく，便秘優位型では女性が多いとされている．IBSは一般的にストレスの関与が強いと考えられており，しばしばストレスにより増悪がみられる．病態としては，消化管運動異常，内蔵知覚過敏，脳腸相関異常などがあげられている．

2 症状

IBSの症状としては，腹痛，腹部不快感などの腹部症状と下痢，便秘などの便通異常が特徴的である．症状は持続性，再発性であり，慢性に経過する．「休日に家でのんびりしているときは気にならないが，通勤や通学のため電車に乗ると便意を催し，途中でトイレに駆け込む」や「会議でプレゼンテーションの発表前になると，腹痛や便意が出現し，トイレに行く」などのエピソードをくり返す．**血便，粘血便，発熱や体重減少は基本的には認めず，就寝中に症状をきたすこともほとんどない．**これらを念頭において病歴聴取を行う．

3 診断

診断においては，器質的疾患の消化管腫瘍（大腸癌，転移性腫瘍，悪性リンパ腫，カルチノイド）や炎症性腸疾患（潰瘍性大腸炎，クローン病，腸型Behcet病，大腸憩室炎，collagenous腸炎など），腸管感染症との鑑別をいかに効率的に行うかが重要である．また，腸管外疾患（甲状腺疾患や糖尿病などの内分泌・代謝疾患，膵疾患，子宮内膜症などの婦人科的疾患）の除外も忘れ

表1　過敏性腸症候群のRome Ⅲ診断基準*

過去3ヵ月間，月に3日以上にわたって腹痛や腹部不快感**がくり返し起こり，下記の2項目以上がある
・排便によって症状が軽減する
・症状出現時に排便頻度の変化がある
・症状出現時に便性状（外観）の変化がある

*6ヵ月以上前から症状があり，最近3ヵ月間は上記の基準を満たしている
**腹部不快感は，痛みとは表現されない不快な感覚を意味する．病態生理学的研究や臨床研究に関しては，週に2日以上の痛み/不快感があるものを適格症例とする

文献1より引用

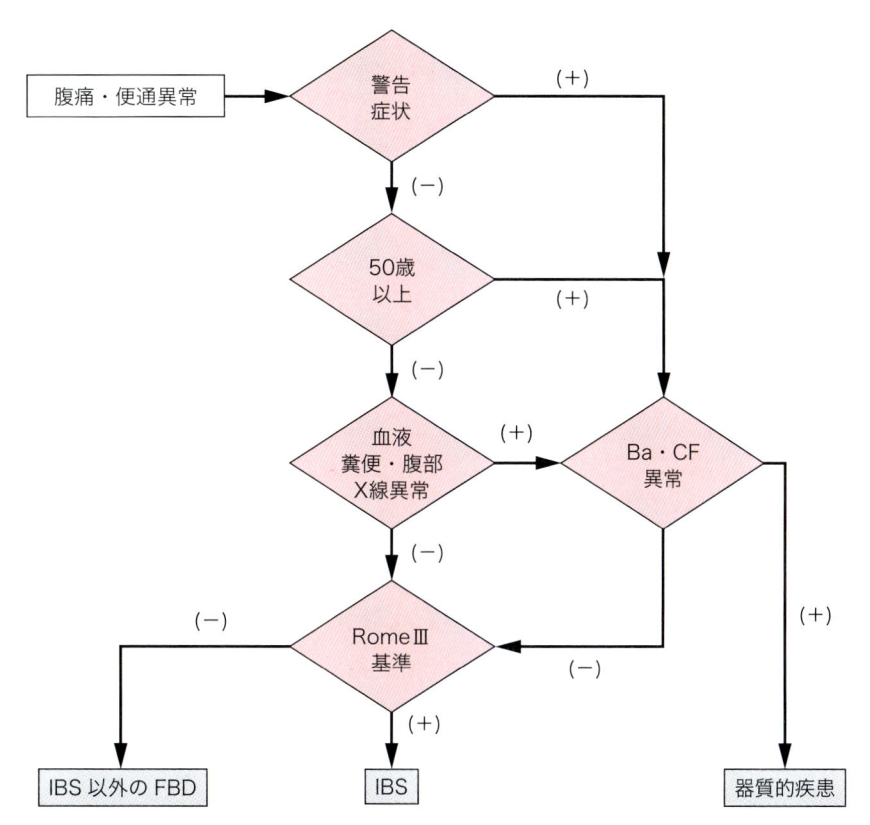

図1　過敏性腸症候群の診断フロー
文献2より引用

てはならない．診断基準には2006年に発表されたRome Ⅲ診断基準（表1）[1]が国際的に広く用いられている．一般臨床では，Rome Ⅲ基準に基づいたIBS診断ガイドラインが有用である（図1）[2]．

表2　警告所見と危険因子

警告所見	危険因子
病歴 ・発熱，関節痛，皮疹 ・粘血便 ・夜間就寝中の症状出現 理学的所見 ・甲状腺腫大，手指振戦 ・肝脾腫大 ・腹部腫瘤，表在リンパ節 ・口腔内潰瘍	・50歳以上 ・大腸器質的疾患の既往歴または家族歴

文献3より引用

2. 過敏性腸症候群の可能性を高める診察所見と，そのとり方

まず，IBSを疑うような3カ月以上続く腹痛・腹部不快感や便通異常を訴える患者に遭遇した場合，**器質的異常を示唆する警告所見や危険因子**（表2）の有無を評価する．

3. 過敏性腸症候群の診断確定のためにしておきたい検査

前述した警告所見や危険因子を有する患者や採血（血液生化学，末梢血球数，炎症反応），尿一般検査，便潜血検査，腹部単純X線検査などの一般検査で何らかの異常所見（貧血，炎症反応，低蛋白血症，電解質異常など）を認めた場合，注腸造影や下部消化管内視鏡などの大腸検査で**器質的疾患の除外**が必要となる．

4. 過敏性腸症候群を強く疑うとき，どのようにアクションするか

病歴聴取，身体所見をとり，**警告所見や危険因子がなく，各種検査においても異常所見がない場合にはIBSと考える**．IBS治療は，第一に詳細な病歴聴取を行い，患者にその病態を十分説明し，患者との信頼関係を築くことが重要である．次に食事指導，生活習慣の改善を行う．ストレスがいかに症状の増悪に影響するかを理解してもらい，規則正しい食生活，排便習慣，睡眠，適度な運動などを心がけてもらう．

薬物療法としては，高分子重合体薬（ポリカルボフィルカルシウムなど）が第一選択薬として使用される．腸内環境の改善目的のため，乳酸菌製剤などを併用することも多い．腹痛や腹部不快感に対しては抗コリン薬が有効である．これらの薬剤で改善が乏しい場合，下痢優位型では止瀉薬（ロペラミドなど），便秘優位型ではマグネシウム製剤などを併用する．男性の下痢型では5-HT$_3$受容体拮抗薬も考慮する．

以上のような治療を行っても効果が不十分な場合や精神的因子の関与が大きいと考えられる場合には抗うつ薬などの少量投与が有効な場合もある．しかし，精神症状が重篤な場合は精神科医や心療内科医などの専門医への紹介が必要である．

文献・参考文献

1) Longstreth GF, et al：Functional bowel disorders. Gastroenterology, 130：1480-1491, 2006
2) 福土 審, 他：過敏性腸症候群.「心身症診断・治療ガイドライン2006」(小牧 元, 他/編), pp11-40, 協和企画, 2006
3) 本郷道夫：過敏性腸症候群 – プライマリ・ケアにおける治療的診断のすすめと新規下痢型IBS治療薬ラモセトロンの評価. 診断と治療, 96：2001-2006, 2008

第4章 腹痛

18. 上腸間膜動脈血栓症

坂田祐之，山口加奈子，藤本一眞

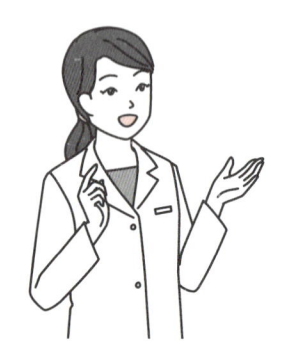

> なぜ上腸間膜動脈血栓症だと思ったの？

> 高齢者で基礎疾患もあり，激しい腹痛のわりには腹部所見がほとんどないからです．

> 上腸間膜動脈血栓症だと強く疑ったらどうするの？

> 造影CT検査を行い，血管造影や外科手術ができる施設に緊急搬送になると思います．

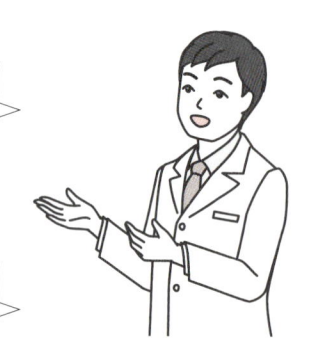

1. 上腸間膜動脈血栓症の可能性を高める症状と，その尋ね方

　上腸間膜動脈（superior mesenteric artery：SMA）閉塞には塞栓症（embolism）と血栓症（thrombosis）があり，塞栓症では腹痛が急激で明確であるが，血栓症では発症が不明瞭で徐々に腹痛が強くなるという特徴がある．腹痛の持続，強さや局在はさまざまであるが，一般に突然起こり，びまん性で臍周囲の疝痛性の痛みを訴えることが多い．発症初期においては，腹痛の割には腹部診察で腹部圧痛はわずかかほとんどないことが多い．

　すでに心血管系，腎，そのほかの糖尿病や高血圧などの全身疾患を罹患している高齢者に発症し，塞栓症の場合には，心房細動などの心疾患の存在や脳梗塞や四肢の塞栓症の既往，血栓症の場合には食後の腹部違和感や体重減少など腸管虚血を疑わせる症状があるか病歴聴取することが重要である．

　そのほかの症状としては，腸管壊死に至っていない発症早期には，腸管虚血により腸蠕動は亢進し，嘔気・嘔吐，下痢を伴う．腸管壊死にまで至れば，腹部膨満が著明となり，腹膜炎と麻痺性イレウスの症状となり，ショックを伴う．

2. 上腸間膜動脈血栓症の可能性を高める診察所見と，そのとり方

　いわゆる急性腹症の範疇に入る疾患に共通するもので，上腸間膜動脈血栓症に特徴的な症状や診察所見はなく，症状が比較的急激であれば塞栓症が疑われる程度であり，臨床所見のみで腸間膜動脈の完全閉塞なのか非閉塞性のものかの区別はできず，また，腸間膜動脈の閉塞なのか，腸間膜静脈の閉塞かの鑑別は不可能である．激しい腹痛があり診察所見に乏しいときには，急性腹症のなかでも50％前後の高死亡率で予後不良とされる本疾患も念頭におき，早期診断と早期治療が必要であるため，さらなる検査を進めることが重要である．

　腸間膜動脈の急性閉塞後3時間程度で腸間粘膜には重篤な傷害が生じるとされており，腸管壊

死が進むと腹膜刺激症状，全身性炎症反応症候群，多臓器不全となりショック状態となる．

3. 上腸間膜動脈血栓症の確定診断のためにしておきたい検査

　本疾患は，心血管系の合併症や全身の粥状動脈硬化症を有する高齢者に原則的に起こる疾患であるため高死亡率である．救命のためには，発症早期に診断することが重要であるが，この疾患に特異的な検査所見はない．白血球増多は必発であるが貧血はない．腸管の虚血がさらに進むと炎症所見の上昇や血液の濃縮所見がみられる．腸管壊死に陥れば，LDH，CKの上昇がみられるようになる．

　腹部単純X線でも特徴的な所見はなく，腸管の攣縮でガス像の減少や腸管壁の肥厚がみられることもある．

　腹部超音波検査では診断能は低いが，検査能力がある人が行いカラードプラを併用すると，血管の状態の観察や，腸管壁の浮腫が診断の手がかりとなることがある．

　腹部造影CT検査は，検査できる施設に制限があるが，診断には有用で，その特徴としては，単純CTでSMA内高濃度病変（新鮮血管），造影CTでのSMA内造影欠損像，smaller SMV sign（通常はSMV（superior mesenteric vein：上腸間膜静脈）の方が太いが，硬い動脈は潰れないことよりSMAより細いSMVは描出される）が見られる．腹部CT検査は，広範囲の撮影，細部にわたる画像情報の収集，高画質な再構成画像（3D画像）を得ることが可能なMDCT（multidetector row computed tomography）があれば，さらに診断能があがる．

　最終診断は血管造影検査になるが，施行できる施設はかなり限られる．

4. 上腸間膜動脈血栓症を強く疑うとき，どのようにアクションするか

　血管造影検査が確定診断となる．血管造影で主要血管の閉塞があれば血管拡張薬（パパベリン）の注入を行い，発症10時間以内の早期であれば血栓溶解療法加える．血管閉塞の持続や腹膜刺激症状が出現すれば積極的に開腹し腸管切除が必要である．

　本疾患が疑われるときには，予後不良であり，早期に治療が必要であるため，開腹ができ，血行再建や血栓塞栓の除去や腸管切除や経カテーテル的血栓吸引療法などの血管内治療ができる施設への転送が必要である．

第4章 腹痛

19. 卵巣出血

糸賀知子

> なぜ卵巣出血だと思ったの？

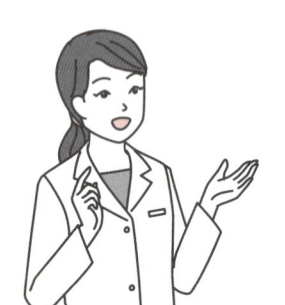

性交後に発症した腹痛であり，妊娠反応は陰性で，経腹超音波検査にて出血性黄体を認め，ダグラス窩，膀胱子宮窩にecho free spaceを認め，腹腔内出血を示唆する所見を認めたからです．

> 卵巣出血だと強く疑ったらどうするの？

採血にて貧血，凝固系の異常の有無を確認し，急激な腹腔内出血の増加に備えて血管確保を行ったうえで産婦人科にコンサルテーションを行います．

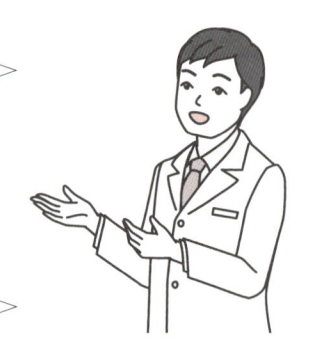

1. 卵巣出血の可能性を高める症状と，その尋ね方

1 卵巣出血の典型的な症状と病歴聴取での注意事項

急性の下腹痛，筋性防御，反跳痛を伴い，悪心，嘔吐を伴う場合もあり，多くが**黄体期（月経15日〜28日）**での発症が多く，また**性交渉**をきっかけにみられることも多い．発生原因として，**不妊治療での採卵，排卵誘発剤の使用による局所循環動態の破綻，腹部外傷，性交渉，血液凝固異常，血小板減少性疾患，抗凝固剤の使用**があげられる．したがって卵巣出血を疑う患者さんに対する病歴聴取では，**腹痛が起こる前に何かきっかけはなかったか，性交渉の有無，月経周期，不妊治療の有無，内服薬**について確認をしておく必要がある．これまで，血液凝固能異常や血小板減少性疾患の指摘がなかった場合でも，卵巣出血を契機に診断に至る場合もありえる．

2 鑑別すべき疾患

鑑別疾患として，**子宮外妊娠，卵巣腫瘍破裂，卵巣腫瘍茎捻転**といった疾患があげられる．子宮外妊娠の場合は，超音波にて腹腔内にecho free spaceを伴い，かつ妊娠反応が陽性となることで鑑別される．しかし，正常妊娠でも妊娠黄体出血の可能性もあるが，その場合は非妊娠時と比較して月経第31日以降が多いとされている．卵巣腫瘍破裂の場合は，超音波で腫瘍辺縁の変形や腹腔内にecho free spaceを認め，かつその部位に一致した圧痛や反跳痛を認めれば卵巣腫瘍破裂を考えるが，卵巣出血と異なり貧血を伴わない．卵巣腫瘍茎捻転の場合は超音波にて圧痛部に一致した疼痛を認めるも，腹腔内にecho free spaceは伴わない．

2. 卵巣出血の可能性を高める診察所見と，そのとり方

腹部所見として腹部膨満，患側領域の圧痛，筋性防御，反跳痛を認める．

卵巣出血に一致した部位に疼痛もあるが，出血による腹膜刺激症状である場合もあるため，疼痛を訴えている部位は超音波でecho free spaceを認めないか確認をする．

3. 卵巣出血の診断確定のためにしておきたい検査

1 妊娠反応

子宮外妊娠と卵巣出血は症状が類似しており，性交経験のある患者さんに対しては十分なインフォームドコンセントを行ったうえで必ず行うこと．

2 超音波検査

卵巣出血のほとんどは出血性黄体嚢胞であり，卵巣出血の程度や時間的推移によりさまざまな所見を呈し，その所見は① 輝度が高い点状，線状のエコーをびまん性に存在するもの，② 比較的境界明瞭な充実性部分様のエコーを示すもの， ③ スポンジ状，網状のエコー像，④ 紙くず様の不明瞭なエコー像の4つに分類される．また，腹腔内出血の把握のために**ダグラス窩，モリソン窩，左右横隔膜下，膀胱子宮窩**を観察する．横隔膜下にまでecho free spaceが認められる場合，推定出血量は1Lを超えていると考える．

3 骨盤CT

高輝度の血液が嚢胞内に鏡面像を形成し，腹腔内に出血した場合は嚢胞壁の部分的なたるみやくぼみを認め，嚢胞壁は厚く，強く造影されるのが特徴である．

4 採血

貧血の程度を確認し，また血小板数や凝固系検査に異常を認めないかも確認する．

4. 卵巣出血を強く疑うとき，どのようにアクションするか

卵巣出血による腹腔内出血量は500 mL以下が8割であり，大部分は入院後，止血薬投与や輸液といった保存的治療を行うが，推定腹腔内出血量が500 mL以上，Hb 8 g/dL未満，かつ出血が持続し，全身状態が悪化する場合は緊急手術を要するため，常にバイタルサインの確認を行い，さらに**ショックインデックス〔shock index（SI）＝脈拍数÷収縮期血圧〕**も把握し，腹腔内出血の推定も同時に行う．

急激な血圧低下，頻脈，貧血が進行している場合はすみやかに産婦人科にコンサルテーションを行う．

文献・参考文献

1) 鹿島大靖, 塩沢丹里：卵巣出血. 臨床婦人科産科, 67：23-25, 2013
2) 「産婦人科診療ガイドライン 婦人科外来編2014」（日本産婦人科医学会／編）, pp89-90, 2014

第4章 腹痛

20. 卵巣腫瘍破裂

糸賀知子

> なぜ卵巣腫瘍破裂だと思ったの？

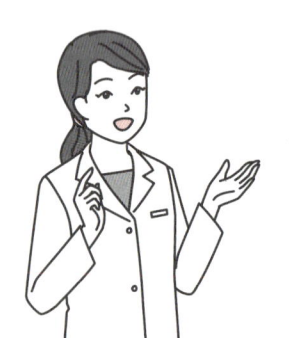

急激な腹痛を認め，疼痛に一致した部位に経腹超音波検査で腫瘍辺縁が変形した卵巣腫瘍を認め，ダグラス窩にecho free spaceを認めるも妊娠反応は陰性だったからです．

> 卵巣腫瘍破裂だと強く疑ったらどうするの？

まずは鎮痛薬投与で経過観察をしますが，疼痛が緩和しなければ手術が必要になる可能性があるため，産婦人科にコンサルテーションを行います．

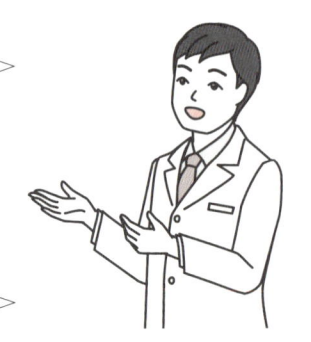

1. 卵巣腫瘍破裂の可能性を高める症状と，その尋ね方

1）卵巣腫瘍破裂の典型的な症状と病歴聴取での注意事項

腫瘍内容液流出に伴う急激な下腹部痛を認め，卵巣腫瘍に一致した圧痛，反跳痛を認める．卵巣腫瘍の破裂と月経周期には特に関連がなく，また性交渉とも関連がないとされている．また，卵巣腫瘍破裂にともなう症状は，他疾患でもよく認める症状であるため，病歴聴取による鑑別は重要である．女性の患者さんにおいては必ず**性交経験の有無**，**最終月経**，**月経周期**を確認し，**卵巣腫瘍の既往の有無や症状の出現**がどのようであったかを病歴聴取で確認する．

2）鑑別すべき疾患

鑑別疾患として，**異所性妊娠**，**卵巣嚢腫茎捻転**，**卵巣出血**，**PID**（pelvic inflammatory disease：骨盤腹膜炎），**虫垂炎**，といった疾患があげられる．異所性妊娠でも腹腔内にecho free spaceを認められるが，妊娠反応が陽性であることで鑑別を行う．卵巣嚢腫茎捻転との鑑別には超音波検査を行い，付属器付近の腫瘤を認めるが，echo free spaceを認めないことから鑑別される．卵巣出血との鑑別については，卵巣出血の40％が性交渉後に発症するため，症状出現前に性交渉の有無を確認することが大切である．PIDとの鑑別には，帯下の性状や発熱の有無，性交渉の既往を確認する．虫垂炎との鑑別は，悪心，嘔吐といった消化器症状の有無，血液検査にて白血球，CRPの値を確認する．尿路結石については，超音波検査にて腎盂の拡張の有無や尿検査で確認を行う．

2. 卵巣腫瘍破裂の可能性を高める診察所見と，そのとり方

腹部所見：付属器領域の圧痛，反跳痛を認める．

内診所見：疼痛に一致した部位に腫瘤を触知し，圧痛，反跳痛を認める．

3. 卵巣腫瘍破裂の診断確定のためにしておきたい検査

1）妊娠反応
性交経験のある女性に対しては，十分なインフォームドコンセントを行い，妊娠の有無は確認しておく．

2）超音波検査
卵巣腫瘍破裂をきたしやすいのは，子宮内膜症性嚢胞，類皮嚢腫である．チョコレート嚢腫の場合は，内部にびまん性エコーのある嚢胞性腫瘤を認め，嚢胞壁は比較的厚いのが典型的である（日超医分類Ⅱ型）が，腫瘍の内容液の粘稠度により，内部エコーも変化し，また内部に凝血塊，デブリといった充実エコーを認める場合もあり（日超医分類Ⅳ型），悪性腫瘍との鑑別を要する場合もある．類皮嚢腫は毛髪，脂肪，歯牙，骨を認め，毛髪成分は，高輝度線状エコーを呈し，歯牙や骨を認める場合は音響陰影を生じる．また，脂肪の性状の違いにより，水平の境界像を認めるのが特色である．これらの所見に加え，卵巣腫瘍破裂の場合は，卵巣腫瘍辺縁の変形やダグラス窩に漏れ出した腫瘍内容液がecho free spaceとして認められる．

卵巣出血でも超音波検査にてecho free spaceを認めるが，卵巣腫瘍破裂と比較して量を多く認めるのが特徴である．

3）CT
類皮嚢腫は超音波検査で診断に苦慮する場合があるため，超音波検査で明らかな所見がないにもかかわらず，疼痛が著しい場合に使用する．また，他疾患の鑑別（虫垂炎，尿管結石など）にも役立つ．

4）MRI
類皮嚢腫と内膜症性嚢胞は一般的にT1強調画像，T2強調画像にてhigh intensityを呈するため，診断に苦慮する場合がある．婦人科疾患のMRIをオーダーする場合は脂肪抑制画像もオーダーした方がいい．また，超音波検査にて腫瘍内に充実エコーを伴う場合は卵巣癌の可能性も考慮する必要がある．

5）採血
腫瘍内容液が腹腔内に漏出することで，chemical peritonitis（化学性腹膜炎）をきたすことにより，白血球，CRPの上昇を認める．また，悪性腫瘍を疑う所見を認めれば，腫瘍マーカー（CA125，CEA，CA19-9，AFP）も調べておいた方がいい．

4. 卵巣腫瘍破裂を強く疑うとき，どのようにアクションするか

卵巣腫瘍破裂の場合，まずは保存的治療（抗菌薬投与，疼痛管理）を行うが保存的治療で症状が軽快しない場合は手術を考慮していく必要がある．特に腫瘍内に充実エコーを認める場合は卵巣癌の可能性も考慮する必要があるため，早急に産婦人科にコンサルテーションを行う．

文献・参考文献
1) 富松拓治，下屋浩一郎：卵巣チョコレート嚢胞破裂．臨床婦人科産科，67：35-37，2013
2) 箕輪茂樹，中西美紗緒：卵巣良性腫．臨床婦人科産科，64：446-453，2010
3) 卵巣腫瘍のエコーパターン分類（日本超音波医学会/編）
   http://www.jsum.or.jp/committee/diagnostic/pdf/ranso.pdf

第4章 腹痛

21. 卵巣腫瘍茎捻転

糸賀知子

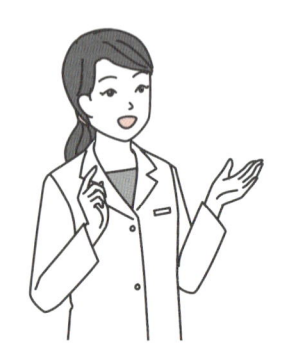

> なぜ卵巣腫瘍茎捻転だと思ったの？

> 疼痛部位に一致して，経腹超音波検査にて卵巣腫瘍を認め，鎮痛薬を投与したのですが疼痛が改善しないからです．

> 卵巣腫瘍茎捻転だと強く疑ったらどうするの？

> 茎捻転で阻血状態が続けば疼痛がさらに増強するため，産婦人科にコンサルテーションを行います．

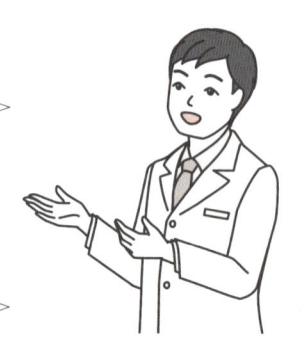

1. 卵巣腫瘍茎捻転の可能性を高める症状と，その尋ね方

❶ 卵巣腫瘍茎捻転の典型的な症状と病歴聴取での注意事項

卵巣腫瘍と一致した持続的な疼痛，圧痛，反跳痛，筋性防御を認める．
捻転の程度によっては，疼痛が間欠的にみられることもある．
茎捻転の疼痛は鎮痛薬（NSAIDs や塩酸ペンタゾシン）を用いても改善しないのが特徴であり，ペンタゾシンを用いたにもかかわらず，疼痛が緩和しない場合は卵巣腫瘍捻転の可能性を考える．しかし，**高齢者の茎捻転症例は腹部症状が顕著にみられないのが特徴**である．また，性交渉や運動を契機に認めることが多い．病歴聴取では，**性交渉の有無**，**最終月経**，**月経周期**，**卵巣腫瘍の既往や疼痛発現のきっかけ**がなかったか確認をする．

❷ 鑑別すべき疾患

鑑別疾患として，**卵巣腫瘍破裂**，**卵巣出血**，**虫垂炎**，**尿路結石**といった疾患があげられる．卵巣腫瘍破裂の場合は，超音波で腫瘍の変形や腹腔内に echo free space を認め，かつその部位に一致した圧痛や反跳痛を認めれば卵巣腫瘍破裂を考える．卵巣出血の場合も性交渉を契機に発症するが，黄体期に多いため最終月経や月経周期を確認する必要がある．また，超音波検査では圧痛部に一致して卵巣腫瘍を認め，かつ腹腔内に echo free space を伴い，血液検査では貧血を認める．虫垂炎との鑑別は，悪心，嘔吐といった消化器症状の有無，血液検査にて白血球，CRP の値を確認する．尿路結石については，超音波検査にて腎盂の拡張の有無や尿検査を行い鑑別する．

2. 卵巣腫瘍茎捻転の可能性を高める診察所見と，そのとり方

腹部所見：付属器領域の圧痛，反跳痛，筋性防御を認める．
内診所見：付属器領域に腫瘤を触知し，その部位に一致した圧痛，反跳痛を認める．

3. 卵巣腫瘍茎捻転の診断確定のためにしておきたい検査

1 妊娠反応

性交経験のある女性に対しては，十分なインフォームドコンセントを行い，妊娠の有無を確認しておく．もし，妊娠反応が陽性であったらNSAIDsは禁忌である．

2 超音波検査

疼痛部位に一致して卵巣腫瘍を認めるかまず確認を行う．一般的には卵巣腫瘍が5 cm以下の場合，茎捻転を起こすことは少ないため，もし腫瘍径が5 cm以下であった場合は他疾患も検討する必要がある．茎捻転を最もよく起こす卵巣腫瘍は類皮嚢腫であるが，類皮嚢腫は脂肪や毛髪を含むため，echogenicity（エコー輝度）が高いため，卵巣周囲に存在する腸管との鑑別が困難である場合がある．類皮嚢腫の超音波検査所見の特色として，毛髪は高輝度線状エコーを呈し，歯牙や骨を認める場合は音響陰影を生じる．また，脂肪の性状の違いにより，水平の境界像を認めるのが特色である．なお，類皮嚢腫は日本超音波医学会の卵巣腫瘍のエコーパターン分類のⅢ型が87.5％を占めるとされている[3]．エコーパターンに関しては文献2を参考にしてほしい．

3 CT

捻転に伴い，子宮体部が卵巣腫瘍側に牽引され変位を認めたり，造影CTでは捻転した卵巣腫瘍は腫瘍壁の肥厚や正常卵巣に比べて，造影効果が減弱する特色がみられる．

4 採血

捻転にともない白血球の増加を認める．また，高齢の患者さんでは卵巣癌の捻転の可能性もあるため可能であれば腫瘍マーカー（CA125, CA19-9, CEA, AFP）を測定しておいた方がいい．

4. 卵巣腫瘍茎捻転を強く疑うとき，どのようにアクションするか

卵巣腫瘍茎捻転はさまざまな年代でみられる疾患である．特に生殖可能年齢の場合は，早急に手術を行えば卵巣温存が可能な場合もありうるが，時間の経過に伴い，壊死が進行すれば卵巣摘出を行わなくてはいけない．したがって生殖可能年齢症例ほど，将来の妊孕能を考えればなるべく卵巣は温存した方がいいので，卵巣腫瘍茎捻転を強く疑った場合はすみやかに産婦人科にコンサルテーションを行うべきである．

文献・参考文献

1) 富松拓治，下屋浩一郎：卵巣腫瘍捻転．臨床婦人科産科，67：32-33，2013
2) 卵巣腫瘍のエコーパターン分類（日本超音波医学会）
   http://www.jsum.or.jp/committee/diagnostic/pdf/ranso.pdf
3) 箕浦茂樹，中西美紗緒：付属器疾患の超音波診断2 卵巣良性腫瘍．臨床婦人科産科，64：446-453，2010

第4章 腹痛

22. 骨盤腹膜炎（PID）

糸賀知子

> なぜPIDだと思ったの？

> 患者さんはIUDを長期に渡って使用しており，悪臭を伴う帯下，発熱，下腹部に圧痛を認めるからです．

> PIDだと強く疑ったらどうするの？

> 経腹超音波検査，CTを行い，腫瘤性病変の有無を確認し，さらに炎症所見の確認のために血液検査を行い産婦人科にコンサルテーションを行います．

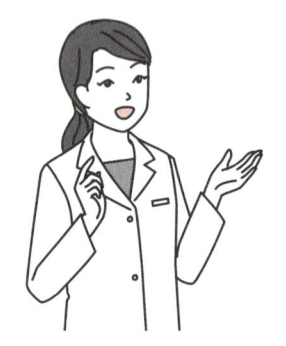

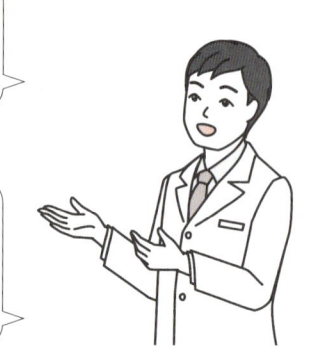

1. PIDの可能性を高める症状と，その尋ね方

1）PIDの典型的な症状と病歴聴取での注意事項

　PID（pelvic inflammatory disease：骨盤腹膜炎）の典型的な症状として，発熱，下腹部の圧痛，筋性防御，反跳痛，子宮腟部の挙上痛，不正性器出血，排尿時の違和感などがみられる．もし，性交経験のある女性で上記症状を認めた場合はPIDを疑い，病歴聴取でsexual activity, sex partnerの数，職業，IUD（intrauterine device：子宮内避妊器具）使用歴，PIDの既往，経口避妊薬内服の有無，排尿痛，尿道からの膿汁分泌の有無などがないか確認する．特にsexual activity, sex partnerの数は，患者さんにとって答えにくい質問なので，尋ねる際に「少し答えにくい質問になるかもしれませんが」といった患者さんの心理面に十分配慮し病歴聴取を行う．また職業を確認するのは，PIDのリスクファクターであるsex workerであるか否かを確認するためである．PIDというとsexual activityが高い若年者のイメージがあるが，IUDを長期に渡って挿入していた高齢女性の症例もみられる．また，高齢女性だからといって性交渉が全くないと決めつけてはならない．よって，高齢女性の急性腹症の鑑別にPIDを決して忘れてはならない．

2）鑑別すべき疾患

　鑑別疾患として，卵巣出血，異所性妊娠，虫垂炎，尿路結石といった疾患があげられる．卵巣出血との鑑別については，卵巣出血も性交後に出現するが，帯下には異常所見はなく，発熱を伴わない点で鑑別が可能である．異所性妊娠については，妊娠反応陽性で腹痛を伴うが，帯下には異常所見はなく，発熱を伴わない．虫垂炎は悪心，嘔吐といった消化器症状や発熱を伴うが，帯下には異常所見を認めず，超音波検査所見にて虫垂の腫大を認める．尿路結石については，超音波検査で腎盂拡張や結石を認め，更に尿検査で鮮血所見が見られることで鑑別は可能である．

2. PIDの可能性を高める診察所見と，そのとり方

　腹部所見として付属器領域の圧痛，反跳痛，筋性防御を認める．特に右季肋部の圧痛を認める場合は，PIDが上腹部に波及することによる**肝周囲炎（Fitz-Hugh-Curtis症候群）**を疑う．
　内診所見として帯下の増量を認め，悪臭を伴う膿状，粘液性帯下を認める．特にカンジダ腟炎であれば，**酒粕様帯下**を伴い，トリコモナス腟炎であれば，**淡黄色で泡沫状の帯下**を認める．淋菌感染であれば，**悪臭を伴う帯下**が認められる．近年，PIDの原因としてクラミジアが増加してきているが，クラミジア感染の**半数以上は無症状**であることを理解しておく必要がある．

3. PIDの診断確定のためにしておきたい検査

1）鏡検
　帯下をプレパラートに塗抹した後，顕微鏡で観察を行う．カンジタの場合は分芽胞子や仮性菌糸を認め，トリコモナスでは原虫を認める場合は診断が可能である．

2）腟分泌物培養
　分泌物を採取する際に，色調やにおいも把握しておくことも大切である．

3）クラミジア検査
　近年クラミジアDNAを検出するDNAプローブ法，PCR法，TMA法，SDA法を用いている．これらの方法は，腟分泌物の自己採取法，初尿，パットに付着した分泌物でも検査が可能であるため，内診に抵抗を示す患者さんにも用いることができる．

4）淋菌検査
　多剤耐性淋菌の増加に伴い，分離培養と薬剤感受性試験が重要視されている．

5）咽頭培養
　オーラルセックスにより咽頭に感染する症例も散見される．クラミジア感染症患者の10〜20％，淋菌感染症患者の10〜30％に咽頭から菌の検出を認めると報告されている．自覚症状がなくても，クラミジアや淋菌感染を疑う場合は検査を行った方がよい．

6）超音波検査
　付属器に膿瘍を形成している場合もあるので確認を行う．虫垂炎の鑑別のために虫垂も確認する．

7）CT，MRI
　超音波検査で病変の確認が困難な場合に施行する．

4. PIDを強く疑うとき，どのようにアクションするか

　PIDが進行すれば，付属器膿瘍を形成する場合もあるので病変把握のために超音波検査，CT，MRIを行う．特に，クラミジアによるPIDは卵管周囲癒着による卵管通過障害をきたし，今後不妊症や子宮外妊娠のリスクファクターとなりえることを理解する必要がある．まずは抗菌薬による保存的治療を行うが，腹膜刺激症状の増強がみられた場合は手術が必要となりえるため，PIDが疑われた場合はすみやかに産婦人科にコンサルテーションを行う．

文献・参考文献
1）「産婦人科研修の必修知識」（日本産科婦人科学会/編），p502，2013

第4章 腹痛

23. 異所性妊娠

糸賀知子

> なぜ異所性妊娠だと思ったの？

> 月経が遅れていたため妊娠反応を行ったところ陽性であり，経腹超音波検査を行いましたが，子宮内に胎嚢がみられず，ダグラス窩にecho free spaceを認め，さらにショックインデックスも1.5と腹腔内出血を示唆する所見を認めたからです．

> 異所性妊娠だと強く疑ったらどうするの？

> 急激にショック状態に至る可能性があるため，血管確保，採血，輸血準備を行い，産婦人科医にコンサルテーションを行います．

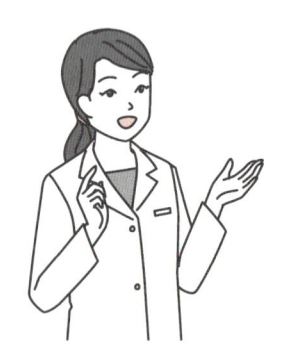

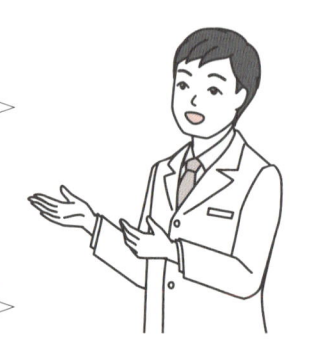

1. 異所性妊娠の可能性を高める症状と，その尋ね方

1) 異所性妊娠の典型的な症状と病歴聴取での注意事項

　性交経験のある女性が不正性器出血や腹痛で来院した場合，**妊娠の可能性を念頭におき**，まず**妊娠反応**を行う．もし，妊娠反応が陽性であるにもかかわらず，超音波検査にて子宮内に胎嚢を認めない場合は異所性妊娠を疑う．

　病歴聴取では，**性交経験の有無**，**最終月経**や**月経周期**を確認するのはもちろんであるが，最終月経の前の月経日も確認し，月経周期どおりに月経が発来しているか確認する．その理由は，最終月経と思っていた月経が実は妊娠に伴う出血であった場合があるからである．また，月経があいまいな場合も妊娠をしている場合があるので，注意が必要である．「**女性を見たら妊娠していると思え**」という先輩方から言い伝えられてきた格言を常に忘れてはいけない．

2) 鑑別すべき疾患

　鑑別疾患として，**正常妊娠，流産，卵巣腫瘍茎捻転，卵巣腫瘍破裂，卵巣出血，骨盤腹膜炎（PID），虫垂炎，尿路結石**といった疾患があげられる．正常妊娠，流産との鑑別については，通常妊娠6週であれば，超音波検査にて子宮内に胎嚢が確認できる．しかし，月経周期が不規則な場合はこれに当てはまらない場合もあるため，その場合は血中HCGを測定し1,000〜2,000 IU/L以上であるにもかかわらず，子宮内に胎嚢を認めなければ異所性妊娠を疑う．

　卵巣腫瘍茎捻転との鑑別には超音波検査を行い，付属器付近の腫瘤を認め，かつその部位に一致した圧痛や反跳痛を認めれば，卵巣腫瘍茎捻転を考える．卵巣嚢腫破裂の場合は，超音波検査で**嚢腫の変形や腹腔内に echo free space**を認め，かつその部位に一致した圧痛や反跳痛を認めれば卵巣嚢腫破裂を考える．卵巣出血との鑑別については，卵巣出血の40％が性交後に発症する

ため，症状出現前に性交の有無を確認することが大切である．骨盤内腹膜炎との鑑別には，**帯下の性状や発熱の有無，性交の既往**を確認する．虫垂炎との鑑別は，悪心，嘔吐といった**消化器症状の有無，血液検査にて白血球，CRP**の値を確認する．尿路結石については，**超音波検査にて腎盂の拡張の有無や尿検査**で潜血の有無を確認する．

2. 異所性妊娠の可能性を高める診察所見と，そのとり方

腹部所見として付属器領域の圧痛，反跳痛や上腹部痛を認める．

妊娠部位に一致した疼痛もあるが，出血による腹膜刺激症状である場合もあるため疼痛を訴えている部位は超音波で出血や腫瘤を認めないか確認をする．

3. 異所性妊娠の診断確定のためにしておきたい検査

1）妊娠反応

性交経験のある女性に対しては，例え**本人が妊娠の可能性はない**と言っても，十分なインフォームドコンセントを行い，妊娠の有無は確認しておく．

2）血中HCG

1,000〜2,000 IU/Lを超えているにもかかわらず，子宮内に胎嚢を認めなければ，異所性妊娠を疑う．

3）超音波検査

子宮内に胎嚢が認められるか確認を行う．**妊娠6週以降**で認められなければ異所性妊娠の可能性が高い．また，腹腔内出血の把握のために**ダグラス窩，モリソン窩，左右横隔膜下，膀胱子宮窩**を観察する．横隔膜下にまでecho free spaceが認められる場合，推定出血量は1Lを超えていると考える．しかし，出血が凝血塊となっている場合はecho free spaceとして認められない場合もあり，腹腔内出血を過小評価する危険性もある．

4）骨盤MRI

着床部位が超音波検査で不明な場合に行う場合がある．

4. 異所性妊娠を強く疑うとき，どのようにアクションするか

異所性妊娠は腹腔内出血の増加に伴いショック状態に至る可能性もあるため，異所性妊娠を強く疑う場合は必ず**血管確保**を行い，バイタルサインに気を配る必要がある．その際に**ショックインデックス〔shock index（SI）＝脈拍数÷収縮期血圧〕**も把握し，腹腔内出血の推定も同時に行う．なお，体重50 kgの場合SI 1.0で推定出血量は約800 mLとされている．もし，**SIが1.0を超える場合は，輸血の準備も検討**していく必要がある．

産婦人科医にコンサルテーションを行うまでの間，循環動態を保つために**リンゲル液や代用血漿剤**を十分に投与しておくことも大切である．

文献・参考文献

1)「産婦人科研修の必修知識」（日本産科婦人科学会/編），pp214-220，2013
2) 増山 寿，平松祐司：卵管妊娠破裂/頸管妊娠出血，臨床婦人科産科，67：28-31，2013

第4章 腹痛

24. 腸閉塞

野田頭達也, 今 明秀

> なぜイレウスだと思ったの？
>
> 悪心嘔吐, 腹痛, 腹部膨満の症状があります.
>
> イレウスの患者を診察するときに注意すべきことは？
>
> バイタルサインを確認し, 腹部は大腿部まで露出し, 鼠径部までしっかりと視触診します. 保存的治療が可能な単純性イレウスか, 緊急手術が必要な絞扼性イレウスかどうかを鑑別します.

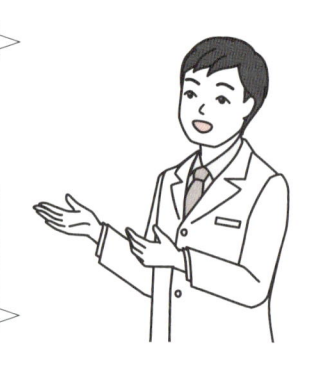

1. イレウスの可能性を高める症状と, その尋ね方

1）嘔吐, 腹痛, 腹部膨満, 排便や排ガスの停止

症状がそろっていれば診断は比較的容易である. 腹痛はいつからの発症で, 突然か, 緩徐か, 腹痛の程度と性状, 吐物の性状は胆汁性か, 胃内容か, 排便排ガスの有無, 随伴する症状などを病歴聴取し原因を考える. 術後の癒着性イレウスは最も多く, 手術の既往の有無を確認する. 手術歴がなければ, 腫瘍, 胆石, 異物なども考慮する. イレウスの診断がついたらその原因が機能的か機械的か, 機械的であれば単純性か, 絞扼性かの鑑別が必須である.

2）持続する激しい腹痛, 筋性防御

絞扼性イレウスの腹痛は激しく, 多くが持続性で, しばしば限局しており, 鎮痛薬の効果は限定的である. 初期には間欠的で鎮痛剤の効果がみられるかもしれないが, 入院後, 複数回の鎮痛剤の投与が必要な場合は絞扼性イレウスである可能性が高く, 経過観察を行う際には注意を要する. 逆に, 高齢者では, 筋性防御がなく, 軽度の腹痛を訴えるのみのこともあり, 注意を要する.

3）嘔吐, 冷汗

絞扼性イレウスの発症は急激で, 嘔吐を伴う. 腸管絞扼の症状として冷汗を認めたりする. 絞扼性イレウスを疑う症状として, しっかりと病歴聴取しておく.

2. イレウスの可能性を高める診察所見と, そのとり方

1）圧痛, 筋性防御

単純性イレウスでは腹痛は軽度で圧痛や筋性防御は少ない. 聴診では腸音の亢進を認め, 金属音を聴取する. 絞扼性イレウスでは, 初期の段階では絞扼した腸管に一致した, 圧痛や筋性防御を認めることがある. さらに進行して腹膜炎を併発すると腹部全体に筋性防御を認めるようになる.

2) 腹部膨満

イレウスの初期の段階ではみられない．上部消化管の閉塞では腹部膨満は軽度，逆に，下部消化管の閉塞では，著しい腹部膨満を認める．

3) 鼠径部ヘルニア

イレウスの原因が鼠径部のヘルニア嵌頓のことがある．腹部診察の際は必ず大腿部まで露出し視触診を行う．太った女性の大腿ヘルニア嵌頓は視診だけではわからないことがあり，両側を確実に触診する．「CTを撮影してからヘルニアの存在に気付いた」などということのないようにしたい．

3. 絞扼性イレウスの診断確定のためにしておきたい検査

1) バイタルサイン

バイタルサインは重要で，体温，血圧，脈拍，呼吸数をチェックする．初診時あるいは経過観察中にSIRSがみられた場合は，すでに腸管壊死に進行している可能性があり注意を要する．

2) 腹部単純X線

簡便で診断に有用である．立位と臥位の撮影を行う．腸管拡張とNiveauの出現がみられる．腸管にガス像がみられないgas less ileusの場合もある．X線だけでイレウスを否定してはならない．

3) 腹部超音波

低侵襲，容易にベッドサイドでくり返し施行でき，腸管の運動を観察できる．単純性イレウスでは，腸管拡張，Kerckring皺襞の描出や，keyboard sign，腸管内容が動いて見えるto-and-fro movementがみられる．絞扼性イレウスの場合，腸管壁肥厚，Kerckring皺襞の消失，腸管内容物の沈殿，to-and-fro movementの消失などがみられ，腸管壊死に伴い腹水が貯留する．

4) 腹部造影CT

腎機能をチェックし可能であれば造影CTを行う．胃から直腸まで連続性をたどっていく．拡張腸管と虚脱腸管の確認，腫瘍の有無，腹水，腸間膜の変化などを読影する．

5) 血液検査

絞扼性イレウスでは，白血球，CPK，LDHの上昇がみられる．脱水によるBUN，クレアチニン，ヘマトクリット値の上昇を認めることもある．造影CTを行う際には腎機能に注意する．血液ガス分析ではアシドーシスの進行がないかチェックする．血液検査所見は必ずしも異常値がみられるとは限らず，正常値でも，他の検査所見，身体所見から総合的に判断する．

4. イレウスを強く疑うとき，どのようにアクションするか

単純性イレウスでは，保存的治療を行う．胃管またはイレウス管を挿入するが，高齢者では嘔吐，誤嚥の危険があり，特に慎重に挿入する．絶食で管理し十分な補液を行う．保存的治療可能なものの多くは2〜3日で改善がみられるが，改善がなければ手術を考慮する．

絞扼性イレウスと判断されたら，迅速に手術を行う．急激な経過でショック，心停止に至ることがあり，手術待機中も経過観察を怠らない．緊急手術ができない場合は，すみやかに搬送する．

文献・参考文献

1)「急性腹症の早期診断 第2版」(小関一英/監訳)，MEDSi，2012

第4章 腹痛

25. 急性胃腸炎，食中毒

保阪由美子

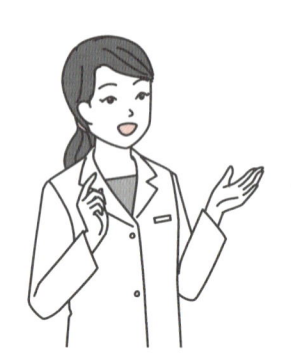

> なぜ急性胃腸炎だと思ったの？
>
> 数日前に生ものの摂取歴があり，その後から下痢症状がはじまったからです．
>
> 急性胃腸炎と強く疑ったらどうするの？
>
> 血便や発熱の有無を確認し，脱水症状がなく水分摂取可能なら，便培養を提出して外来で経過観察とします．

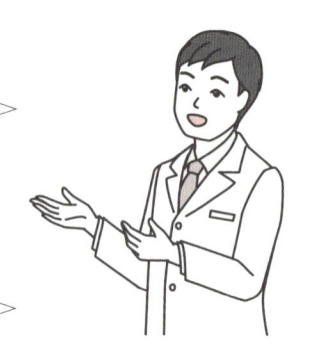

1. 急性胃腸炎・食中毒の可能性を高める症状と，その尋ね方（表）

1 下痢

1日に3回以上の軟便や水様便をさし，嘔気・嘔吐，腹痛を伴う場合は感染性下痢を強く疑う．水様性下痢は近位小腸での非炎症性腸炎を示唆する．海産物摂取歴と水様性下痢を認める場合は腸炎ビブリオ，生牡蠣の摂取歴からはノロウィルスを疑う．数週間以内の抗菌薬使用歴があれば *Clostridium difficile* も疑う．

2 血便

大腸で炎症を引き起こすような細菌性腸炎で認める．生卵や鶏肉の摂食歴からは *Salmonella* や *Campylobacter* を疑う．大腸菌では腸管侵襲性大腸菌（EIEC）と腸管出血性大腸菌（EHEC）があげられ，重症化して溶血性尿毒症症候群（HUS）をきたす可能性がある EHEC は，生の牛肉やその加工品，井戸水，生野菜などからの集団感染を起こしうるため，摂取歴と周囲の患者発生についての聴取も大切である．小児や高齢者では HUS の初期症状である浮腫，腎機能障害，意識障害などに注意する．そのほか赤痢菌，赤痢アメーバなどでも認める．

3 発熱

ウィルス性胃腸炎や侵襲的な細菌感染としての *Salmonella*，*Campylobacter*，赤痢菌，細胞障害性のクロストリディウム・ディフィシルや赤痢アメーバなどで認める．*Vibrio vulnificus* は海産物摂取歴があり腹痛を伴うとき，肝硬変などの肝疾患や糖尿病などの基礎疾患をもつ患者で重症化する場合があり注意を要する．

表　急性胃腸炎を引き起こす主な細菌と主な症状，所見とその割合（%）

細菌	発熱	腹痛	しぶり腹	血便	嘔吐±嘔気	便中白血球
Salmonella sp	71～91	55～74	—	5～34	52～55	11～82
Shigella sp	58～100	75～100	55～96	25～51	62.5～100	85～95
Campylobacter sp	53～83	48～100	—	<1～37	0～50	25～80
EHEC（O157：H7含む）	16～45	84～92	稀	21～97	37～49	42～65
Clostridium difficile	28	22	—	—	—	28～40

文献1を参考に作成

2. 急性胃腸炎・食中毒の可能性を高める診察所見と，そのとり方

　急性胃腸炎と鑑別困難な重篤疾患を見逃さないことが重要である．急性虫垂炎などの腹腔内感染症については診察所見上の腹膜刺激症状の有無やCT，エコーなどの画像検査，急性心筋梗塞などの心疾患は心電図，甲状腺クリーゼや副腎不全などの内分泌疾患は診察所見や採血検査などで除外診断を行う．

3. 急性胃腸炎・食中毒の診断確定のためにしておきたい検査

　便培養は細菌性病原体の検出率が高くないため，すべての急性胃腸炎疑い患者には勧められないが，6回/日以上の下痢，1週間以上続く下痢，発熱，赤痢，アウトブレイクを示唆させるような多数の患者の発生を認める場合は，行う必要がある．赤痢アメーバ，ランブル鞭毛虫，糞線虫などは便の顕微鏡検査が必要となる．
　便中白血球検査は炎症性，非炎症性の鑑別に役立つ可能性がある．

4. 急性胃腸炎・食中毒を強く疑うとき，どのようにアクションするか

　基礎疾患がなく脱水症状も認めないときは，水分摂取励行とし整腸剤などの支持的療法を行うが，血圧低下や採血で脱水状態の進行を認める場合，入院のうえで補液療法を考慮する．抗菌薬はサルモネラ感染症が疑われ菌血症を起こすリスクが高い，3カ月以下の若年者か65歳以上の高齢者，炎症性腸疾患患者，ステロイド使用患者，免疫抑制状態の患者，透析患者，人工弁患者，腹部動脈瘤を認める患者において考慮する．EHECの場合は支持的療法を行いながら，バイタルサインの変化に注意する．確定診断がつき感染症法で届け出が必要な場合，保健所に届ける．

文献・参考文献

1) Guerrant RL, et al：Practice guidelines for the management of infectious diarrhea. Clin Infect Dis, 32：331-351, 2001
2) Thielman NM & Guerrant RL：Clinical practice. Acute infectious diarrhea. N Engl J Med, 350：38-47, 2004
3) DuPont HL：Clinical practice. Bacterial diarrhea. N Engl J Med, 361：1560-1569, 2009

第4章 腹痛

26. 虚血性腸炎

二宮風夫, 植木敏晴, 松井敏幸

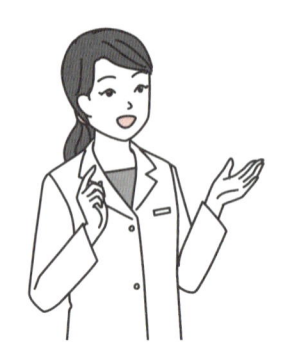

> なぜ虚血性腸炎だと思ったの？

> 左下腹部痛で発症し, 下痢, 血便を認めるからです.

> 虚血性腸炎だと強く疑ったらどうするの？

> 確定診断や重症度判定のためには, 大腸内視鏡検査や腹部造影CT検査が必要となるので, これらの対応ができる施設に紹介になると思います.

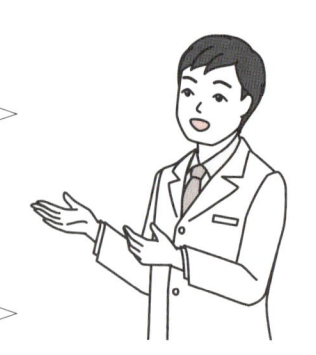

1. 虚血性腸炎の可能性を高める症状と, その尋ね方

1 腹痛の後に出現する下痢, 血便

虚血性腸炎では, 急激な腹痛の後に水様・血性下痢から新鮮血便と症状が移行していく. そのため, 典型例では症状出現の順序や便の性状, 血液混入の有無を聴取することで, 診断は可能であることが多い.

2 基礎疾患

虚血性腸炎の発症機序は未だ不明な点も多いが, 循環不全を主とする血管側因子と腸管内圧上昇による腸管側因子が考えられている[1]. 血管側因子として循環不全があり, 原因としては心疾患や脱水, 高血圧, 糖尿病, 腎不全, 動脈硬化などがあげられ, 腸管側因子としては腸管内圧の亢進による粘膜血流低下があり, 原因としては便秘症, 大腸憩室症, 腹部手術歴, 大腸内視鏡検査前処置などがあげられる. したがって, 虚血性腸炎のリスク因子となりうる基礎疾患や病歴・生活歴の聴取が重要である.

2. 虚血性腸炎の可能性を高める診察所見と, そのとり方

虚血性腸炎は下行結腸〜S状結腸に好発するため, 腹痛は左側腹部〜下腹部に限局して発症することが多い. 反跳痛を認めることは少ないが, 重症例では腹膜刺激症状を認めることもある. また, 発症時刻を特定できるような急性の発症様式をとることが多い.

腹痛の後, 水様・血性下痢から新鮮血便と症状が移行するため, 便性状の確認は極めて重要である. 排便を視認するとともに, 直腸指診を行い便性状や色調の確認を行う. また, 嘔気・嘔吐を伴うこともあるが, 吐血を認めることはない.

腹痛, 下痢, 血便をきたす疾患としては感染性腸炎（特に, 腸管出血性大腸菌）が鑑別にあが

る．食品摂取歴で鑑別は可能ではあるが，感染性腸炎では発熱を伴うことが多く，虚血性腸炎のように急激な発症をきたすことは少ないのが特徴である．また，腸管出血性大腸菌腸炎は，上行結腸を主座とする右側結腸に好発するため，右側腹部を中心に腹痛を認めることが鑑別となりうる．

また，そのほかに血便を主訴とし外来診療で遭遇する頻度の高い疾患は，大腸憩室出血と痔出血があげられる．この2疾患は基本的には腹痛を伴うことはないため，虚血性腸炎との鑑別は容易である．

3. 虚血性腸炎の診断確定のためにしておきたい検査

1 血液検査

血液検査で本疾患に特異的なものはないが，白血球の増加，CRP上昇を認めることがある．また，血便をきたすが貧血の進行を認めることは少ない．

2 腹部超音波検査

下行結腸～S状結腸の壁の全周性肥厚を認める．右側結腸が病変主座となることが多い感染性腸炎との鑑別に有用である．

3 腹部X線検査

稀に注腸造影検査で認める拇指圧痕像が腸管内ガス像より推定できることがある．また，後述する重症例である壊死型の虚血性腸炎の場合，腸管穿孔に伴う遊離ガス像や腸壁内ガス像を認めることがあるため注意を要する．

4. 虚血性腸炎を強く疑うとき，どのようにアクションするか

虚血性腸炎の治療は，一般に腸管安静のため絶食，点滴治療などの保存的治療となる．しかし，診断確定には大腸内視鏡検査や腹部造影CT検査が必要となるため，本疾患を疑う際にはこれらの検査が可能な病院への紹介が望ましい．

また，狭義の虚血性腸炎は，短期間に完全治癒する一過性型と管腔の狭小化を伴って治癒する狭窄型に分類され，予後良好な疾患である．しかし，虚血性変化が不可逆性で重篤な経過を辿ることが多い壊死型の虚血性腸炎では外科手術の適応となることがある[2]．したがって，全身状態の急激な増悪や強い腹膜刺激症状，腹部X線検査にて遊離ガス像や腸壁内ガス像，血液ガスにて代謝性アシドーシスを認め，腸管壊死が疑われる場合は緊急で外科治療が可能な病院への搬送も念頭においておく必要がある．

文献・参考文献

1) 大川清孝，他：虚血性腸炎の誘因．臨床消化器内科，17：1661-1667，2002
2) Marston A, et al：Ischemic colitis. Gut, 7：1-15, 1966

第5章 腰背部痛

27. 転移性骨腫瘍

桃井康晴，須藤啓広

＜なぜ転移性骨腫瘍だと思ったの？＞

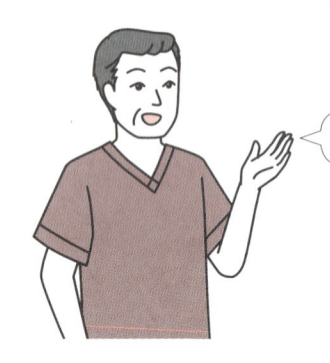

中高年齢者で既往歴には特に問題がないのに，腰背部痛が遷延し次第に悪化しているからです．

＜転移性骨腫瘍だと強く疑ったらどうするの？＞

原発巣の検索を直ちに開始します．原発巣が判明すれば原発臓器を担当する科を中心に整形外科医と連携をとり，QOL確保のため早期に治療を行います．

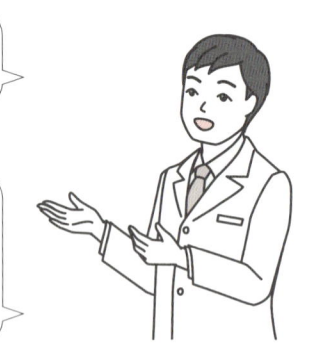

1. 転移性骨腫瘍の可能性を高める症状と，その尋ね方

QOLの低下をきたすので，早期発見と早期治療が必要である．まずは癌既往歴がないかも含め病歴，既往歴を詳細に聴取する．

癌既往がある患者さんなら通常骨転移を疑うのは容易だが，乳癌の骨転移はその約30％が治療後5年以降に発生（遅発性骨転移）するため，癌治療後かなり年数が経過していても骨転移を否定せず，常にその可能性を意識することが必要である．

問題は，癌と診断される前に痛みや麻痺で外来を受診した場合である（初診時原発不明癌）．退行性疾患では症状に改善・増悪の症状変化があることが多いが，**中高年齢者が遷延する進行性の慢性腰背部痛を訴えるときは，転移性骨（脊椎）腫瘍を鑑別すべきである．**

転移性骨腫瘍に特異的な症状はない．初診時に骨粗鬆症や退行性疾患による症状だと思って経過をみているうちに，疼痛増悪，神経障害の出現などの症状が急激に起こることもあり，骨転移を意識していないと発見が遅れる．高齢男性では，不定愁訴的な長引く腰背部痛が前立腺癌骨転移の初発症状のこともある．

初診時原発不明癌の骨転移部位は**脊椎・骨盤で71％**を占め，胸椎が最多である．原発癌は肺癌・乳癌が多く，腎臓癌，前立腺癌，肝癌，胃癌などが続く．また，骨髄腫，悪性リンパ腫などの血液癌も多い．

2. 転移性骨腫瘍の可能性を高める診察所見と，そのとり方

転移性脊椎腫瘍に特有な診察所見はない．椎体が脆弱になると，叩打痛，圧痛，腰椎可動制限，脊髄・神経根症状などが生じるが，ほかの疾患と区別することはできない．

脊髄・神経根圧迫による麻痺や膀胱直腸障害などの神経症状は緊急手術の適応になることもあるので，診察時に十分留意する．

転移性骨腫瘍を少しでも疑ったなら，画像診断や血液検査等で積極的に精査すべきである．

3. 転移性骨腫瘍の診断確定のためにしておきたい検査

1）単純X線
脊椎のような体幹部では単純X線の感度は低いが，まず**椎体の高さ**をみて，圧迫骨折の有無をみる．圧迫骨折がなくても椎弓根基部の椎体後方に転移病変が拡がるときには正面像で椎弓根陰影消失 "winking owl" sign を認めることがある．転移性骨腫瘍には溶骨型と造骨型と混合型があり，造骨性病変を認めるときは骨形成主体の前立腺癌をまず考える．腎臓癌・甲状腺癌では溶骨型主体である．病的圧迫骨折が生じた場合，高齢者では骨粗鬆症との区別は困難である．胸部X線は必ず撮影し異常の有無を確認する．

2）血液検査
CBC，ESR/CRP（骨髄腫で著明上昇），血清ALP，LDH，Ca，総蛋白，血清免疫電気泳動（骨髄腫でM蛋白出現）などを検査する．

3）腫瘍マーカー
まずはPSA（前立腺癌），AFP（肝細胞癌），CEA（腺癌：大腸癌，乳癌，肺癌など）をチェックする．悪性リンパ腫を疑う場合は可溶性IL-2受容体を測定する．

4）尿検査
尿中Bence Jones蛋白（骨髄腫）を測定する．

5）CT
骨の形態的変化の把握に有用であるが，質的な評価は難しい．撮影時は局所を含めた体幹部（胸腹部骨盤）を広範囲に撮影する．全脊椎以外に骨盤，股関節もスクリーニングでき有用である．肺癌，腎臓癌，乳癌などの原発巣の診断も可能になる．溶骨性病変の感度は高いが，造骨性病変や骨梁間型転移，骨粗鬆症による骨折などの鑑別はできない．

6）MRI検査
特異度が高く，多くの情報が得られる．CT，骨シンチでは陰性となる骨梁間型転移も描出できる．利用できる施設があれば骨シンチ・PETも行う．

4. 転移性骨腫瘍を強く疑うとき，どのようにアクションするか

転移性骨腫瘍発見後，原発巣がわかれば，原発癌の担当科が主治医となり，整形外科医，放射線科医と連携し集学的に精査・治療を進めQOLを確保する．ただし原発が不明なままの場合は，現実的には何科で受けもつかなど対応が難しいことが多いのが実情である．

文献・参考文献
1) 眞鍋 淳：癌Experts がん骨転移対策の新展開（日経メディカル）
   https://medical.nikkeibp.co.jp/leaf/all/search/cancer/cr/201208/525995.html
2) 橋本伸之：知っておきたい骨転移（日経BP社 がんナビ）
   http://medical.nikkeibp.co.jp/leaf/all/cancernavi/series/bone_meta/201307/531801.html
3) Bone Metastasis：American Cancer Society（2/17/2014）
   http://www .cancer.org/treatment/understandingyourdiagnosis/bonemetastasis/

第5章 腰背部痛

28. 腎盂腎炎

亀井　潤，中川　徹，本間之夫

> なぜ腎盂腎炎だと思ったの？

> 頻尿と排尿時痛を伴った38℃台の発熱が主訴の若年女性で，右の肋骨脊柱角の叩打痛を認めていたからです．

> 腎盂腎炎だと強く疑ったらどうするの？

> 尿検査で膿尿を確認し，尿培養を提出したうえで，抗菌薬を処方して数日後に外来で経過観察を行います．

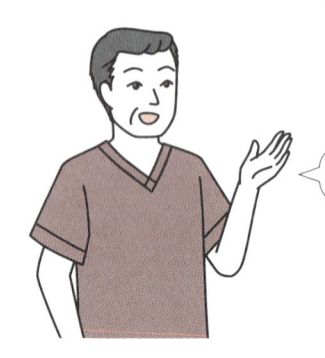

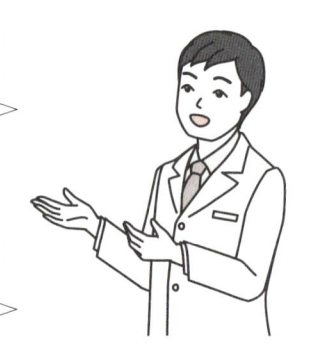

1. 腎盂腎炎の可能性を高める症状と，その尋ね方

1 年齢・性別

尿路に基礎疾患を有しない単純性腎盂腎炎は一般的に**若年女性に多い**．性交や避妊具の使用，尿路感染症の既往は本疾患の危険因子である．小児の腎盂腎炎の場合には，背景に膀胱尿管逆流や腎盂尿管移行部狭窄症といった先天性の尿路奇形の存在が疑われ，注意が必要である．尿管結石の存在や膀胱留置カテーテル，排尿障害による慢性的な残尿も危険因子であり，**男性患者やおむつを使用する高齢者などの場合には，尿路の基礎疾患や易感染状態が背景にある可能性が高い**ため，基礎疾患や合併症も評価するべきである．

2 症状

ときに悪寒戦慄を伴う38℃以上の発熱，患側の側腹部痛・背部痛を訴えることが多い．頻尿や排尿困難・血尿・排尿時痛などの膀胱炎症状が先行することが多いが，必ず随伴するわけではなく，膀胱炎症状がなくても本疾患は否定できない．嘔気・嘔吐や下腹部痛を訴えることもあり，炎症が強い場合は腹膜刺激症状も出現するため，消化器疾患との鑑別が必要な場合もある．一方，高齢者では症状が乏しく，倦怠感や微熱のみが主訴のこともあるため，注意深く病歴聴取と診察を行い，本疾患を疑いながら下記の検査を組み合わせて行う必要がある．

2. 腎盂腎炎の可能性を高める診察所見と，そのとり方

尿路以外の症状が主訴の場合もあり，重症度も多様であるため，本疾患を疑ったらまず問診で尿路の症状や腰背部痛について，ひとつひとつ確認して診察することが重要である．

患側の肋骨脊柱角（CVA：costovertebral angle）の叩打痛は，腎臓が炎症で腫大して腎被膜が引き伸ばされることで生じる所見であり，尿路結石でもみられるが，感染症状とともに本所見

が認められれば腎盂腎炎の可能性が高い．また双手診で患側の腎臓に違和感や痛みがあれば，有用な所見となる．

3. 腎盂腎炎の診断確定のためにしておきたい検査

　尿検査で膿尿を確認することが最も重要である．尿沈渣で尿中白血球を確認できるとより信頼性は高いが，テステープでも白血球または亜硝酸が陽性の場合の尿路感染症の感度，特異度はそれぞれ75％，82％であり，テステープのみでも必ず行うべきである[1]．しかし，尿路閉塞がある場合などには尿検査上は異常がみられないこともあり，**尿検査が正常だからといって本疾患を否定はできない**．同時に，起因菌同定のために必ず尿培養を採取し，可能ならばグラム染色を行うことが望ましい．

　血液検査での白血球数とCRP値の上昇は病勢に関する重要な情報である．腎盂腎炎を発症した患者さんのうち，若年者の16％，高齢者の60％が敗血症に移行するといわれているため，治療開始前に血液検査と血液培養も採取しておくべきである[2]．

　画像検査は腎盂腎炎の診断に必須ではないが，病歴，身体所見，尿所見で診断が困難な場合には有効である．エコーでは，水腎症の有無を確認するだけでなく，左右の腎臓の大きさの比較や，プローブを腎臓に押し当てた際の圧痛も評価できる．尿管結石が背景にある腎盂腎炎では，水腎症とともに腎盂尿管移行部や膀胱尿管移行部に結石像が確認できることもある．しかし，エコーでも診断がつかない場合や尿管の閉塞が疑われる場合にはCTを撮影する．CT上の典型的な所見としては，腎周囲脂肪織の毛羽立ちや，造影CTでくさび状の低吸収域があげられる．

4. 腎盂腎炎を強く疑うとき，どのようにアクションするか

　まずは，飲水ができるかどうか，嘔気・嘔吐は自制内かなどを聴取し，外来での治療か入院が必要かを判断する．そのうえで，尿中への移行が優れた腎排泄型で，推定される起因菌に対して感受性が良好な抗菌薬を投与する．起因菌に関しては，グラム染色で菌が推測される場合には適した抗菌薬を選択できるが，多くの場合empiric therapy（経験的治療）となる．JAID/JSC感染症ガイド2011では経口であればニューキノロン系またはセフェム系抗菌薬を，注射では第1・第2世代セフェム系，ペニシリン系を推奨している[3]．

　一方，尿路結石や悪性腫瘍による尿管閉塞が背景にある**閉塞性腎盂腎炎の場合は，ときとして急速に重症化しショックに至る危険もある**ため，画像所見からこのような病態を疑う重症例では，尿路ドレナージ術も考慮し早急に泌尿器科にコンサルトする必要がある．

文献・参考文献

1) Bent S, et al：Does this woman have na acute uncomplicated urinary tract infection? JAMA, 287：2701-2710, 2002
2) 「感染症レジデントマニュアル第2版」（藤本卓司/編），医学書院，2013
3) 「JAID/JSC感染症治療ガイド2011」（JAID/JSC感染症治療ガイド編集委員会/編），ライフサイエンス出版，2012

第5章 腰背部痛

29. 尿路結石

宮嵜英世，久米春喜，本間之夫

> なぜ尿路結石だと思ったの？

> 突然の強い側腹部痛，背部痛で発症し，尿の色が赤いという自覚症状があったからです

> 尿路結石だと強く疑ったらどうするの？

> 尿検査で血尿の有無，ついで腹部超音波で水腎症の有無，KUB，単純CTで尿管結石の位置や大きさを調べます．またNSAIDs（坐剤）などで痛みを抑えます．

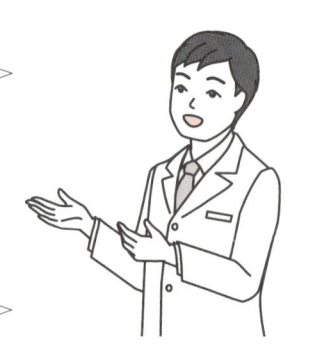

1. 尿路結石の可能性を高める症状と，その尋ね方

◼ 基礎疾患，食事内容の質問が寄与する割合，水分摂取不足や脱水との関連

男女比は2.4：1で男性に多い．以前と比べて好発年齢層の広がりがみられ，男性では30～60歳代，女性は50歳代にピークが認められる[1]．肥満，糖尿病，高血圧といった生活習慣病と尿路結石症が関連していることは多くの疫学研究で示されており，尿管結石症はメタボリックシンドロームの一疾患としてとらえられている[1]．尿管結石再発予防において，水分摂取不足や脱水の予防，シュウ酸やプリン体の摂取過多予防は重要であるが[1]，診断時には必ずしも有用な質問ではない．診断時に脱水であることは経験的によくある．

◼ 痛みの部位・性質・強さ，痛みのピークに達するまでの時間

側腹部から背部にかけての急激に生じた強い痛みが典型的であり，しかも深夜から明け方に起こることが多い[2]．冷汗や悪心，嘔吐を伴うことも少なくない．また数時間で痛みが軽減することが多く，来院時にはすでに軽減していることもある．病歴聴取すると，最近，背部痛があった，尿が濃かった・赤かった，と話す患者も稀ではない．

◼ 随伴症状

血尿（尿潜血陽性～肉眼的血尿まで程度はさまざま）を伴うことが多いが，結石が尿管を完全閉塞した場合など血尿が全く出ないこともある[2]．発熱を呈している場合は，結石性腎盂腎炎を併発している可能性がある．発熱が数日続いているような場合には，DIC（disseminated intravascular coagulation：播種性血管内凝固症候群）や敗血性ショックになることもあるので注意が必要である．

2. 尿路結石の可能性を高める診察所見と，そのとり方

尿路結石による疝痛発作は，側腹部から背部にかけての急激に生じた痛みで，体位や動作でその強弱は変わらない．急激に生じた水腎症により，肋骨脊柱角（costovertebral angle：CVA）の叩打痛を認めることが多い．また下部尿管結石の場合，外性器や大腿部への放散痛や膀胱刺激症状（残尿感，頻尿など）を認めることもある．筋性防御を認めることは稀である．

3. 尿路結石の診断確定のためにしておきたい検査

尿検査（定性，沈渣）で血尿や結晶の有無を調べる．急性腹症であれば，まず腹部超音波で水腎症の有無を診断する．腎，上部尿管，膀胱近傍の結石は同定可能だが，結石自体を同定できないことも多く，確定診断には単純CTが推奨されている[1]．単純CTは診断率も高く（感度：94〜100％，特異度：92〜100％），標準的診断方法となりつつある[1]．KUB（kidney ureter bladder：腎尿管膀胱単純X線）やIVP（intravenous pyelography：静脈性腎盂造影）はむしろ経過観察や治療計画の策定に有用である．

4. 尿路結石を強く疑うとき，どのようにアクションするか

尿路結石の疼痛は激烈であるため，すみやかにNSAIDs（坐剤）やペンタジン®にて疼痛緩和を行う．臭化ブチルスコポラミンが鎮痙目的で使用されることもあるが，あくまで補助的な薬剤としての位置づけである[1]．発熱を伴う場合はバイタルサイン，採血，単純CT（腎周囲脂肪織の毛羽立ちの有無）などで全身状態を見極めて，抗生物質の投与や早急な尿管ステント留置または腎瘻造設によるドレナージを考慮する．

10 mm以下の尿管結石においては自然排石が期待できるため[1]，NSAIDsで痛みを抑えつつ，水分摂取を促し経過観察を行う．α1遮断薬（タムスロシンなど）には自然排石率を高める，排石までの期間を短縮するエビデンスがあるが，本邦において尿管結石に対する保険適応はない．高いエビデンスはないが，排石促進目的にウラジロガシエキス，猪苓湯の内服を行ってもよいと考えられている[1]．排石が期待できない，疼痛管理が困難な場合などには結石の位置，大きさなどを考慮のうえ，早めに体外衝撃波結石破砕術（extracorporeal shock wave lithotripsy：ESWL）や経尿道的結石砕石術（transurethral lithotripsy：TUL），経皮的腎砕石術（percutaneous nephrolithotripsy：PNL）などの治療を行う．

文献・参考文献

1) 「尿路結石症診療ガイドライン 第2版」（日本泌尿器科学会，日本泌尿器内視鏡学会，日本尿路結石症学会/編），金原出版，2013
2) 荒川 孝：結石様の疼痛と鑑別診断．「新しい診断と治療のABC 52 腎結石・尿路結石」（小川由英/編），pp175-181，最新医学社，2007

第5章 腰背部痛

30. 脊椎周囲感染症
腸腰筋膿瘍，椎間板炎，化膿性椎体炎，硬膜外膿瘍など

佐田竜一

> なぜ脊椎周囲感染症だと思ったの？

> 安静時腰痛，悪寒を伴う発熱などのRed flagsを伴う腰痛だったからです．

> 脊椎周囲感染症を強く疑ったらどうするの？

> 画像検査としてはCTやMRIを考慮します．血液培養のほかに膿瘍・組織の穿刺培養も考慮します．その際，結核や転移性腫瘍の除外も必要です．下肢の感覚・運動麻痺があるようなら硬膜外膿瘍ドレナージを考慮します．細菌性感染なら感染性心内膜炎の除外も必須です．

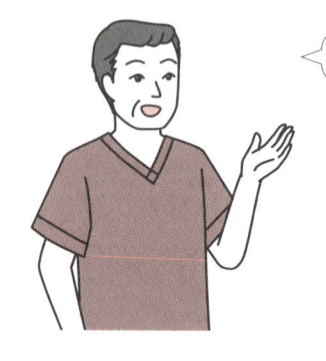

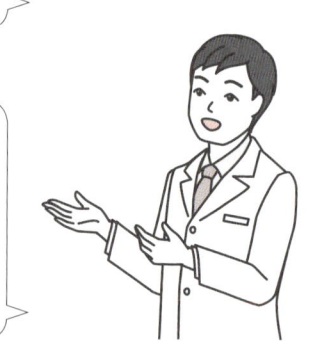

1. 脊椎周囲感染症の可能性を高める症状と，その尋ね方

一般的に脊椎周囲感染症の主症状は**腰背部痛，発熱**である．腰痛は8割以上の患者に出現する一方，発熱を起こす頻度は半数程度であるため，腰痛のみで来院する脊椎周囲感染症は「発熱がない」という理由で見逃されがちである．腰痛は非常に頻度の高い症状であるが，Red flags（表）の有無を評価し，特にこのなかでも発熱，体重減少，緩徐発症でかつ安静時腰痛などの症状がある場合には脊椎周囲感染症に注意を傾ける．また，高齢者や下半身麻痺の患者では腰痛症状がない（ないしは訴えられない）場合もあり，不明熱の鑑別疾患として念頭におくべき疾患の1つである．

2. 脊椎周囲感染症の可能性を高める診察所見と，そのとり方

脊椎炎・椎間板炎では脊柱一つ一つを叩打し，どの部位に疼痛が限局するかを注意深く診察すると，炎症の範囲がわかりやすい．**腸腰筋膿瘍**では，腸腰筋の伸展により疼痛が誘発されるため，臥位時に膝を無意識的に屈曲した状態にするpsoas positionをとりやすい．また側臥位・股関節伸展位にて大腿を後方に過伸展させると疼痛を誘発するpsoas signも有用である．**硬膜外膿瘍**では上記の診察とともに神経症状の確認が必須である．一般的な脳神経診察・腱反射・温度覚/痛覚・徒手筋力テストの確認とともに，直腸診による肛門括約筋弛緩の有無，肛門周囲の温度覚・触覚低下の有無を確認することも重要である．

3. 脊椎周囲感染症の診断確定のためにしておきたい検査

1）画像的検査

CTやMRIのない病院における診断法は極めて難しい．脊椎炎におけるX線での感度は82％，特異度は57％と，確定診断・除外ともに信頼できない．腸腰筋膿瘍における超音波の感度も60％

表　腰痛のRed flags

・20歳未満/55歳以上	・発熱	・神経学的脱落症状：下肢感覚および筋力低下，下垂足，下肢への放散痛，膀胱直腸障害（便秘，排尿困難など），深部腱反射減弱・消失，肛門括約筋弛緩など
・体重減少，寝汗などの消耗症状	・悪性腫瘍の既往	
・安静時痛（特に臥床で増悪）	・最近の外傷の既往	
・緩徐発症	・胸背部痛	
・免疫不全，HIV感染者	・静注薬物乱用者	

と極めて低く，術者の能力に大幅に依存する．脊椎周囲感染症を疑った場合にCT・MRIの機器が無い病院では，すみやかに大規模病院に紹介することを考慮する．

2）培養検査

　血液培養は2セット採取が必須であるが，培養陽性率は脊椎炎にて58％，腸腰筋膿瘍で31.5％と高くないため，これらだけで脊椎周囲感染症の除外はできない．そのため，感染巣の生検組織培養を要することがある．生検の培養に関しては好気性菌・嫌気性菌（特に腸腰筋膿瘍では）とともに抗酸菌培養も含めて提出する．結核の検査前確率が高ければPCR検査も検討すべきである．また，一般的に化膿性脊椎炎は椎間板炎を合併していることが多いが，脊椎にのみ炎症を起こしている場合には結核や転移性腫瘍なども鑑別にあげて抗酸菌検査や病理組織検査も提出できるように生検組織を確保する．

3）採血検査

　背景の臓器不全を評価するための採血検査は有用かもしれないが，採血検査で鑑別診断に有用な項目はほとんどない．CRPや赤沈は感度が極めて高い検査だが特異性は低い．

4. 脊椎周囲感染症を強く疑うとき，どのようにアクションするか

1）治療

　ドレナージが必要な際は，自分でできない部位であれば専門科に依頼する．抗菌薬治療は腸腰筋膿瘍で3～6週間，脊椎炎・椎間板炎では一般的に6週間とされる．特に脊椎炎は一般的に治りづらく，患者毎に治療期間の延長を考え，8～12週の治療を行うこともある．人工物が関連している場合など難治例ではchronic suppressionとして経口抗菌薬を生涯にわたり投与する場合もある．

2）経過観察

　椎体炎に関しては，赤沈が1カ月の治療で治療開始時の50％未満にならない場合は治療失敗に至りやすいとされているため，治療開始時に赤沈を測定し，経過観察も行う．再発に関しては椎体炎で14％，腸腰筋膿瘍で19％とされており，治療終了後も症状の再燃には注意する．

3）その他

　脊椎周囲感染症は血流感染によって起こることが多く，特に化膿性脊椎炎ではその3分の1に感染性心内膜炎を合併するとの報告がある．脊椎周囲感染症を診断した患者では，新規心雑音の聴取や点状出血斑などの診察とともに，経食道心エコーなどを用いた感染性心内膜炎の精査を進める．

文献・参考文献

1) Navarro López V, et al：Microbiology and outcome of iliopsoas abscess in 124 patients. Medicine (Baltimore), 88：120-130, 2009
2) Zimmerli W：Clinical practice. Vertebral osteomyelitis. N Engl J Med, 362：1022-1029, 2010
3) Tompkins M, et al：Spinal epidural abscess. J Emerg Med, 39：384-390, 2010

第6章 関節痛

31. 痛風

市川奈緒美

> なぜ痛風だと思ったの？

第1 MTP関節に発赤，腫脹，疼痛があり，急性の単関節炎です．以前から高尿酸血症を指摘されており，過去にも同じ症状が出現しているからです．

> 痛風だと強く疑ったらどうするの？

NSAIDsを，短期間のみ比較的多量に投与します．発作中は禁酒を指示し，患部は安静にして冷却します．発作が改善したら高尿酸血症を是正する治療を受けるように指示します．

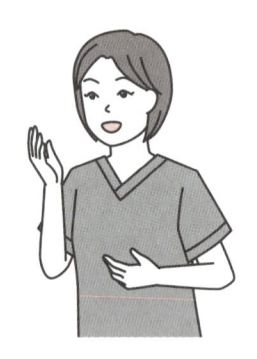

1. 痛風の可能性を高める症状と，その尋ね方

　高尿酸血症は，血清尿酸値が7.0 mg/dLを超えるものと定義されている．
　痛風関節炎は，いわゆる「痛風発作」であり，無症候性高尿酸血症が長期間続いた後，初めて痛風発作が生じる．痛風発作の前には予兆といわれる局所の違和感を訴えることが多く，その後24時間以内に局所の熱感，腫脹，発赤と激しい疼痛が出現し，歩行困難になることもある．疼痛は8〜12時間かけてピークに達する．患者さんの年齢や性別，肥満の有無などを考慮し，アルコール摂取歴，プリン体を多く含む食品の摂取歴，薬剤などについて病歴聴取．「これまで高尿酸血症を指摘されたことはあるか」，「過去にも同様な発作が出現したことがあるか」，「症状の出現は突然であったか」を尋ねる．鑑別疾患を表に示す．

2. 痛風の可能性を高める診察所見と，そのとり方

　初期の痛風発作は通常単関節炎で，半数で第1中足趾関節（metatarsophalangeal joint：MTP関節）に生じる．MTP関節のほかに，中足骨，足関節，アキレス腱付着部，膝関節など下肢に好発する．局所の発赤は罹患した関節を越えて拡がり，38.5℃以上の発熱や悪寒を伴うこともある．長期尿酸値のコントロールが不良であると関節炎は慢性化し，関節リウマチに類似する変形をきたすこともある．痛風結節は慢性痛風関節炎の特徴的所見であり，耳介，肘頭などにみられるが頻度は低い．

表 痛風関節炎の鑑別診断

前足部の疼痛	外反母趾・バニオン 爪周囲炎 毛嚢炎 蜂窩織炎 モートン病 変形性関節炎 関節リウマチ 偽痛風 腰椎由来の下肢症状	中足部の疼痛	足底腱膜炎 扁平足 疲労骨折
		足関節の疼痛	骨折・靭帯損傷 関節リウマチなど 偽痛風
		踵部の疼痛	踵骨後滑液包炎 疲労骨折 アキレス腱付着部炎

文献1より引用

3. 痛風の診断確定のためにしておきたい検査

　痛風の確定診断は，尿酸塩結晶の検出である．急性関節炎の関節液を穿刺後，スライドガラス上に滴下して偏光顕微鏡にて検鏡し，白血球に貪食された針状結晶を証明する．しかし，以前から高尿酸血症を指摘されていた男性で，特徴的な急性単関節炎をくり返す場合，痛風が最も考えられ，関節穿刺は必ずしも必要でないであろう．診断が疑わしい場合や症状が典型的でない場合には関節穿刺が勧められる．

　痛風発作中の血清尿酸値は低値を示すことがあり注意を要する．関節X線は進行例では特徴的所見（関節裂隙狭小化を伴わない骨びらん，骨びらん周囲に骨硬化像を呈する）を認めるが，痛風を発症してしばらくは所見を認めないため，他疾患との鑑別のために行われる．

4. 痛風を強く疑うとき，どのようにアクションするか

　痛風発作に対して，非ステロイド性抗炎症薬（NSAIDs）を短期間のみ比較的多量に投与する．ナプロキセンの場合，300 mgを3時間ごとに3回，1日に限って投与する．その後も関節痛が持続している場合には，NSAIDsを常用量投与する．痛風発作中はできるだけ患部を安静に保ち冷却し，禁酒を指示する．痛風発作中に新たに尿酸降下薬を開始すると発作を増悪させるので，投与を開始してはならない．ただし，尿酸降下薬を定期的に服用している場合は継続させる．痛風発作が軽快すればNSAIDsは中止する．同時に，発作寛解期あるいは間欠期に高尿酸血症を是正することが重要であることを説明する．

文献・参考文献

1) 「高尿酸血症・痛風の治療ガイドライン 第2版」（日本痛風・核酸代謝学会 ガイドライン改訂委員会/編），メディカルレビュー，2010

第6章 関節痛

32. 偽痛風

益田郁子

> なぜ偽痛風だと思ったの？

> 高齢者で，抗菌薬の無効な高度の炎症を伴う急性単関節炎，X線上の関節軟骨線状石灰化です．

> 偽痛風だと強く疑ったらどうするの？

> 関節穿刺して関節液中のCPPD結晶を同定します．同時に，感染のないことを確認するために関節液のグラム染色，培養をします．感染でないことを確かめたらステロイド関節内注入が有効です．

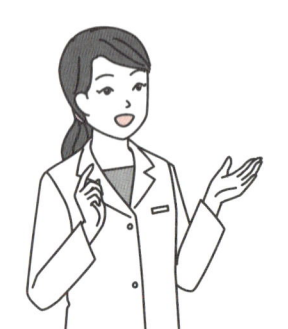

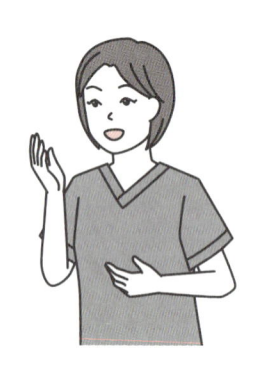

1. 偽痛風の可能性を高める症状と，その尋ね方

　高齢者の急性単関節炎（関節腫脹・疼痛・発赤・熱感，膝・手関節・足関節など中・大関節に多い）が典型的な偽痛風発作〔CPPD（calcium pyrophosphate dihydrate：ピロリン酸カルシウム）結晶による急性関節炎〕である．高齢者の不明熱・炎症反応上昇を示す症例の鑑別診断になる．まずはどこか痛いのか（関節なのか，筋肉なのか，どこの関節か），熱はあるか，今までに急に関節が腫れたことはなかったか，いつ頃からか，きっかけ（軽微な外傷や関節への負荷，腹部手術後など）はないか，甲状腺や糖尿病・腎臓病など基礎疾患はないかを尋ねる．しかし超高齢の患者さんも多く，認知症などで病歴を本人から聞くことが困難な場合もある．膝や手関節などの単関節炎であることが多いが，炎症が高度であれば多関節炎に波及し発熱やせん妄など全身症状をきたすこともある．非典型例として頸椎歯突起周囲部の偽痛風発作（crowned dens syndrome）があるが，これはしばしば高齢者の後頸部痛・発熱の症状がみられ診察所見だけではなかなか診断が困難であることが多い．化膿性関節炎は特に注意して鑑別すべきなので，膝穿刺や関節内注射（特にステロイド）の既往がないか確認する．

2. 偽痛風の可能性を高める診察所見とそのとり方

　全身の診察所見をとる際，関節が腫れていないかどうかを確認することが重要である．高齢者で発熱があり炎症所見高値の場合，リウマチ性疾患も疑い皮膚や関節など局所の炎症がないか予断なく診察する．偽痛風は**膝や手関節，足関節が好発部位**で，しばしば発赤・熱感を伴う関節の腫脹がある．高齢発症の関節リウマチ（rheumatoid arthritis：RA）は大関節に急性発症することが多いが，基本は多関節炎・慢性の経過である．同様に，痛風は単関節炎であるが好発部位が違う（母趾MTP関節）．

3. 偽痛風の診断確定のためにしておきたい検査

　結晶性関節炎で大関節が腫れると白血球数は増多，CRPはしばしば高値（10 mg/dL以上）になることを覚えておく．リウマチ因子や抗CCP抗体が陰性であることはRAの鑑別に必要で，ほかに発熱・関節炎をきたす血管炎などの膠原病も鑑別すべきである．偽痛風の診断確定は，関節液中のCPPD結晶（偏光顕微鏡で正の複屈折性）同定およびX線上の関節軟骨線状石灰化である．結晶の偏光顕微鏡検査は外注だが，確かめておきたいのは関節液のグラム染色，細胞数や性状で，これは化膿性関節炎を除外するうえで重要な迅速の検査である．もちろん，関節液の細菌培養は必須である．

　偽痛風は高齢者に多い特発性がほとんどで，**60歳以下は稀**である．若年発症例では家族性・二次性（代謝性基礎疾患がある場合）を考慮し血清カルシウム，アルカリホスファターゼ，フェリチン，マグネシウム，リン，鉄，トランスフェリン，甲状腺刺激ホルモン，副甲状腺ホルモンなどを測定し，異常値があればさらに精査を進め，原疾患があればその治療を優先する．

4. 偽痛風を強く疑うとき，どのようにアクションするか

　診断（CPPD結晶の存在，X線上の軟骨石灰化）確定すること．**関節穿刺を行い，結晶の確認と，まずは化膿性関節炎でないことを確認する**．感染のないことを確認できれば，関節内ステロイド注入は著効する．感染が否定できない場合は関節内ステロイド注入は禁忌である．急性関節炎の治療は痛風に準じNSAIDs内服でもよいが，高齢者が多いため慎重に投与する．NSAIDsが使えない場合はステロイド全身投与（筋注，静注，短期内服）を行う．発作予防にはエビデンスはないが，石灰沈着性腱炎に有効との報告のあるシメチジン（タガメット®）が発作回数を減らす場合がある．発作をくり返し慢性滑膜炎をきたす症例は関節破壊を生じるためRAに準じメトトレキサート（MTX）などを使うが，その場合は専門医に紹介する．

文献・参考文献

1) Zhang W, et al：European League Against Rheumatism recommendations for calcium pyrophosphate deposition. Part I：terminology and diagnosis. Ann Rheum Dis, 70：563-570, 2011
2) Zhang W, et al：EULAR recommendations for calcium pyrophosphate deposition. Part II：management. Ann Rheum Dis, 70：571-575, 2011
3) 益田郁子：ピロリン酸カルシウム結晶沈着症（いわゆる「偽痛風」）の病態・診断と管理．リウマチ科，49：573-580, 2013

第6章 関節痛

33. 化膿性関節炎

桃井康晴

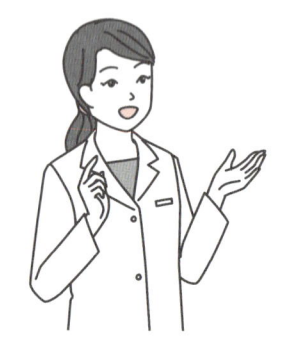

> なぜ化膿性関節炎だと思ったの？
>
> 急性単関節炎で，関節の腫れと痛みが急激に増悪しているからです．
>
> 化膿性関節炎だと強く疑ったらどうするの？
>
> まず起因菌同定のため関節穿刺を行い，抗菌薬の点滴投与を開始しますが，外科的処置が必要になる場合も多いので，早急に整形外科医に相談します．

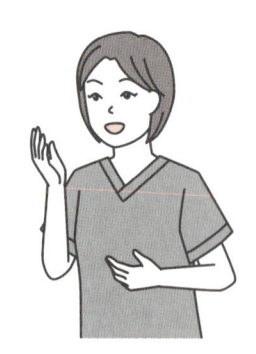

1. 化膿性関節炎の可能性を高める症状と，その尋ね方

急性単関節炎で炎症所見が強く，急速に症状が増悪する場合は，まず化膿性関節炎を疑う．

3歳以下と60歳以上に好発する．どの関節も罹患するが，成人では膝が最も多く，股，肩，足，肘，手関節の順となる．小児では膝，股，足などの下肢関節，幼児では股関節が多い．病歴聴取では，免疫低下をきたす状態（糖尿病，関節リウマチ，膠原病，ステロイド長期服用，透析，アルコール依存，静注薬物常習者，悪性腫瘍）の有無，人工関節・関節手術の既往，関節内注射の既往，皮膚感染，外傷などのリスクを確認する．

症状では発熱（感度57％），悪寒（19％）などの全身性反応は感度が低く，これらがなくても否定できない．乳幼児では，跛行や四肢を動かそうとしない仮性麻痺だけが症状の場合や，股関節が罹患しても膝や下肢の痛み（関連痛）だけを訴えることがよくあるので注意する．性活動が活発な成人，特に女子の場合では淋菌感染による多関節炎と皮疹がみられる．

2. 化膿性関節炎の可能性を高める診察所見と，そのとり方

本当に関節炎かどうかを診察する．関節周囲軟部組織の炎症・感染（蜂窩織炎，毛嚢炎，皮下膿瘍など）や皮膚炎，関節近傍の滑液包炎も関節炎による腫脹とまぎらわしいことがあるので注意する．関節液貯留の有無を調べることが重要であり，膝関節では関節液貯留は膝蓋跳動をみる．リウマチなどで滑膜炎を起こしているときは，判断が難しい．有用な局所所見として，発赤浮腫（感度78％）・疼痛（感度85％）・熱感・可動域制限があげられる．

日常よく遭遇する鑑別すべき疾患は，成人・高齢者では痛風と偽痛風である．化膿性関節炎との鑑別が容易でないこともある．小児では，単純性股関節炎があげられる．鑑別が容易でないこともあるが，特徴は症状の重篤感が少ないことであり，数日の安静で治癒することが多い．

3. 化膿性関節炎の診断確定のためにしておきたい検査

　診断確定には細菌の同定が必要である．起因菌はブドウ球菌と連鎖球菌が多いが，高齢者・免疫低下者ではグラム陰性桿菌，成人女子では淋菌も念頭におく．

　まず関節液貯留の有無を確認してから**関節穿刺**を行い関節液を採取する．膝関節の穿刺はそれほど難しくないが，人工関節手術後の場合や，股関節などの深部関節，さらに小児では穿刺は専門医にゆだねる．**関節液**は黄色で混濁しており粘稠度は低い．肉眼では痛風・リウマチなどの炎症性疾患による関節液との区別はつきにくい．関節液白血球数の増加は有用だが確定診断にはならない．関節液の**グラム染色**（感度50％）と**培養検査**（感度67％）を行う．**血液検査**ではCRP上昇，血沈亢進，白血球増加がみられることが多い．抗菌薬投与前には必ず**血液培養**も行う．関節液培養陰性でも約10％が陽性になる．

　画像診断では**MRI検査**がもっとも有用であり，関節炎の評価だけでなく骨髄炎合併の有無や股関節・仙腸関節など深部関節の検査，周囲軟部組織への感染波及がわかる．**単純X線撮影・CT**では発症早期に異常所見はでないことが多いが，他疾患との鑑別に有用である．幼児股関節では非侵襲な**超音波検査**で関節液貯留が確認できる．

　以上を総合して判断するが，起因菌が同定されない場合でも検査のために治療が遅れないよう心がける．

4. 化膿性関節炎を強く疑うとき，どのようにアクションするか

　化膿性関節炎は診断が難しいことが多く，治療が遅れると急激に関節破壊が進行し機能的予後が不良となる．関節機能障害は25～60％の割合で起こり，特に小児では適切な治療が行われないと骨融解や成長軟骨障害による関節変形や骨長差が生じ，深刻な後遺障害を引き起こす．そのため総合判断で化膿性関節炎が否定できないときは，ためらわずに整形外科医に相談する必要がある．関節切開や洗浄などの外科的処置は専門医に任すべきだが，起因菌不明な場合は経験的投与法として広域スペクトラムのカルバペネム系抗菌薬などを最大量で経静脈的に投与を開始し，菌が同定されたら，最も感受性がよい抗菌スペクトラムの狭いものに変更する．

文献・参考文献

1) 柔田善彦，金城光代：化膿性関節炎．レジデントノート，16：312-317，2014
2) 特集 主訴からみる診察フローチャート（筒井廣明/編）．関節外科，33，メジカルビュー，2014
3) 河内覚：化膿性関節炎．リウマチ科，50：167-171，2013

第6章　関節痛

34. 関節リウマチ

瀬戸洋平

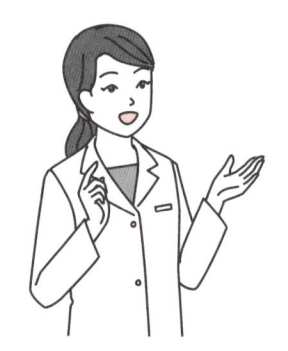

> なぜ関節リウマチだと思ったの？

> 半日持続する朝のこわばりを有する，手指関節の紡錘状腫脹を認めたからです．

> 関節リウマチだと強く疑ったらどうするの？

> 炎症マーカー，自己抗体，X線検査を実施し，専門医に紹介します．

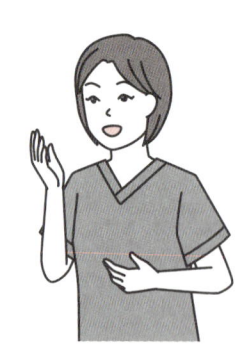

1. 関節リウマチの可能性を高める症状と，その尋ね方

1 疫学と分類基準

　関節リウマチ（rheumatoid arthritis：RA）は罹患率0.5～1％，男女比2～4：1で女性に多く，30～50歳代に好発するがあらゆる年代で発症しうる多関節炎である．自己免疫性機序により滑膜細胞の増殖をきたし，骨，軟骨破壊を生じる．発症機序には遺伝的な要因と環境因子が関与するが，家族歴や基礎疾患の存在は診断には寄与しない．米国リウマチ学会による**1997年の改訂分類基準**[1]（表1）は特異度が高く，RAの典型例の自然経過をよく表している．しかしRAの特徴である骨びらんなどの構造障害が出現する以前の治療介入の必要性から，標準的治療薬であるメトトレキサートを導入すべき患者さんの早期の判別を目的とした**新分類基準が提唱された**[2]（表2）．ほかの関節疾患の鑑別除外を行う必要があり，基準を満たせば診断に直結する「診断基準」ではないことを認識すべきである．

2 炎症性の症状

　関節および周囲構造に由来する疼痛は動作による影響を受け，原因が関節周囲の筋，腱，靭帯などにある場合は一定の方向，動作で疼痛が悪化することが多く，関節（包）に由来する場合は方向に関係なく，自動的，他動的な運動で可動域が制限される．関節症状はさらに炎症性と非炎症性（機械的あるいは変性）の鑑別を行う．動作の反復で症状が改善する場合は炎症性を疑う．「動いているうちに改善するか」といった質問が有用である．また，朝のこわばりは**炎症性関節痛**に特異的ではなく個人差があるが，持続時間が1時間以上であれば炎症性をより疑う．「朝と夕（あるいは午前と午後）でどちらが症状が強いか」を必ず聴取する．体重減少，発熱，食欲不振といった**全身症状**も炎症性疾患を疑う根拠となる．

表1 米国リウマチ学会による1987年改訂分類基準

1. 朝のこわばり	最大限改善するまで1時間以上持続する
2. 3領域以上の関節炎	医師により同時に少なくとも3関節領域に認められる軟部組織腫脹または液体貯留（骨性増殖をのぞく）：左右のPIP，MP，手，肘，膝，足，MTP関節の14関節領域
3. 手指の関節炎	手，MP，PIP関節の少なくとも1領域に上記腫脹を認める
4. 対称性関節腫脹	同時に両側に認める：PIP，MP，MTP関節は完全な対称性でなくてもよい
5. リウマトイド結節	骨稜，関節伸側，あるいは関節近傍に認められる皮下結節
6. 血清リウマトイド因子	健常者の5％以下の陽性率であること（実際には健常者の10〜15％で陽性となる）
7. X線所見	手指X線画像における骨びらんないし局所の骨量減少所見

上記7項目中4項目以上を満たすこと．
（文献1を参考に作成）

表2 2010年米国リウマチ学会／欧州リウマチ学会関節リウマチ新分類基準

対象となる患者			
1. 少なくとも1カ所以上の明らかな臨床的滑膜炎（腫脹関節）を認める 2. 他の疾患では説明できないこと			
以下のカテゴリーで合計6点以上をRAと分類する			
A. 罹患関節数		C. 炎症マーカー	
大関節1カ所 大関節2〜10カ所 小関節1〜3カ所 小関節4〜10カ所 11カ所以上（小関節1カ所以上を含む）	0 1 2 3 5	CRP，赤沈ともに基準値内 CRP，赤沈のいずれかが高値	0 1
		D. 罹病期間	
		6週未満 6週以上	0 1
B. 自己抗体			
RF，抗CCP抗体ともに陰性 RF，抗CCP抗体のいずれかが弱陽性（正常上限3倍未満） RF，抗CCP抗体のいずれかが弱陽性（正常上限3倍以上）	0 2 3		

新規発症患者を対象とするが，典型的な骨びらんを有し経過から基準を満たす場合，治療の有無に関わらず罹病期間が長く経過で基準を満たす場合はRAと分類する．鑑別診断は患者の症状や背景により異なるが，鑑別が明確でない場合は専門医にコンサルトすべきである．罹患関節は腫脹ないし圧痛を有すること．遠位指節間関節，母指中手手根関節，母趾MTP関節を除く．大関節：肩，肘，股，膝，足関節．小関節：MP，PIP，MTP，手関節．あご，肩鎖，胸鎖関節などRAで罹患しうる関節は11カ所以上の罹患関節に含んでもよい．
（文献2を参考に作成）

2. 関節リウマチの可能性を高める診察所見と，そのとり方

　関節炎の本態は関節包内の滑膜肥厚であり，これによる腫脹を触知する．RAの好発部位である**中手指節**（metacarpophalangeal joint：MP）**関節，近位指節間**（proximal interphalangeal joint：PIP）**関節，中足趾間**（metatarsophalangeal joint：MTP）**関節**は検者の両側母指，示指，中指で関節を上下から挟みこむように触診し，水を含んだスポンジのような軟らかい腫脹を検出する．腫脹が軽微で触知しづらい場合はこれらの関節をまとめて圧迫する**squeez test**で疼痛をみるのも感度の高い手技である[3]．発赤，熱感は強い炎症が存在する場合に認められるが，これ

らは結晶誘発性関節炎や化膿性関節炎などで頻度が高く，特に単関節炎の場合は後者の除外が必須である．肩，股関節の腫脹を触知することは困難であり，可動域制限を評価する．肘から前腕など関節伸側に認められる皮下結節はリウマトイド結節の可能性があり診断の参考となる．

3. 関節リウマチの診断確定のためにしておきたい検査

　炎症マーカーとして非特異的ではあるが赤沈・CRPを，血清診断として**リウマトイド因子，抗環状シトルリン化ペプチド抗体（抗CCP抗体）**，あわせて抗核抗体を測定する．炎症マーカーが陰性であることはRAを除外することにはならない．リウマトイド因子は健常者の10〜15％でも陽性となること，経過を通じて陰性のRA患者も約2割存在することに留意する．抗CCP抗体は早期RA患者での感度は5割程度であるが，特異度は90％を超える．発症以前から陽性となりうること，ほかの自己免疫性疾患でも陽性となりうることもあるが，いずれにせよ陽性の場合は専門医へのコンサルトが望ましい．急性発症，罹患関節数が少ない場合は関節穿刺の適応であるが，RAの診断には必須ではない．患者が自覚していないうちに罹患していることもあり，**手指，足趾のX線検査は必ず施行する**．手，MP，PIP，MTP関節に骨量減少を伴う骨びらんを認めた場合はRAの診断が可能である．

4. 関節リウマチを強く疑うとき，どのようにアクションするか

　早期の診断治療が予後に大きく影響を与える疾患である一方，単一の検査所見や診断基準での確定診断が不可能な疾患である．持続する関節炎もしくは炎症性のエピソードを有する関節痛を認める場合は，専門医へのコンサルトの敷居を低くすることが望まれる．抗リウマチ薬開始にあたり症状の緩和を目的にNSAIDsや短期のステロイド全身投与を行う．専門医へのコンサルトにあたっては，症状がマスクされる可能性を考慮し事前に休薬することが望ましい．

文献・参考文献

1) Arnett FC, et al：The American Rheumatism Association 1987 revised criteria for the classification of rheumatoid arthritis. Arthritis Rheum, 31：315-324, 1988
2) Aletaha D, et al：2010 rheumatoid arthritis classification criteria：an American College of Rheumatology/European League Against Rheumatism collaborative initiative. Arthritis Rheum, 62：2569-2581, 2010
3) Emery P, et al：Early referral recommendation for newly diagnosed rheumatoid arthritis：evidence based development of a clinical guide. Ann Rheum Dis, 61：290-297, 2002

第6章 関節痛

35. リウマチ性多発筋痛症（PMR），巨細胞性動脈炎（GCA），RS3PE症候群

石丸裕康

> なぜリウマチ性多発筋痛症と思った？
>
> 高齢発症で，両肩の痛みがあり，CRP陽性，といった特徴があり，朝のこわばりも強いためです．
>
> リウマチ性多発筋痛症を強く疑う場合どうする？
>
> 典型的臨床像であれば少量ステロイドで治療開始します．劇的な改善がなければ再度鑑別を検討します．

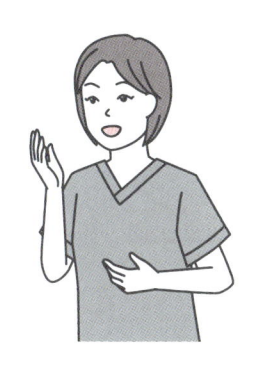

はじめに

　リウマチ性多発筋痛症など，膠原病関連疾患は発熱，関節痛など非特異的症状を主訴とすることが多く，組織診断のようなgold standardに乏しく，分類基準はあるもののその有用性に限界がある（分類基準はそもそも研究目的のもので個別の患者への適応には限界がある），といった特徴があり，誤診を招きやすい領域である．診断においては，除外診断を尽くすこと，および経過を慎重にフォローし，何か変だと思えば初期診断を常に見直すことが重要である．リウマチ性多発筋痛症（polymyalgia rheumatica：PMR）では，感染症（感染性心内膜炎など），悪性腫瘍（傍腫瘍症候群や多発骨転移），ほかのリウマチ疾患（関節リウマチ，血管炎，脊椎関節症），線維筋痛症など多岐にわたる鑑別疾患があり[1]，感染症・悪性腫瘍では治療・予後が大きく異なるため特に注意を必要とする．

1. PMR・GCA・RS3PE症候群の可能性を高める症状とその尋ね方

1 PMRの可能性を高める症状

　PMRの診断/分類基準は，多数ある（文献上70近く提唱されている！）が，最新のものはEULAR/ACR共同で作成された暫定分類基準（2012）[2]である．基準ごとに少しずつ違いがあるが，① 高齢発症（50歳以上70～80歳にピーク），② 肩・上腕の痛み，③ 炎症所見（CRP/血沈）陽性，をほぼ必須とすることは共通している．可能性をさらに高める症状として，朝のこわばり（45分以上，ただし関節リウマチとの鑑別にはあまり役立たない），股関節痛[2]があげられ，上記分類基準にもとりあげられている．

　上述のようにPMRの診断においては他疾患の鑑別を尽くすことが重要であり，手指関節痛（関節リウマチ），発熱（感染性心内膜炎など），癌を疑わせる臨床徴候（傍腫瘍症候群）などの有無を病歴で確認する．

2 巨細胞性動脈炎（GCA）の可能性を高める症状

巨細胞性動脈炎（giant cell arteriris：GCA）の臨床症状のうち比較的頻度の高いものには，頭痛（特に新規のもの），発熱，PMR症状などがあり，このような症状を呈する患者でまず疑う．GCAに特異性の高い症状としては顎跛行（ものを噛んでいると顎が疲れてきてだるくなる，休むとまた改善する）があり[3]，櫛で髪をとくとき痛むといった症状も特徴的である．

3 RS3PE症候群の可能性を高める症状

RS3PE症候群（remitting seronegative symmetrical synovitis with pitting edema）は，関節リウマチやPMRと共通する要素の多い疾患で，PMRの亜型であるとみなす立場もある．両側手背・足背に強い浮腫を認める．腱鞘滑膜炎によるものと考えられている．

2. PMR・GCA・RS3PE症候群の可能性を高める診察所見と，そのとり方

1 PMRの診察所見

両側上腕・大腿部の把握痛を認めることがあるが，非特異的である．むしろ診察では，鑑別に上げた他の疾患の徴候がないかを注意深く評価する．心雑音，Osler，Janewayなどの皮疹（感染性心内膜炎），palpable purpura（触知可能な紫斑），多発単神経炎（血管炎）などに注意する．関節リウマチとの鑑別は高齢者で特に難しいが，手指関節炎が強ければリウマチに傾く．脊椎関節症では，炎症性腰痛の病歴，付着部炎の診察などがポイントとなる．

2 GCAの診察所見

GCAでは，側頭動脈の異常所見が有用である．結節状の変化，拡張，圧痛，拍動の消失などをみとめると，GCAの可能性はより高まる[3]．

3. PMR・GCA・RS3PE症候群の診断確定のためにしておきたい検査

PMRに特異的な検査所見はほとんどなく，他疾患を除外する検査が重要となる．CRPなどの炎症所見がなければPMRは否定的である．リウマトイド因子，抗CCP抗体陰性は必須条件ではないが，陽性であれば関節リウマチに傾く．ANCA測定は血管炎の除外に有用である．画像検査においては近年エコーやMRIによる肩関節滑液包炎などの異常の有用性が注目されており，EULAR/ACR暫定基準にもとりあげられている．血液培養，年齢相応の悪性腫瘍スクリーニングも必要に応じて行う．GCAでは，側頭動脈のエコー，大動脈の炎症評価としてCT・MRIやPETが注目されているが，確定診断のためにはやはり側頭動脈生検を必須とする意見が多い[1]．

4. PMR・GCA・RS3PE症候群を強く疑うときに，どのようにアクションするか

PMRではプレドニゾロン（プレドニン®）10～20 mg/日の少量ステロイドの投与で劇的な改

善がみとめられるのが特徴であり，効果不十分の場合鑑別診断を再検討する必要がある．高齢発症のリウマチとPMRはそもそも鑑別が難しく，PMRと考えていたケースが結局リウマチであったということはしばしばあるので，初期治療が有効であっても慎重に経過をみる必要がある．

　GCAではプレドニゾロン1 mg/kg相当のステロイドを使用する．開始後しばらくは組織所見の感度はあまり変わらないとされ，疑った場合治療を先行させてよい．

文献・参考文献

1) Salvarani C, et al：Polymyalgia rheumatica and giant-cell arteritis. N Engl J Med, 347：261-271, 2002
2) Dasgupta B, et al：2012 Provisional Classification Criteria for Polymyalgia Rheumatic：A European League Against Rheumatism/American College of Rheumatology Collaborative Initiative. Ann Rheum Dis, 71：484-492, 2012
3) Smetana GW & Shmerling RH：Does this patient have temporal arteritis？ JAMA, 287：92-101, 2002

第7章　咽頭痛

36. 伝染性単核球症

木村琢磨

> なぜ伝染性単核球症だと思ったの？

> 若年者に生じた咽頭・扁桃炎に頸部リンパ節腫脹を伴い，最高体温が38℃未満で，病初期に眼周囲の浮腫を自覚していたからです．

> 伝染性単核球症だと強く疑ったらどうするの？

> 患者さんの不安を払拭するべく丁寧に説明したうえで，抗菌薬を慎んで対症療法を行いながら経過観察を行います．

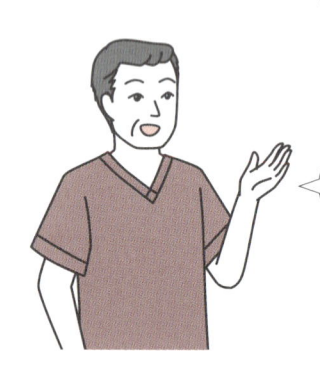

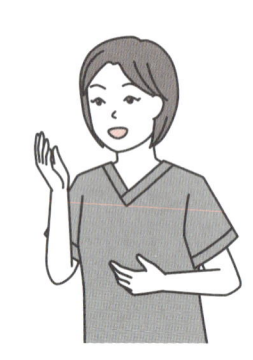

1. 伝染性単核球症の可能性を高める症状と，その尋ね方

1 年齢

本症は一般に若年者に多い．わが国における発症のピークは，10歳以下と20歳前後の二峰性のピークがあることを認識しておく[1]．海外の報告ではあるが，Epstein-Barr virus（EBV）による本症は成人の咽頭炎のわずか2％のみであったという[2]．

2 主症状

発熱，咽頭・扁桃炎，リンパ節腫脹が3徴候であるが，全身倦怠感や食欲不振が主症状のことも多い．発熱は最高体温が38℃未満であることは本症に対する特異度が高く，化膿性（細菌性）咽頭・扁桃炎との鑑別に有用である[3]．

3 随伴症状

眼周囲の浮腫を認めることがあり，本症に対する特異度が高く化膿性（細菌性）咽頭・扁桃炎との鑑別に有用である[3]．ただし病初期に多く，その発生頻度は経時的に変化する点に留意する．本症は発症後1週間程度して来院することも多く，来院日に眼周囲の浮腫を認めなくても，自覚の有無を遡って聴取する必要がある．

2. 伝染性単核球症の可能性を高める診察所見と，そのとり方

咽頭・扁桃炎は白苔や浸出液を伴うことがあるが本症に特徴的ではなく，鑑別診断に有用とは言えない．リンパ節腫脹は頸部では前頸部より後頸部の腫脹が多いが，頸部以外の腫脹もありえ，リンパ節腫脹で本症と他疾患を鑑別することには限界がある[3]．

軟口蓋点状出血は，出現頻度は高くないものの，認められれば本症の可能性を高める特異性の

高い所見である．脾腫の本症に対する特異度は高く重要な所見である．しかし，触知するほどの脾腫は少ないうえに，Traubeの半月部の縮小にもとづく脾腫の判断には検者によるバラツキが大きく，身体所見での脾腫の判定にもとづく本症の診断は臨床的に限界がある．

3. 伝染性単核球症の診断確定のためにしておきたい検査

　本症の確定診断は血清学的診断〔わが国では，初診時にEBV nuclear antigen（EBNA）陰性で経過中に陽性となるか，viral capsid antigen-IgG抗体価の4倍以上の上昇を確認することが勧められている〕によるが，一定の時間を要する（報告によりバラツキがあるが6週〜6カ月程度とされる）[3]．そのため，初診時に診断の確定に寄与する検査が臨床的に必要となる．

　まず，血液検査の異型リンパ球の存在は本症に対する特異度が高い．ただし，病初期には出現率は低いとされるため第何病日であるかに留意し，薬剤過敏症や各種のウイルス感染症でも出現しうることを念頭において解釈する．肝機能障害や白血球上昇も認められるが特異度は低く，本症の確定に有用ではない．

　血液検査以外では，腹部エコーにより脾腫を認めれば本症の確定に寄与する．前述の通り，脾腫は本症に対する特異度が高いものの身体所見では限界がある．腹部エコーは，低侵襲で脾腫を簡便に感知でき，初診時に本症の診断確定に大きく寄与するため臨床的価値が高く，施行可能な施設では検討するべきである．

4. 伝染性単核球症を強く疑うとき，どのようにアクションするか

　皮疹の出現を避けるためにも抗菌薬の安易な投与は慎み，対症療法を行う．本症では1カ月以上倦怠感が続くことも稀ではなく，悪性リンパ腫などの重篤な疾患を心配している患者さんも多いため，適切な説明で患者さんの不安を払拭する．そのうえで経過観察を行い，サイトメガロウイルスやHIV感染症などで類似の臨床症状（伝染性単核症症候群）を呈することに留意しつつ，前述の血清学的検査を含め判断する．

文献・参考文献

1) Takiuchi Y, et al：Infectious mononucleosis and Epstein-Barr virus in Japan-I. Clinical and serological aspects. Acta Haematologica Japonica, 43：700-710, 1980
2) Aronson MD, et al：Heterophil antibody in adults with sore throat：frequency and clinical presentation. Ann Intern Med, 96：505, 1982
3) 鈴木美穂，他：化膿性扁桃炎と伝染性単核症の初期臨床像の比較検討．総合診療研究会誌，2：45-49, 1997

第7章　咽頭痛

37. 溶連菌性扁桃咽頭炎

新森加奈子，木村琢磨

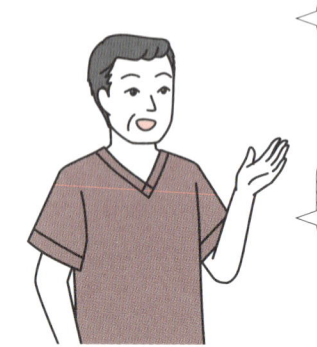

> なぜ溶連菌性扁桃咽頭炎だと思ったの？

> 38℃以上の発熱，扁桃腺の白苔，圧痛を伴う前頸部リンパ節腫大があり，咳がないからです．

> 溶連菌性扁桃咽頭炎を強く疑ったらどうするの？

> A群溶連菌迅速検査を行い，陽性であれば，抗菌薬の処方を検討します．

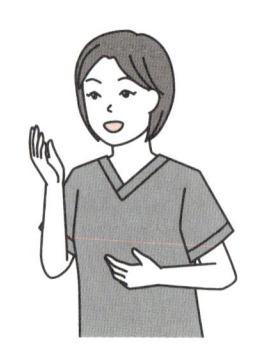

1. 溶連菌性扁桃咽頭炎の可能性を高める症状と，その尋ね方

1) 扁桃咽頭炎の鑑別疾患

扁桃咽頭炎の原因微生物は多岐に渡るが，そのうちA群β溶血性連鎖球菌（以下，溶連菌）の頻度は小児では15～30％であるのに比べ成人では10％と高くない[1]ことに留意する．

2) 溶連菌性扁桃咽頭炎の可能性を高める病歴

小児では幼稚園や保育園などで流行がある場合には感染の可能性が高まるため流行状況の確認を行う．成人においても家族内に溶連菌性扁桃咽頭炎の患者さんがいれば本症を疑う（過去2週間の溶連菌患者との接触はLR＋1.9[2]）．

3) 溶連菌性扁桃咽頭炎の主症状と随伴症状

咳嗽のない発熱は本症に特異的であり，本症の検査前確率の推定に有用なCentor Scoreに含まれる．ただし，発熱は中等度で，悪寒戦慄を伴うことは典型的でない．なお，咽頭痛は年長児や成人では急激に発症するとされる．随伴症状として，倦怠感，頭痛，胃腸症状（悪心・嘔吐，腹痛など）があり得るが，非特異的である．

2. 溶連菌性扁桃咽頭炎の可能性を高める診察所見と，そのとり方

牛肉様といわれる咽頭発赤や扁桃腫大，咽頭・扁桃への滲出物の付着，圧痛を伴う前頸部のリンパ節腫脹（下顎角に多い）がみられ，いずれもCentor Scoreの項目である（表）．体幹にはじまり四肢へ拡がるびまん性紅斑性発疹（猩紅熱）やいちご舌といわれる舌の所見を認めることがあるが，小児では常に川崎病の可能性を考慮し，眼球結膜や四肢末端の変化も注意深く診察する．また，伝染性単核球症も扁桃咽頭炎をきたし，臨床症状や身体所見も類似するが，眼瞼浮腫や脾腫の有無などで鑑別し，抗菌薬の適応を吟味する（伝染性単核球症の患者は抗菌薬で薬疹が生じうる）．

表 McIsaac による修正 Centor Score

A)

スコアを算出	
	スコア
38℃以上の発熱	1
咳嗽なし	1
有痛性前頸部リンパ節腫脹	1
扁桃腫大もしくは滲出物	1
15歳未満	1
45歳以上	−1

B)

溶連菌のリスク		
スコア	LR	溶連菌患者の割合
＜0	0.05	1％
1	0.52	10％
2	0.95	17％
3	2.5	35％
＞4	4.9	51％

文献1より引用

3. 溶連菌性扁桃咽頭炎の診断確定のためにしておきたい検査

　年齢により本症の頻度が異なることが考慮された修正 Centor Score は，溶連菌性扁桃咽頭炎の可能性を推定するうえで有用だが，スコアの点数が一定以上でも溶連菌性扁桃咽頭炎とはいえない（表）．さらに，症状のない大人の約25％が溶連菌を保菌している[3]ことに留意する．スコアのみを根拠に治療を行うと3点以上であっても不必要な抗菌薬使用が増える可能性がある[4]．つまり，Centor Score で迅速検査の検査前確率を見積もり，一定以上のスコア（成人では2点以上の場合に迅速検査を行うことが推奨される）の際に迅速検査を行うべきである．尚，最近の迅速検査は咽頭培養に近い感度を有するとされる[2]ため，迅速検査が陰性の場合に咽頭培養を行う必要性は乏しい（迅速検査・咽頭培養の両方を保険請求することはできない）．

4. 溶連菌性扁桃咽頭炎を強く疑うとき，どのようにアクションするか

　Centor Score に基づいて迅速検査が施行された患者さんに陽性が確認されれば，抗菌薬での加療を検討する．抗菌薬投与の目的には，まず症状の軽減，罹病期間の短縮，伝播リスクの低減，化膿性合併症（扁桃周囲膿瘍など）の予防がある．ただし，本症の発熱や咽頭痛などの症状は抗菌薬を使用せずに3～4日で自然軽快するため，症状に乏しい場合や症状出現後2日以上経過している場合は抗菌薬投与の意義が高くない可能性がある．そのほかの抗菌薬投与の目的として，非化膿性合併症（リウマチ熱，急性糸球体腎炎）の予防がある．その頻度は先進国では少ない（リウマチ熱の発症頻度は米国ではおよそ人口100万人に1例[2]）とされるが，明らかな有症状者にCentor Score に基づいて施行された迅速検査が陽性であれば，ペニシリンアレルギーなどの副作用や患者サイドの意向も考慮にいれつつ，抗菌薬を処方することが臨床的には多いように思う．その際，小児における急性糸球体腎炎の発症率は，咽頭炎が主体の場合には約5～10％，皮膚病変も伴えば約25％という臨床疫学情報が参考になる[5]．

文献・参考文献

1) 「Principles and practice of Infectious diseases seventh edition」（Gerald LM, et al, eds），pp815-820, pp2593-2599, elsevier, 2010
2) Mark HE, et al：Does This Patient Have Strep Throat？ JAMA, 284：2912-2918, 2000
3) Alan LB, et al：Practice Guidelines for the Diagnosis and Management of Group A Streptococcal Pharyngitis. Clinical Infectious Diseases, 35：113-125, 2002
4) Warren JM, et al：Empirical Validation of Guidelines for the Management of Pharyngitis in Children and Adults. JAMA, 291：1587-1595, 2004
5) Michael EP：Complications of streptococcal tonsillopharyngitis. Up To Date, 2014

第7章 咽頭痛

38. 扁桃周囲膿瘍

髙北晋一

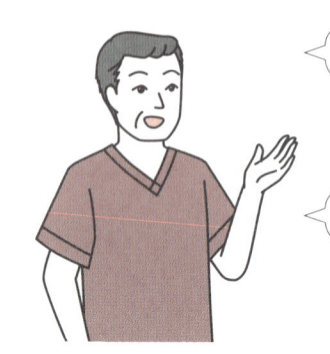

> なぜ扁桃周囲膿瘍だと思ったの？

> のどの痛みだけでなく開口障害も生じているからです．

> 扁桃周囲膿瘍だと強く疑ったらどうするの？

> 膿瘍の可能性の確認と膿瘍があれば排膿が必要なので専門医に紹介となると思います．

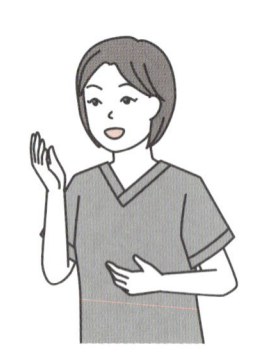

1. 扁桃周囲膿瘍の可能性を高める症状と，その尋ね方

1）病態
　細菌感染による口蓋扁桃とその周囲に波及した蜂窩織炎の状態が扁桃周囲炎，膿瘍に進行したのが扁桃周囲膿瘍である．20〜30歳代の成人に多く，小児，高齢者には少ない．10〜20％に反復することがある．さらに進行すると深頸部膿瘍を合併することがある．

2）起炎菌
　β溶血性化膿レンサ球菌（β-hemolytic Streptococcus pyogenes），黄色ブドウ球菌（Staphylococcus aureus），インフルエンザ菌（Haemophilus influenzae）などが原因となり，嫌気性菌も約30％で検出される．

3）特徴的な症状
　開口障害，激しい咽頭痛（多くは片側性），発熱，嚥下痛，頸部痛，耳痛．あたかも熱いものが口の中にはいっているような話し方となる．

4）情報の引き出し方
　単なる咽頭炎や扁桃炎とちがい，唾液も飲めず，一見して苦悶様の顔貌のことが多く，病歴聴取にあまり時間をとるべきではない．**不必要に長い病歴聴取よりも，咽頭所見と頸部を確認**する．ただし，**のどの下方のつまり感，息苦しさの有無と，糖尿病などの基礎疾患は聴取**する．また，重篤感が乏しく，明らかな開口障害もなくても，口が開きにくい感じはないか確認する．

5）鑑別疾患
　急性喉頭蓋炎，深頸部膿瘍，扁桃腫瘍などが鑑別にあがる．

6）注意すべき症状
　明らかな開口障害がなくても開口しにくい感じがある場合は，膿瘍まで至らなくても扁桃周囲炎の可能性が高い．

2. 扁桃周囲膿瘍の可能性を高める診察所見と，そのとり方

1）特徴的な診察所見

多くは片側（5～10％は両側）の扁桃肥大と発赤，膿栓（白苔），前口蓋弓から軟口蓋の腫脹と口蓋垂の偏位がみられる．重度の場合，開口障害が著明で唾液も多量に貯留し，所見をとるのも難しい場合がある．冷水で軽くうがいをし，唾液を洗い出すと見えやすくなる．それでも所見がとれないくらい重篤な場合は，専門医のいる高次病院に至急紹介する．

2）注意すべき診察所見

気道狭窄が最も危険である．バイタルサインを確認し，頸部の腫脹・圧痛・熱感の有無，頸部聴診で狭窄音がないか確認する．のどの奥の喉頭付近の腫れた感じや息苦しさがあり，狭窄音がある場合，大至急高次病院に搬送することを優先する．

両側の扁桃周囲炎や膿瘍の場合，口蓋垂は偏位しないことも多い．

扁桃周囲膿瘍は通常扁桃上極よりに生じるが，下極型の場合，軟口蓋の腫脹は目立たず，もっと奥の扁桃下極から喉頭に至る口蓋咽頭弓や喉頭蓋に浮腫を認めることが多く，より危険性が高い．

3. 扁桃周囲膿瘍の診断確定のためにしておきたい検査

1）重篤または扁桃炎と周囲の腫脹発赤が明らかである場合

積極的に検査はせず，そのまま高次病院紹介を考える．

専門医では，軟口蓋の腫脹部をまず穿刺して膿瘍の有無を確認する場合と最初から造影CTで確認する場合がある．開口障害があり喉頭付近まで浮腫がきている場合，開口障害のわりに軟口蓋の腫脹が軽度の場合，穿刺で膿を確認できなかった場合，造影CTで確認する．

2）扁桃炎の所見と周囲の腫脹発赤は軽度で開口障害もほとんどない場合

血液検査で重症度を確認する．

4. 扁桃周囲膿瘍を強く疑うとき，どのようにアクションするか

1）気道狭窄が疑われる場合

喉頭付近の腫れた感じや，気道狭窄が疑われる場合，緊急に高次病院に搬送する．その後，専門医が，内視鏡検査で気道狭窄の有無と膿瘍を確認し，切開排膿を行う．

2）気道狭窄が疑われない場合

緊急ではないがそのまま高次病院に紹介する．その後，専門医が，膿瘍を確認できたら，切開排膿を行う．

3）扁桃周囲の腫脹と発赤は軽度でも開口しにくい感じがある場合

扁桃周囲炎の可能性があり，抗菌薬の点滴静注を行う．さらなる腫脹が懸念される場合は，ステロイドも併用する．経口摂取が障害されている場合などは，そのまま入院加療も検討する．

文献・参考文献

1) 「今日の耳鼻咽喉科・頭頸部外科治療指針」（森山 寛，他/編），医学書院，2008
2) 梶川 泰：扁桃周囲膿瘍における穿刺吸引，切開排膿，膿瘍扁摘の有用性．耳鼻咽喉科臨床，101：812-813，2008
3) 鈴木正志：扁桃周囲膿瘍の診断と治療．耳鼻咽喉科臨床，93：338-339，2000

第7章 咽頭痛

39. 急性喉頭蓋炎

髙北晋一

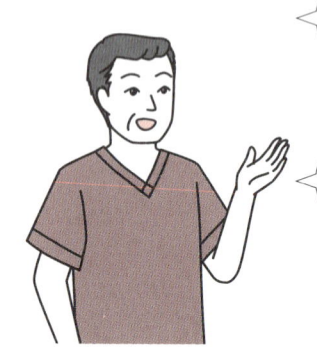

> なぜ急性喉頭蓋炎だと思ったの？

> 咽頭痛だけでなく，のどの奥の腫れた感じの訴えと声が中にこもった感じだからです．

> 急性喉頭蓋炎だと強く疑ったらどうするの？

> 頸部のX線撮影で確認し内視鏡検査と緊急入院が必要なので大至急専門医に紹介となると思います．

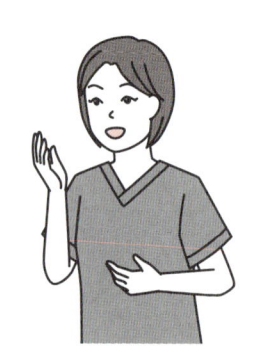

1. 急性喉頭蓋炎の可能性を高める症状と，その尋ね方

1）病態

喉頭蓋から，さらに進行すると声門上部全体にひろがる，細菌感染による炎症．呼吸困難は咽頭痛出現から1〜3日間に起こることが多い．**喉頭蓋の腫脹がはじまったら短時間に進行し，窒息に至ることがある．**日常みられる疾患ではないが，咽頭痛を主訴に初診時救急や一般外来を訪れることが多く，いろいろな科の医師が上気道炎として見逃すことが少なくない．その後，気道閉塞状態で来院するも間に合わず医療事故となることがある．欧米では幼少児に多いとされるが，本邦では圧倒的に30〜40歳代の成人に多い．小児の場合，2〜6歳に多い．

2）起炎菌

インフルエンザ菌（*Haemophilus influenzae*）が最も多いとされているが，本邦の成人ではβ溶血性化膿レンサ球菌（*β-hemolytic Streptococcus pyogenes*），黄色ブドウ球菌（*Staphylococcus aureus*）などもみられる．

3）特徴的な症状

①**成人**：激しい咽頭痛とこもった声，嚥下痛，嚥下困難，唾液が飲めず分泌物がからんだ声，のどの奥の腫れた感じがあるが，咳嗽は少ない．呼吸困難があれば，緊急を要する．待合での病歴聴取やトリアージのレベルでこのような訴えやこもった声の場合は最優先に診察することが必要である．

②**小児**：強い嚥下痛に吸気性喘鳴，高熱，流涎，陥没呼吸，起座位の呼吸がみられる．

4）情報の引き出し方

単なる咽頭炎や扁桃炎とちがい，唾液も飲めず，呼吸困難感がある場合，病歴聴取に時間をとるべきではない．直ちに咽頭所見と頸部を確認する．**とにかく気道狭窄を疑う**．

小児の場合，できるだけ刺激しないように対応し，場合によっては咽頭も確認しない．

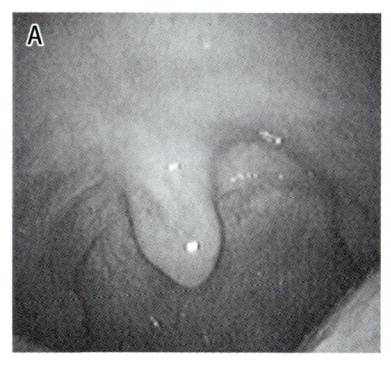

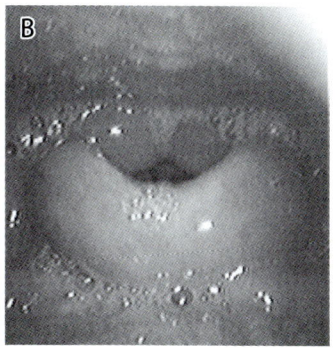

図 急性喉頭蓋炎（同一患者）
A）中咽頭には炎症所見はないが，B）喉頭（喉頭蓋から披裂部）が腫脹し唾液が貯留している．Color Atlas⑤参照

5）鑑別疾患

急性声門下喉頭炎，深頸部膿瘍，舌扁桃炎など．声門下喉頭炎では咳嗽を伴うことが多く，犬吠様の咳が特徴的である．小児の声門下喉頭炎は3歳以下がほとんどである．小児の場合，気道異物もあり得るが，そのときはまず発熱はない．

2. 急性喉頭蓋炎の可能性を高める診察所見と，そのとり方

1）特徴的な診察所見

激しい咽頭痛・嚥下痛のわりに，舌圧子で見える範囲の咽頭はほとんど問題ないことが多い（図）．

2）注意すべき診察所見

気道狭窄が最も危険．バイタルサインを確認し，喉頭周囲の疼痛と頸部聴診で狭窄音や湿性の呼吸音がないかみる．のどの奥の腫れた感じや息苦しさがあり，聴診で問題がある場合，この時点で大至急高次病院に搬送する．**症状のわりに咽頭に問題がない場合，その奥に問題がひそんでいるのではないかと常に考えること．**

小児の場合，泣きわめいたり，舌や咽頭の刺激で突然窒息状態になる可能性がある．まず頸部の聴診で判断する．

3. 急性喉頭蓋炎の診断確定のためにしておきたい検査

積極的に検査はせず，そのまま高次病院紹介を考える喉頭内視鏡で確認できればよいが，実際には一般救急外来では難しく，その場合，頸部側面X線撮影で喉頭蓋の腫脹（thumb sign）の有無を確認する．

小児の場合，X線撮影がせいぜいと考えられる．ただし，**X線検査をする余裕もないことがあり注意が必要である．**

4. 急性喉頭蓋炎を強く疑うとき，どのようにアクションするか

1）気道狭窄が疑われる場合

　緊急に高次病院に搬送する．その際，搬送中の窒息に備えて，緊急に輪状甲状間膜での気道確保ができるようにしておく．喉頭蓋の腫脹が高度になると気管内挿管はきわめて困難になる．来院時にすでに気道狭窄症状が強い場合，気管内挿管に固執せず，クイックトラック®などによる輪状甲状間膜穿刺による緊急気道確保を優先せざるを得ないこともある．小児の場合は，早めに，積極的に気管内挿管で気道確保する．

2）気道狭窄のサインがない場合

　そのまま高次病院に紹介する．X線で喉頭蓋腫脹がしっかり確認された場合は，受け入れ先に連絡のうえ，至急紹介受診となる．

文献・参考文献

1) 「今日の耳鼻咽喉科・頭頸部外科治療指針」（森山 寛，他/編），医学書院，2008
2) 「ENTコンパス」（森山 寛，小島博己/監），ライフサイエンス社，2014

羊土社のオススメ書籍

圧倒的画像数で診る！ 腹部疾患画像アトラス
典型例から応用例まで、2000画像で極める読影力！

後閑武彦／編

よく出合う消化器・泌尿器・生殖器疾患の多様な症例パターンを解説！2000点のバリエーション豊富な画像で疾患のあらゆる所見と鑑別ポイントがわかり、実践的な読影力が身につく、日常診療で役立つ1冊！

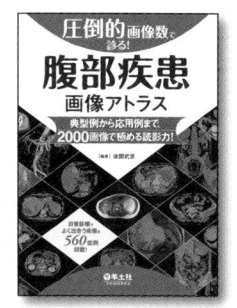

- 定価(本体7,400円＋税) ■ B5判
- 422頁 ■ ISBN 978-4-7581-1181-2

圧倒的画像数で診る！ 頭部疾患画像アトラス
典型例から応用例まで、2000画像で極める読影力！

土屋一洋, 山田 惠, 森 墾／編

疾患ごとに複数の典型例を掲載！バリエーション豊富な典型所見と鑑別所見で、実践的な読影力が身につく！よく出会う95の頭部疾患を、充実の約2,000画像で解説．多くの症例を見て読影力を上げたい方におすすめ！

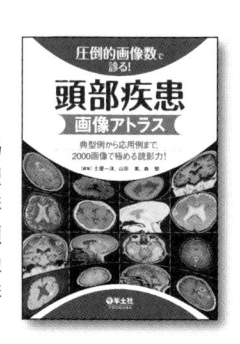

- 定価(本体7,500円＋税) ■ B5判
- 430頁 ■ ISBN 978-4-7581-1179-9

症例で身につける消化器内視鏡シリーズ 大腸腫瘍診断 改訂版
豊富な写真で上がる診断力、Case Studyで磨く実践力

田中信治／編

内視鏡挿入から染色・撮影, ガイドラインに則した診断まで, 基本を丁寧に解説．様々な病変画像を掲載したQ＆A形式のCase Studyで, 実践力が身につく！これから内視鏡診断を学びたい方におすすめ！

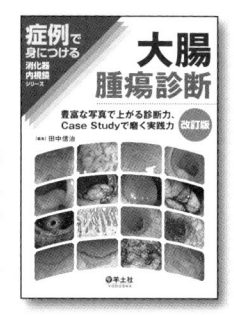

- 定価(本体8,000円＋税) ■ B5判
- 303頁 ■ ISBN 978-4-7581-1053-2

症例で身につける消化器内視鏡シリーズ 大腸 EMR・ESD 改訂版
Case Studyで病変に最適な治療戦略を学ぶ

田中信治／編

大腸内視鏡治療を始める・実践力を磨きたい方に最適！手技の基本や, Case Studyから病変に応じた手技の選択, 偶発症対策なども学べます．安全・確実な手技だけでなく, 判断力も身につく．Web動画付き！

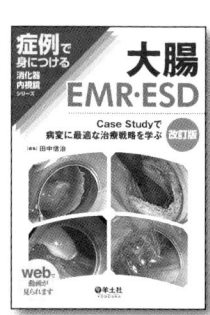

- 定価(本体11,000円＋税) ■ B5判
- 382頁 ■ ISBN 978-4-7581-1052-5

発行 羊土社 YODOSHA
〒101-0052　東京都千代田区神田小川町2-5-1　TEL 03(5282)1211　FAX 03(5282)1212
E-mail：eigyo@yodosha.co.jp
URL：http://www.yodosha.co.jp/

ご注文は最寄りの書店, または小社営業部まで

第8章 下肢痛

40. 深部静脈血栓症

松田明正

> なぜ深部静脈血栓症だと思ったの？

> 1週間ほど安静臥床を要していた患者さんが急激な片脚の腫脹を訴え，触診でも疼痛を認めており，深部静脈血栓症の可能性が高いと思いました．

> 深部静脈血栓症だと強く疑ったらどうするの？

> 下肢静脈エコーや造影CT検査で深部静脈血栓の先進部と肺塞栓症を合併していないかを評価して，血栓の溶解除去や肺塞栓を阻止する治療を考慮します．

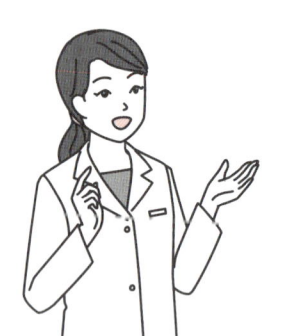

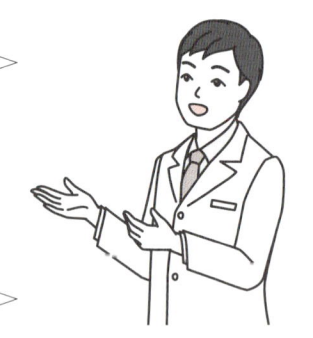

1. 深部静脈血栓症の危険因子，可能性を高める症状

1）危険因子

静脈血栓は，Virchowが提唱した3大因子が複合的に関与し形成されることが多い（図）．なかでも血流の停滞が果たす役割が大きいとされ，血流が停滞することで活性化された凝固因子が局所に濃縮され，トロンビンの産生から凝固カスケードが進み，最終的にフィブリン塊が産生され静脈血栓が形成される．

2）可能性を高める症状

急激に発症した片側性の下肢腫脹や疼痛を認めた場合は深部静脈血栓症を疑う．両側性に下肢腫脹を認める場合は特異性が乏しい．片側性の腫脹や大腿部に疼痛を認める場合は中枢型を疑うが，下腿部痛だけの場合は末梢型を疑う．末梢型の場合は症状に乏しいことも多いので，下肢症状がないことのみで深部静脈血栓症の否定はできない．深部静脈血栓症の重篤な合併症に肺血栓塞栓症があり，どちらかの疾患が疑われる場合は，両疾患を同時に検索することが必要である．

2. 深部静脈血栓症の可能性を高める診察所見と，そのとり方

頻度の高い危険因子としては，整形外科や消化器外科，産婦人科などの術後，長期臥床，静脈内カテーテル留置，四肢麻痺などがあげられる．若年例や家族内発症例では先天性血栓性素因の検索が必要である．女性ホルモン薬，副腎皮質ステロイドなど血栓を誘発する薬剤を内服していないかの病歴聴取も重要である．また検査を行う前の深部静脈血栓症の臨床確率を評価する方法の1つにWellsスコアがある（表）．Wellsスコアが低く，かつD-dimerが正常であれば深部静脈

血液凝固能の亢進
アンチトロンビン欠損症
プロテインC欠損症
プロテインS欠損症
抗リン脂質抗体症候群
悪性疾患
ネフローゼ症候群
経口避妊薬，エストロゲン製剤
手術
妊娠
多血症
脱水　　　　　　　　　　など

血流の停滞
長期臥床
長距離旅行
肥満
妊娠
うっ血性心不全
脳血管障害，麻痺
静脈への物理的圧迫　など

血管壁の障害
手術による損傷
外傷，骨折，熱傷
各種カテーテル検査
静脈炎　　　　　　　など

図　危険因子（Virchow's triad）

表　Wellsスコア（深部静脈血栓症）

癌	＋1
麻痺，または最近のギプス固定	＋1
ベッド上安静＞3日，または術後＜4週	＋1
深部静脈触診で限局性疼痛	＋1
下肢全体の腫脹	＋1
後下腿の腫脹＞3cm（正常肢と比較し）	＋1
圧痕浮腫	＋1
表在静脈の拡張	＋1
深部静脈血栓症の可能性が低い	－2

0点：可能性低い，1～2点：可能性中等度，3点以上：可能性高い

血栓症が除外できるとされる[1]．Wellsスコアに深部静脈血栓症の既往（＋1）の追加も推奨されている[2]．

3. 深部静脈血栓症の確定診断のためにしておきたい検査

深部静脈血栓症の疑いが強い場合，確定診断のために画像検査を行う．下肢静脈エコー検査が簡便さと精度から第一選択となるが，骨盤内などはエコー検査の診断精度が高くないことから，造影CTやMRベノグラフィを行う．低侵襲検査によって診断ができない場合は静脈造影を考慮する．

4. 深部静脈血栓症を強く疑うとき，どのようにアクションするか

深部静脈血栓症の急性期治療では，血栓の溶解除去と続発しうる肺血栓塞栓症の予防が重要となる．抗凝固療法が治療の中心であるが，これまでは急性期は未分画ヘパリン，慢性期はワルファリンが使用されてきた．未分画ヘパリンやワルファリンは適正投与量の個人差が大きいため，血液検査による投与量調整が必要であったが，Xa阻害薬であるフォンダパリヌクス（アリクストラ®）皮下注射やエドキサバン（リクシアナ®）内服が治療薬として承認され，治療選択が広がっている．Xa阻害薬は血液検査によるモニタリングを必要とせず，投与量も体重によって決定され使用が簡便であるが，腎機能障害の患者や高齢者では投与量に注意する．また有効な中和剤がないため出血リスクの高い症例での使用にも注意を要する．

また，慢性期合併症として血栓後症候群があり，持続的な下肢痛や下肢腫脹，色素沈着，また，皮膚潰瘍にまでおよぶ例もある．血栓後症候群は難治性のため血栓後症候群を発症させないことが重要となるが，そのためには早期に血栓を溶解させ静脈弁機能を温存させるなど，急性期の治療が重要となる．

文献・参考文献

1) Guidelines for the Diagnosis, Treatment and Prevention of Pulmonary Thromboembolism and Deep Vein Thrombosis（JCS2009）
2) Geersing G J, et al：Exclusion of deep vein thrombosis using the Wells rule in clinically important subgroups：individual patient data meta-analysis. BMJ, 348：g1340, 2014

第8章　下肢痛

41. 椎間板ヘルニア

桃井康晴

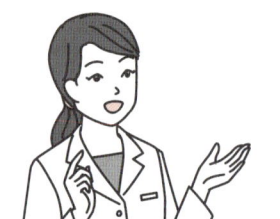

> なぜ腰椎椎間板ヘルニアと思ったの？

> 急性の発症で，立位で腰を前屈すると片側下肢の痛みを訴えるからです．

> 腰椎椎間板ヘルニアだと強く疑ったらどうするの？

> 診察で神経根症状を確認したうえで，画像検査（単純X線，MRI）を行い，膀胱直腸障害がない場合は保存的治療を開始します．

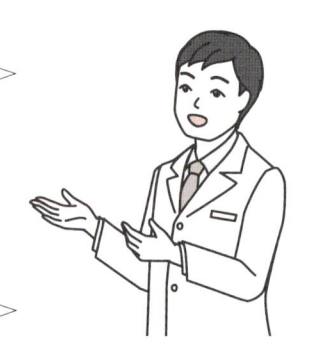

1. 腰椎椎間板ヘルニアの可能性を高める症状と，その尋ね方

　急性発症の片側性下肢痛は，まず脊柱疾患を疑う．この場合，腰痛や下肢のしびれを伴うことが多く，痛み・しびれの範囲が神経根の支配領域と一致すれば，神経根圧迫による神経障害性疼痛と考える．腰椎椎間板ヘルニア（以下ヘルニア）は，急性に発症し，重量物の運搬・運動・中腰姿勢の作業とかの何かきっかけがあることが多い．日時が特定できることもある．下肢症状は片側性が多く，しびれの範囲は高位ヘルニアでは臀部から膝上まで，頻度の多い下位ヘルニアでは下腿から足に及ぶ．立位前屈や，咳・くしゃみ・排便時のいきみなどの動作で痛みが増悪する．急激な脱出型のヘルニアでは尿閉などの膀胱直腸障害が稀に起こる．

2. 腰椎椎間板ヘルニアの可能性を高める診察所見と，そのとり方

　L4/5，L5/S1におこる下位ヘルニアがほとんど（9割以上）で，L3/4などの高位ヘルニアは稀である．それゆえL4，L5，S1神経根の異常を調べる．ヘルニアの診察には患者の協力が必要であり，痛みを誘発する手技が多いので手際よく，立位→臥位→腹臥位の順で行う．後ろから診察するときや疼痛を誘発する恐れがあるときは，患者に不安を与えないために診察手技を説明しながら行う．まず立位で**腰部を叩打する**（患者に予告し，後方から軽く握った手の尺側側面で下位腰椎棘突起上を"やさしく"叩く）．ヘルニアでは叩打痛があり，同時に患側の臀部や下肢に痛みが放散することが多い．**腰を前屈させる**と痛みが増悪する．つま先立ちができなければS1神経根障害，**踵立ち**ができなければL5神経根障害である．次に仰臥位で**SLR（straight leg raising）テスト**を行う．一方の手を踵の下に置き，他方の手は膝蓋骨の前面に置いて膝伸展位のまま挙上する．70度以下で同側の坐骨神経に沿った放散痛が誘発された場合に陽性とする．L5，S1神経根障害で陽性となる．感度は高い（85％）が特異度は低い（52％）．**crossed SLRテスト**（健側の下肢を挙上し患側の痛みを誘発する）は，感度は低い（30％）が，特異度は高い（84％）．さら

に知覚・筋力・深部反射の3項目を検査して神経脱落症状をチェックし，高位診断を行う．各神経根支配域の知覚異常に加え，アキレス腱反射低下と足関節底屈筋力低下があればS1神経根障害，深部反射正常で足関節・母趾背屈筋力低下はL5神経根障害，膝蓋腱反射低下に膝伸展筋力低下があるとL4神経根障害である．最後に腹臥位とし，**FNS（femoral nerve stretching）テスト**（足関節をつかみ，膝を軽く屈曲させつつ患肢を持ち上げ股関節を伸展する）を行う．大腿前面の疼痛が誘発されればL4神経根障害である．

日常よく遭遇する鑑別すべき疾患

1）腰部脊柱管狭窄症

間欠跛行が特徴である．坐位や自転車に乗るときは痛みがない．仰臥位で腰下肢痛を訴えることもあるが，膝を立てると痛みが改善する．SLRテストは陰性である．立位で腰を後側屈させると下肢痛が再現される（Kemp徴候）．

2）腰椎椎間関節捻挫

いわゆる"ぎっくり腰"の主な原因の1つで，腰痛が主症状だが神経根領域に一致しない臀部から膝の上までの痛み・しびれを訴えることがある．後側屈で腰痛が出現するが，筋力低下やKemp徴候はみられない．

3）腰椎分離症・分離すべり症

下肢の痛み・しびれが伴うことがある．腰の後屈痛がある．

4）帯状疱疹

皮疹の発現前に痛み・表在性しびれを訴える．腰の動きで痛みはでない．

3. 腰椎椎間板ヘルニアの診断確定のためにしておきたい検査

1）腰椎単純X線

椎間板狭小の有無をみるが，あってもその椎間にヘルニアが必ず存在するわけではない．正面像はKUBと同じ範囲を撮影すると，股関節や仙腸関節など他の疾患との鑑別に役立つ．

2）MRI

ヘルニア診断に最も有用である．脊柱管外に突出する外側型ヘルニアを見逃さないようにする．ただし無症候性のヘルニアが存在するので注意する．

4. 腰椎椎間板ヘルニアを強く疑うとき，どのようにアクションするか

ヘルニアは自然退縮を起こすことが少なくないので，まずは保存的に治療する．ヘルニアが大きい場合や脱出型では発症時の症状は強いが，ヘルニアが小さい場合より自然退縮が期待できることが多い．従来の治療に加え，最近は神経障害性疼痛に有効な内服薬プレガバリン（リリカ®）がよく処方される．膀胱直腸障害（馬尾症候群）があるときは48時間以内に手術を行わないと予後不良なので緊急に整形外科医などの専門医に紹介する．

文献・参考文献

1) 竹内大作：胸腰椎．関節外科，33：44-56，2014
2) 「腰椎椎間板ヘルニア診療ガイドライン 改訂第2版」（日本整形外科学会，日本脊椎脊髄病学会/監），南江堂，2011
3) 桃井康晴：腰痛-5分間診察法，medicina，vol 35 no.10：1806-1808，1998

第8章 下肢痛

42. 急性下肢動脈閉塞

光岡明人

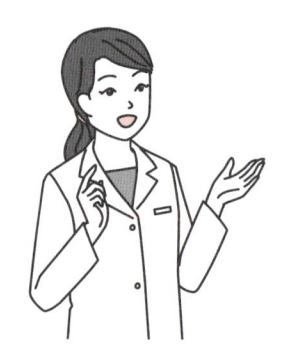

- なぜ急性下肢動脈閉塞症だと思ったの？
- 心房細動の既往のある患者さんで，突然の下腿痛を訴えたからです．下肢の皮膚温の左右差も認めました．
- 急性下肢動脈閉塞症を疑ったらどうするの？
- ドプラ検査にて下肢の血管の拍動を確認します．

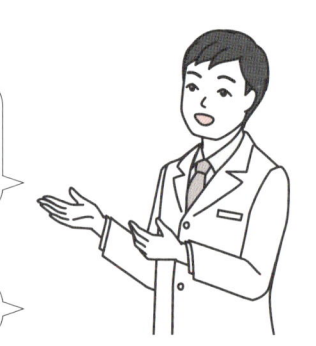

1. 急性下肢動脈閉塞症の可能性を高める症状と，その尋ね方

急激な発症をした片側下肢症状の出現〔いわゆる6P's：脈拍の触知なし（pulselessness），下肢疼痛（pain），下肢の蒼白（pallor），麻痺（paralysis），感覚異常（paresthesia），表皮温低下（poikilothermia）〕が典型的症状である．感覚消失よりも筋力低下が先行することが多い．急激に下肢動脈が塞栓子により閉塞するため，その塞栓子が発生しうる既往の聴取が重要となる．その塞栓子の責任病変としては，心原性が9割であり，非心原性は1割程度である．心原性の疾患として心房細動，心筋梗塞，人工弁置換，心内膜腫瘍，感染性心内膜炎（感染性，真菌性）をあげることができる．非心原性の疾患としては心臓以外の血管内膜の動脈硬化性病変や，胸部，腹部，末梢動脈瘤による壁在血栓，悪性腫瘍による凝固能亢進によるTrousseau（トルソー）症候群によるものがある．

2. 急性下肢動脈閉塞症の可能性を高める診察所見と，そのとり方

急激な下肢痛を訴える救急患者に上記疾患を疑うことは容易である．しかし，認知症や脳梗塞後の片麻痺患者など，うまく症状を医師に伝えることができない患者さんがいるため，注意する必要がある．筆者の経験では，突然の腰痛を主訴に救急搬送された脳梗塞後の片麻痺患者が若干片側脚の表皮温が低下しており，ABI（ankle brachial index：足関節上腕血圧比）を測定したところ測定不可であり，急性動脈閉塞症と診断しえたことがある．疾患を疑った際は，塞栓部位の好発頻度は大腿＞膝窩＞腸骨＞大動脈の順であるため，まず脈拍を末梢側から順に（足関節部，膝窩部，鼠径部）触知する．携帯ドプラが診察室にあれば，同様に足関節レベル，膝窩部，鼠径部の順に脈波を確認する．急性動脈閉塞症で静脈性血流音が聴取不可な場合急性重症虚血であり，静脈の脈波をドプラにて同様に，後脛骨静脈，膝窩静脈，大腿静脈の順に確認するとよい．

3. 急性下肢動脈閉塞症の診断確定のためにしておきたい検査

救肢までのgolden timeは4〜6時間である．採血結果にて虚血が疑われる前に確定診断をし，専門病院に搬送する必要がある．また閉塞部位が下肢の高位であると，血流再開までの時間を要するとコンパートメント症候群を生じるため注意が必要である．ABP（ambulatory blood pressure：自由行動下血圧）が30 mmHg以上あれば救肢できる可能性があり，ABIを測定するのが望ましい．

4. 急性下肢動脈閉塞症を疑うとき，どのようなアクションをするか

上記検査にて強く疑われる場合は，まずヘパリンを4,000〜5,000 U/body静脈注射する．血流再開までに時間を要すると術後，MNMS（myonephropathic metabolic syndrome：再灌流障害）が生じ，集中治療を要することがあるため，可及的すみやかに転院搬送することが必要である．

文献・参考文献

1)「Vascular Surgery 6th edition」(Rbert BR, ed), elsevier, 2005
2)「血管外科 段階式マスター症例100選」（岩井武尚/監，井上芳徳，菅野範英/編），医歯薬出版，2007

第9章 失神

43. 洞不全症候群

金森健太，村川裕二

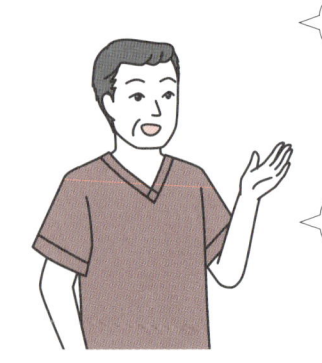

> なぜ洞不全症候群だと思ったの？

> ホルター心電図で，洞停止による長い心停止を認めたからです．この時間に患者さんは失神していました．

> 洞不全症候群だと強く疑ったらどうするの？

> 有症状の洞不全症候群はペースメーカーの適応なので，循環器科医師に紹介します．

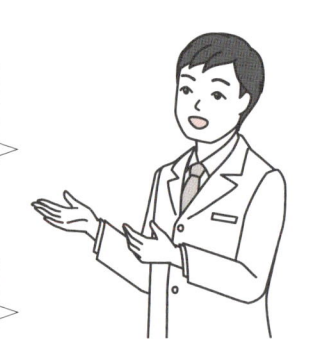

1. 洞不全症候群の可能性を高める症状と，その尋ね方

① 洞不全症候群の基本知識

洞不全症候群は，洞結節の機能障害により徐脈を起こす疾患である．特発性の洞不全症候群が多く，洞結節およびその周囲の細胞の変性が原因と考えられており，高齢者に多い．薬剤，虚血性心疾患，心筋症などが関連することもある．洞不全症候群は，Rubenstein分類によって①洞性徐脈，②洞停止もしくは洞房ブロック，③徐脈頻脈症候群に分けられる．患者さんは，一過性心停止によるAdams-Stokes発作（たちくらみ・めまい・失神）や，心拍応答不全による症状（息切れ・倦怠感・心不全）を主訴に来院する．

② 失神と洞不全症候群

洞不全症候群を含む心原性失神は，失神全体からみると1〜3割程度とされる．心疾患の既往，臥位での失神，前駆症状のない失神，などは心原性失神を疑わせる病歴であるが，病歴聴取のみでは洞不全症候群の確信には限界がある．頻度の多い神経調節性失神や起立性低血圧では失神時状況の病歴聴取（排尿，排便，極度の緊張，長時間の座位や立位，起立時など）が有用だが，洞不全症候群を重複している患者さんも存在する．したがって，反復する失神があれば，心原性失神の検索を要する．

2. 洞不全症候群の可能性を高める診察所見と，そのとり方

洞不全症候群に特徴的な身体所見はない．心拍応答不全により心不全を発症すれば浮腫や頸静脈怒張などを認める．

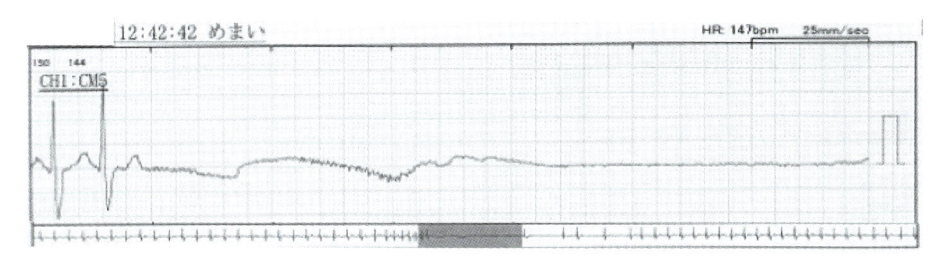

図　洞不全症候群の心電図

3. 洞不全症候群の診断確定のためにしておきたい検査

　心電図で，洞不全症候群による徐脈と患者さんの症状の因果関係を証明できれば，確定診断となる（図）．失神の瞬間をとらえることは容易ではなく，失神の頻度が少なければホルター心電図やモニター心電図を使用しても，診断に難渋することがある．洞結節機能障害を有する患者さんは，発作性心房細動などの上室性頻脈が停止する際に長時間の心停止をきたしうる（徐脈頻脈症候群）．背景心疾患のスクリーニングに心エコーを施行する．

4. 洞不全症候群を強く疑うとき，どのようにアクションするか

　洞不全症候群の予後は背景心疾患に依存しており，洞不全症候群そのものでは基本的に心臓突然死は起こらず転帰も比較的良好である[1]．無症状であれば経過観察としてよい．有症状の場合は，転倒などの事故防止や，QOLの観点からペースメーカーの適応となり，循環器科医師に紹介する[2]．パイロットや運転士など，失神が大事故につながる職業では就労への影響があり，患者さんの社会的背景も配慮する．洞結節機能障害が疑われるが症状との因果関係が確信できない場合，患者さんが失神をくり返していれば，循環器科医師に紹介する．カテーテルを用いた心臓電気生理学検査（electrophysiological study：EPS）で洞結節の機能評価を行うことができる[3]．

文献・参考文献

1) 「不整脈の非薬物治療ガイドライン 2011年改訂版」（日本循環器学会／編）
http://www.j-circ.or.jp/guideline/pdf/JCS2011_okumura_h.pdf
2) Shaw DB, et al：Survival in sinoatrial disorder (sick-sinus syndrome). Br Med J, 280：139-141, 1980
3) 「臨床心臓電気生理検査に関するガイドライン 2011年改訂版」（日本循環器学会／編）
http://www.j-circ.or.jp/guideline/pdf/JCS2011_ogawas_h.pdf

第9章 失神

44. 迷走神経失神

貞廣威太郎，香坂 俊

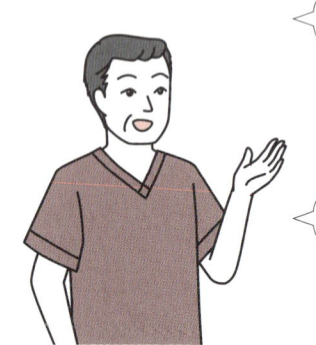

> なぜ迷走神経失神だと思ったの？

> 採血後という状況，そして悪心や嘔吐が先行していて，迷走神経が刺激されやすい状況だったからです．

> 迷走神経失神だと強く疑ったらどうするの？

> まず心原性失神を確実に否定します．その後で注意事項を患者さんと確認し，帰宅とします．

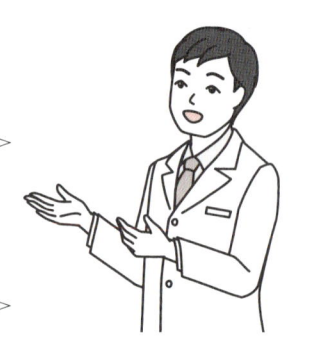

1. 迷走神経失神の可能性を高める症状と，その尋ね方

1 予後良好な迷走神経失神と，予後不良な心原性失神を確実に区別する

　失神は非常に一般的な症候であり，救急患者の1〜3％は失神である．しかし，背景疾患はさまざまであり，また，原因により予後は著しく異なる．失神の原因として最も頻度が多いのは迷走神経失神であるが，2番目は心原性である．そして，**迷走神経失神が予後良好である反面，心原性失神の予後は不良**であり，介入の機会を逃したくないタイプの失神である．

2 詳細な医療面接は迷走神経失神の診断で最も有用である

　病歴聴取と身体所見は最も重要な診察手技である．両者によって約半数の失神の原因が診断可能といわれている[1]．医療面接で特に注目すべきは以下の4点である．

① 失神に至った状況
② 前駆症状
③ 意識消失中の状況
④ 発作後の状況

① 迷走神経失神は誘因が特徴的である．痛みや医療行為，長時間の立位など，迷走神経を刺激しうる状況がなかったかを確認する．ほかには，過度の緊張，咳嗽，嚥下，排尿，排便（状況失神）があげられる．また，髭剃りや首の伸展も，頸動脈洞を刺激するため，迷走神経失神を起こしうる．
② 迷走神経失神は前駆症状が伴うことが多い．その症状はさまざまだが，ほてりや発汗，悪心，腹痛などの頻度が高い．一方で不整脈を原因とした心原性失神では，前駆症状がないか，あるいは非常に短いという特徴がある．

③ 失神中の状況は持続時間や状態を目撃者に確認する．基本的に失神は，5分以内，多くは30秒以内である．そのときの顔面蒼白や発汗は迷走神経反射を示唆し，チアノーゼやアダム・ストークス発作は心原性失神を示唆する．失神中の不自然な姿勢や舌の咬傷，四肢の痙攣はてんかんに特徴的とされるが，失神でも一般的に認められる（postictal state）．
④ 失神後の症状は心原性失神との鑑別に役立つ．一過性の徐脈・頻脈による心原性失神では意識はすみやかに戻るが，神経調節性失神では疲労や悪心，傾眠傾向などの症状が数分から1時間程度も遷延する．

2. 迷走神経失神の可能性を高める診察所見と，そのとり方

　病歴聴取と比較すると，診察所見の有用性は劣る．異常な心拍数（特に50bmp以下の徐脈）や心雑音は心原性を示唆し，神経学的異常所見は中枢性失神を示唆する（確定的ではない）．
　ダイナミック（動的）なバイタルの検査，すなわち起立後の血圧測定や頸動脈洞マッサージは起立性低血圧，頸動脈洞症候群を診断するための重要な診察手技である．ただし，頸動脈洞マッサージには禁忌（3カ月以内の心筋梗塞・脳卒中，頸動脈雑音）が存在する．

3. 迷走神経失神の診断確定のためにしておきたい検査

　迷走神経失神において診断確定となる検査は存在せず，医療面接・診察所見が重要である．また診断率は5％以下であるが，心原性失神の多くは不整脈に由来するものであり，心電図は必須とされる．一方でホルター心電図は診断率が1〜2％程度とも報告され，頻回に発作が起きている場合など，状況に応じて推奨される．そのほかによくオーダーされる検査として，頭部CT・MRI，脳波検査などがあるが，脳波に関しては2〜4％程度と低い診断率であり，有用なのは明確に神経性の失神が疑われる場合のみである．

4. 迷走神経失神を強く疑うとき，どのようにアクションするか

　有効な治療は存在しない（飲水励行？）．予後そのものが良好であり，治療は失神再発や失神による外傷の回避が目的となる[2]．まず失神の病態を説明し，飲酒や脱水など誘因となる状況を回避，降圧剤や利尿剤などを使用している場合は中止を検討する．前駆症状を伴う場合は，症状出現時に臥位となるか，下肢の交差や，両手を強く握るなどの等尺性運動を指導し急激な血圧低下を予防する．

文献・参考文献

1) Saklani P, et al：Syncope. Circulation, 127：1330-1339, 2013
2) 「失神の診断・治療ガイドライン（2012年改訂版）」（日本循環器学会／編）
　　http://www.j-circ.or.jp/guideline/pdf/JCS2012_inoue_h.pdf

第10章 脱力

45. ギラン・バレー症候群

丹羽淳一

> なぜギラン・バレー症候群だと思ったの？

> 先行感染があり，四肢の脱力が数日前から出現して急速に進行していることと，腱反射が低下していて末梢神経障害が疑われるからです．

> ギラン・バレー症候群だと強く疑ったらどうするの？

> 急速に呼吸不全を生じることがあるので，人工呼吸管理のできる専門施設に搬送する必要があります．

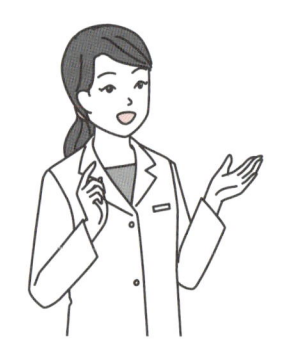

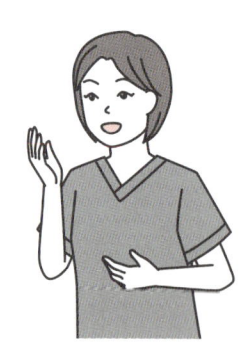

はじめに

ギラン・バレー症候群は，感染を契機として生じた抗ガングリオシド抗体を介した自己免疫機序により，末梢神経が急性に障害される疾患である．進行性の四肢筋力低下が中心的な症状であるが，脳神経麻痺を伴うことがあり，呼吸筋麻痺をきたすと人工呼吸管理が必要となる．早期の診断と適切な治療開始が重要である．

1. ギラン・バレー症候群の可能性を高める症状と，その尋ね方

約7割に発症4週間以内の先行感染があるとされ，発症のしばらく前に感冒症状や下痢がなかったかどうかを確認することが重要である．感染症以外にはワクチン接種，外傷，大手術などが先行イベントとして報告されており，これらについても聴取しておく．発症時には感染症自体はすでに終息しており，発熱などの感染徴候は伴わないことに注目する．

麻痺は2週間以内，遅くとも4週間以内にピークとなる．4週間を超えても進行する場合は，慢性炎症性脱髄性多発神経炎（CIDP）などほかの疾患を考える必要がある．

2. ギラン・バレー症候群の可能性を高める診察所見と，そのとり方

軽度の左右差が存在することはあるが，四肢筋力低下は基本的に左右対称性である．ギラン・バレー症候群は末梢神経障害であるが，神経根が障害されるため，遠位筋のみでなく近位筋にも筋力低下が起きる．腱反射は低下〜消失するが，発症初期には低下が目立たない症例がある．

手足のしびれ感を先行して訴えることが多いが，感覚鈍麻は通常軽度にとどまる．神経根の障害により，腰痛や下肢疼痛を強く訴え，Lasègue徴候も陽性になる症例があることは知っておくとよい．

表 急性の四肢麻痺をきたしうる疾患とギラン・バレー症候群との鑑別ポイント

コモンな疾患	
脳幹部の脳卒中	突発発症,意識障害,左右差の目立つ脳神経麻痺や四肢麻痺,Babinski 徴候陽性
脊髄障害(変形性脊椎症,後縦靭帯骨化症)	転倒などの外傷機転,脳神経症状がない,膀胱直腸障害,腱反射の亢進(脊髄ショックにより腱反射はしばしば消失),Babinski 徴候陽性
ビタミン B_1 欠乏症	胃切除・偏食,ウェルニッケ脳症・脚気心の合併
周期性四肢麻痺	炭水化物の過食・激しい運動・労作後,以前にも同様のエピソード,血清 K 値
重症筋無力症	易疲労性・症状の日内変動,眼症状(眼瞼下垂・眼筋麻痺),腱反射は亢進傾向,テンシロンテストによる症状改善
稀な疾患	
ボツリヌス中毒	食品摂取歴,嘔気・嘔吐,脳神経症状(眼症状,球麻痺)から下行性に進行
有機リン中毒	農薬への暴露歴,縮瞳,唾液分泌・発汗過多,コリンエステラーゼ低値
有機溶剤中毒	有機溶剤への暴露歴・乱用歴
急性間欠性ポルフィリア	急性腹症様の腹痛,精神症状,赤色尿

　四肢・体幹に明瞭な感覚障害レベルが存在する場合には脊髄障害を考える.

　末梢性顔面神経麻痺(両側性),球麻痺などの脳神経麻痺が合併していることも多く,四肢の筋力低下だけに気をとられず注意深く脳神経も診察する.

3. ギラン・バレー症候群の診断確定のためにしておきたい検査

　血液検査では,抗利尿ホルモン不適合分泌症候群を合併して低ナトリウム血症を認めることがある.血清カリウムや CK 値は,周期性四肢麻痺や低カリウム性ミオパチーの鑑別に参考になる.
　確定診断のために,髄液検査,神経伝導速度検査,血清抗ガングリオシド抗体測定などを行う.髄液検査で蛋白細胞解離が認められることがギラン・バレー症候群の特徴であるが,発症1週間以内に施行した場合に異常がないことがある.神経伝導速度検査は末梢神経障害の存在の証明に重要で,伝導速度の遅延,伝導ブロック,時間的分散,複合筋活動電位の低下などの所見がみられるが,発症早期には異常を示さないことがある.抗ガングリオシド抗体は,結果が判明するのに日数がかかるため,迅速な診断や治療開始の判断には役立たない.

4. ギラン・バレー症候群を強く疑うとき,どのようにアクションするか

　軽症例もあるが,急速に呼吸筋麻痺に陥って人工呼吸管理が必要となったり,自律神経障害合併による循環動態の不安定や高度の不整脈により死亡する症例があるため,ギラン・バレー症候群は medical emergency と考えるべきであり,すみやかに集中治療室管理ができる施設に紹介する必要がある.
　ギラン・バレー症候群には,表に示したもの以外にもさまざまな疾患と鑑別が必要な場合があり,神経内科専門医の常駐する専門施設への搬送が望ましい.

文献・参考文献

1) 「ギラン・バレー症候群,フィッシャー症候群診療ガイドライン 2013」(日本神経学会/監),南江堂,2013
   http://www.neurology-jp.org/guidelinem/gbs.html
2) 高橋 昭, 他:Guillain-Barre症候群とその類縁疾患. 神経内科, 78:1-98, 科学評論社, 2013
3) van den Berg B, et al.:Guillain-Barré syndrome:pathogenesis, diagnosis, treatment and prognosis. Nat Rev Neurol, 10:469-482, 2014

第10章 脱力

46. 一過性脳虚血発作（TIA）

武田英孝

> なぜTIAだと思ったの？

66歳男性で，1週間前に左上肢しびれ感と構音障害を自覚し20分で改善，本日も同じ症状が出て来院し，診察時に改善していました．血圧が192/98 mmHgと高く，一過性の神経症状をくり返しておりTIAと考えました．

> TIAだと強く疑ったらどうするの？

ABCD²スコアが少なくとも4点あり，入院の適応があります．MRI拡散強調像で脳梗塞の有無を評価すべきなので，対応可能な施設へ救急搬送することになると思います．

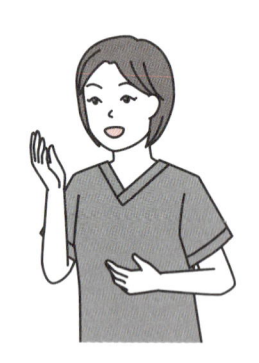

1. TIAの定義

　従来，TIAは「24時間以内に消失する局所性脳虚血による一過性の症候で，画像上での脳梗塞巣の有無を問わない」と定義されていた[1]．しかし，MR拡散強調像（DWI）の普及により，症状が1時間以上持続する例では虚血病巣が高率に認められることが報告されるようになった．すなわち，**脳梗塞もTIAも急性期脳虚血であることには変わりなく，一貫した神経救急疾患として扱うことが最重要**と考えるようになった．「外来でゆっくり検査する良性疾患」でなく，「直ちに検査と加療を要する緊急性の高い疾患」と銘記すべき疾患である．

2. TIAの可能性を高める症状・診察所見

　TIAは症候の持続時間が短く，来院時にはほぼ症状が消失しており，病歴・既往歴・合併症の詳細な聴取のみが診断の決め手となることが多い．表1にTIAの症候，表2に鑑別疾患を示す[2]．
　TIAは，従来考えられていた以上に短期間で完成型脳梗塞に進展するリスクが高い（90日以内に15〜20％，うち約半数が2日以内）．TIA発症後早期の脳卒中発症リスクを予測する尺度として，ABCD²スコアが用いられる[3]（表3）．本邦含め，スコア3あるいは4点以上で入院加療を推奨している国が多い．
　TIAの持続時間は実際には20分以内が多いが，発作が頻発し，持続時間が長くなり，発作間欠期が短くなる病型が存在する．これをcrescendo TIAという．放置すると脳梗塞へ高率に進展し，緊急入院対応が必要である．
　また，TIAに類似した病態で，SSD（spectacular shrinking deficit）が近年注目されている．

表1 TIAの症候（NINDS classification of CVD-Ⅲ）

1．TIAを思わせる症候
（1）左頸動脈系の症候
a．運動機能異常（構音障害，右上下肢および/または顔面の脱力，[完全]麻痺，または巧緻運動障害）
b．左眼の視力喪失（一過性黒内障），または稀に右視野の視力喪失（右同名半盲）
c．感覚症状（右上肢および/または下肢および/または顔面を含む感覚脱失またはparesthesiaを含むしびれ感）
d．失語（言語障害）
（2）右頸動脈系の症候
・左頸動脈系の場合と反対側に同様の症状を呈する
・失語症は，言語に関する優位半球が右の場合のみ生じる
（3）椎骨脳底動脈系の症候
a．運動機能異常（脱力，[完全]麻痺，または巧緻運動障害）の組み合わせ（上肢・下肢・顔面の左右どちらか一側あるいは両側）
b．感覚症状（左右どちらか一側あるいは両側の感覚脱失，しびれ感，またはparesthesia）
c．左右どちらか一側あるいは両側の同名性視野障害
d．姿勢調節障害，回転性めまい，平衡障害，複視，嚥下障害，構音障害（これらは単独ではTIAとみなされない）
2．TIAとして非典型的な症候
a．椎骨動脈系の徴候を伴わない意識消失
b．強直性あるいは間代性痙攣
c．症状が身体の複数の部位に広がっていく場合
d．閃輝暗点
3．TIAとみなされない症候
a．身体の他の部位に広がっていく感覚障害
b．回転性めまいのみ
c．浮動性めまい（めまい感）のみ
d．嚥下障害のみ
e．構音障害のみ
f．複視のみ
g．尿あるいは便の失禁
h．意識レベルの変動に伴う視力障害
i．片頭痛に伴う局在症状
j．意識不鮮明/錯乱（confusion）のみ
k．健忘のみ
l．失立発作（drop attack）のみ

文献1より引用

表2 TIAの鑑別疾患

前兆のある片頭痛，片麻痺性片頭痛
てんかん発作
一過性全健忘
Ménière症候群
過換気に関連する感覚症状
低血圧に伴う失神，失神前状態
低血糖
ナルコレプシー
カタレプシー
周期性四肢麻痺

文献2より引用

表3 ABCD²スコア

ABCD²	内容	点
Age（年齢）	≧60歳	1
Blood pressure（血圧）	収縮期血圧≧140 mmHg and/or 拡張期血圧≧90 mmHg	1
Clinical features（臨床症状）	片側脱力 / 脱力を伴わない言語障害	2 / 1
Duration（症状の持続時間）	≧60分 / 10-59分	2 / 1
Diabetes（糖尿病）	糖尿病あり	1

ABCD²スコアと脳梗塞発症リスク

ABCD²スコア	リスク	脳梗塞発症リスク（%）		
点	リスク	2日以内	7日以内	90日以内
0〜3	低	1.0	1.2	3.1
4〜5	中等度	4.1	5.9	9.8
6〜7	高	8.1	11.7	17.8

文献3より引用

表4 TIAの急性期治療と脳梗塞発症防止に関するガイドライン

1. TIAを疑えば，可及的速やかに発症機序を確定し，脳梗塞発症予防のための治療を直ちに開始しなくてはならない（グレードA）．
2. TIAの急性期（発症48時間以内）の再発防止には，アスピリン160～300 mg/日の投与が推奨される（グレードA）．
3. 非心原性TIAの脳梗塞発症予防には抗血小板療法が推奨され，本邦で使用可能なものはアスピリン75～150 mg/日，クロピドグレル75 mg/日（以上，グレードA），シロスタゾール200 mg/日，チクロピジン200 mg/日（以上，グレードB）である．必要に応じて降圧薬（アンジオテンシン変換酵素阻害薬など），スタチンの投与も推奨される（グレードB）．
4. 非弁膜症性心房細動（NVAF）を中心とする心原性TIAの再発防止には，第一選択薬はワルファリンによる抗凝固療法（目標INR：70歳未満では2.0～3.0，70歳以上では1.6～2.6）である（前者グレードA，後者グレードB）．
5. 狭窄率70％以上の頸動脈病変によるTIAに対しては，頸動脈内膜剥離術（CEA）が推奨される（グレードA）．狭窄率50～69％の場合は年齢，性，症候などを勘案しCEAを考慮する（グレードB）．狭窄率50％未満の場合は，積極的にCEAを勧める科学的根拠に乏しい（グレードC1）．CEA適応症例ではあるが，心臓疾患合併，高齢などCEAハイリスクの場合は，適切な術者による頸動脈ステント留置術（CAS）を行っても良い（グレードB）．
6. TIAおよび脳卒中発症予防に，禁煙（グレードA），適切な体重維持と運動の励行が推奨される（グレードC1）．飲酒は適量であれば良い（グレードC1）．

文献4より引用

広範な半球症候を呈しながら，24時間以内に臨床症候の劇的改善を示すもので，心原性塞栓症の約12％にみられる．血栓塞栓の分解，移動による早期の血行再開がその原因とされている．心房細動の症例に入院対応で管理すべき病態である．

3. TIAの診断確定のためにしておきたい検査

最重要検査は頭部MRI/MRAである．MRI/MRAが直ちに施行できる施設は限られており，できない場合は可能な施設への搬送を考慮する．DWIで虚血病巣の有無を評価し，MRAで血管狭窄あるいは閉塞部位を評価する．また近年，FLAIR像で脳虚血領域の責任血管の閉塞/血流速度低下を示す血管高信号所見（FLAIR vascular hyperintensity：FVH）の有用性が注目されている．MRA上の閉塞性病変とFVHの両方を有する場合，90日以内の脳梗塞またはTIAの再発が多いことも明らかとなっている．

そのほか，血液検査（血算，凝固系，生化学，血糖値，脂質），心電図，頭部CT/CTアンギオグラフィー（CTA），頸動脈エコー，心エコーなどは原因検索のために必要な検査である．

4. TIAを強く疑うとき，どのようにアクションするか

TIAは急性期対応が必要な病態であり，**対応できる施設へ搬送のうえ，入院を含めた診療体制が原則必要**となる．**病態機序に応じて，脳梗塞に準じた治療を行う**と考える．定義の変遷により対応に関しても流動的であるが，脳卒中治療ガイドライン2009のTIAの項（表4）[4]と本邦でのTIAの初期対応に関する厚労省TIA研究班の試案（図）[5]を示す．

文献・参考文献

1) Special report from the National Institute of Neurological Disorders and Stroke. Classification of cerebrovascular diseases III. Stroke, 21：637-676, 1990
2) Easton J D, et al：Definition and evaluation of transient ischemic attack. Stroke, 40：2276-2293, 2009

```
┌─────────────────────────────────┐
│      TIA が疑われる患者          │
└─────────────────────────────────┘
```

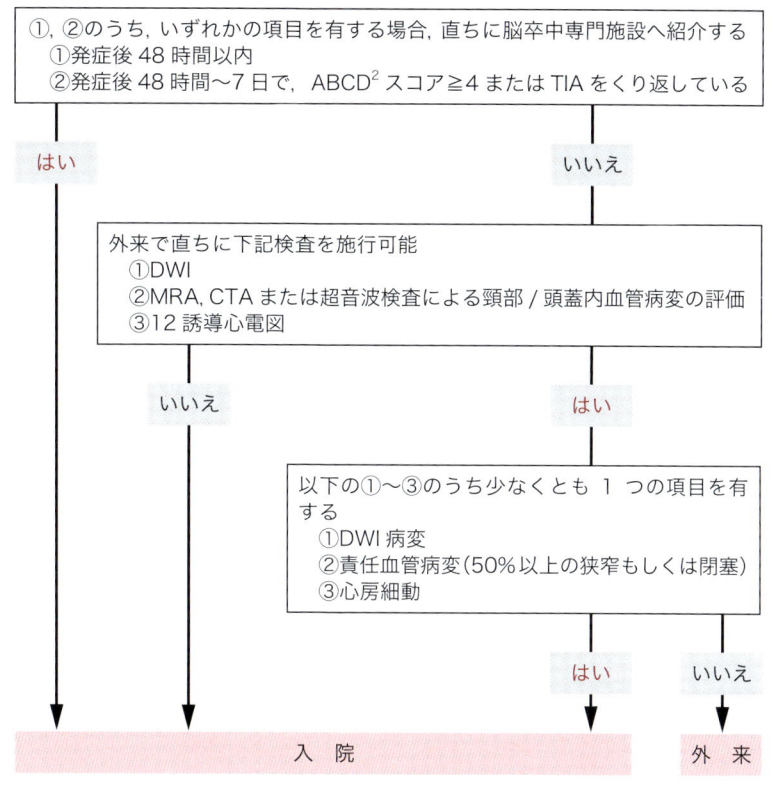

┌───┐
│ ①，②のうち，いずれかの項目を有する場合，直ちに脳卒中専門施設へ紹介する │
│   ①発症後 48 時間以内   │
│   ②発症後 48 時間～7 日で，ABCD² スコア≧4 または TIA をくり返している │
└───┘

　　　　はい　　　　　　　　　　　いいえ

┌───┐
│ 外来で直ちに下記検査を施行可能   │
│   ①DWI   │
│   ②MRA, CTA または超音波検査による頸部/頭蓋内血管病変の評価 │
│   ③12 誘導心電図   │
└───┘

　　　　いいえ　　　　　　　　　　はい

┌───┐
│ 以下の①～③のうち少なくとも 1 つの項目を有する │
│   ①DWI 病変   │
│   ②責任血管病変（50％以上の狭窄もしくは閉塞） │
│   ③心房細動   │
└───┘

　　　　　　　　　　　　　はい　　　いいえ

　　　　　　　　入　院　　　　　　　外　来

図　本邦における TIA の初期対応に関する厚労省 TIA 研究班の試案
文献 5 より引用

3) Johnston S C, et al：Validation and refinement of scores to predict very early stroke risk after transient ischaemic attack. Lancet, 369：283-292, 2007
4) TIA の急性期治療と脳梗塞発症防止．「脳卒中ガイドライン」（日本脳卒中学会／編），pp78-84，2009
   http://www.jsts.gr.jp/guideline/078_084.pdf
5) 厚生労働科学研究費補助金による「TIA の診断基準の再検討，ならびにわが国の医療環境に則した適切な診断・治療システムの確立に関する研究」班．研究代表者峰松一夫．

第10章 脱力

47. 重症筋無力症

中尾直樹

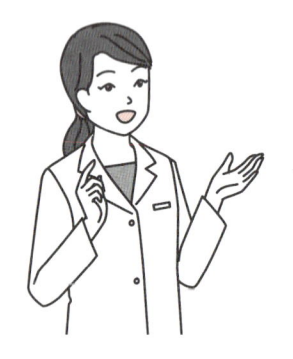

> なぜ重症筋無力症だと思ったの？

> 夕方になると瞼が下がって，夜の食事の時は硬いものが噛みにくく，入浴時に手が上げにくくて洗髪しにくいという日内変動があるからです．

> 重症筋無力症だと強く疑ったらどうするの？

> 易疲労性のある疾患のようなので，アイスパックテストとテンシロンテストで筋力の改善をみようと思います．

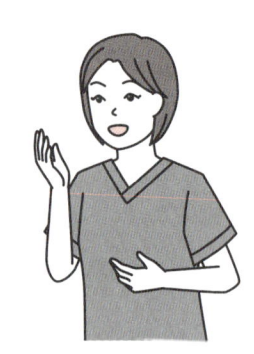

1. 重症筋無力症の可能性を高める症状と，その尋ね方

運動をくり返すことにより一部の筋力あるいは全身の筋力が低下し，休息によって一時的に回復する．次の諸症状が多く症状には日内変動がある．

①眼瞼下垂，②眼球運動障害ないし複視，③嚥下障害，④言語障害，
⑤歩行ないし運動障害，⑥呼吸困難

重症筋無力症の50％が眼筋症状で初発する．易疲労性をもった嚥下障害・言語障害などの球症状，顔面・頸部・上肢近位筋などの症状も念頭におく必要がある．

眼症状で発症した重症筋無力症の50％は2年以内に全身型へ進展する（20％は6カ月以内）．2年間経過しても眼症状のみであれば眼筋型と診断できる．

2. 重症筋無力症の可能性を高める診察所見と，そのとり方

ほかの自己免疫疾患と同様，男性に比し女性が約2倍多いとされ，発症のピークは4歳以下（両性），20歳代（女性），40歳以降（男性）の3峰性である．

眼瞼下垂は左右非対称が多い．眼瞼の強収縮を10回くり返す，握力計を10回握らせるなどで易疲労性をみる．

3. 重症筋無力症の診断確定のためにしておきたい検査

診断に必要な検査は次の6つである.

①アイスパック,②テンシロン,③抗AChR抗体価,④反復筋電図,⑤単線維筋電図,⑥CT,MRI

上記①~③でほとんどの診断が可能である.

アイスパックテストは眼瞼下垂のある患者の眼瞼にアイスパックを2分間のせると重症筋無力症では改善する.冷刺激で一過性にアセチルコリン分泌が亢進することによる.

テンシロンテストはコリンエステラーゼ阻害剤であるアンチレックス®10 mg(1 mL)をツベルクリン反応用注射器に入れ,ゆっくり静注し筋力の改善を観察する.改善したと判断した時点で中止する.顔面紅潮,腸蠕動亢進などの症状が出現するが一過性である.

抗AChR(アセチルコリン受容体)抗体は静脈採血で測定する.重症筋無力症に特異性の高い検査で,眼筋型の70%,全身型の90%が陽性である.ただし抗体価と臨床的な重症度は一致せず,胸腺腫合併例や若年女性では高い例が多い.抗AChR抗体陰性重症筋無力症例で抗筋特異的チロシンキナーゼ(muscle specific tyrosine kinase:MuSK)抗体陽性例が知られており,最近コマーシャルベースでの測定が可能となった.

専門的な検査となるが反復筋電図は表面電極を用いるので検査室レベルでも行うことがある.低頻度刺激で誘発筋電図を行い漸減現象(waning)の有無を確認する.10%の低下があれば有意と判断できる.単線維筋電図は筋電図に熟練した専門医に依頼する必要がある.

重症筋無力症の80%で胸腺異常を認めるため,CTもしくはMRI造影(±)で検査を行う.他の自己免疫疾患の合併も多い.

4. 重症筋無力症を強く疑うとき,どのようにアクションするか

眼筋症状や軽い全身症状であればコリンエステラーゼ阻害剤のみの治療でよい.メスチノン®は作用時間が短くコリン作動性クリーゼは起こしにくい.症状にあわせ1回1錠1日3~4回の投与を行う.噛みにくい,飲み込みにくい例は食前内服も可能である.

改善しない例や投与中症状進行があり免疫療法が必要な例,胸腺異常のある例は専門医へ紹介する.

文献・参考文献
1) 中尾直樹:重症筋無力症, Nippon Rinsho, 59, suppl 8:662-628, 2001
2) 「重症筋無力症診療ガイドライン2014」(日本神経学会/監),南江堂, 2014

第10章 脱力

48. 周期性四肢麻痺

奈良典子, 長谷川 修

＜なぜ周期性四肢麻痺だと思ったの？

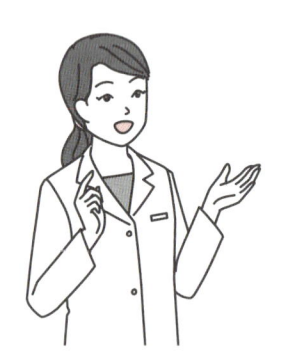

以前から同様の脱力発作を繰り返しているからです．数回救急病院に運ばれていますが，血清カリウム値が低くて，一晩に10本の点滴をしたとも言っていましたので．

＜周期性四肢麻痺だと強く疑ったらどうするの？

血清カリウム濃度を調べて，低値なら心電図のモニタリングを行ったうえで，できるだけ経口的にカリウムを補充します．

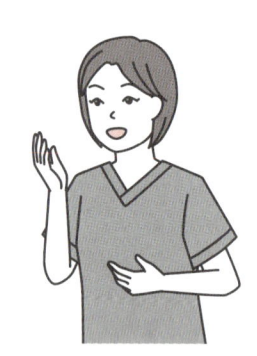

1. 周期性四肢麻痺を高める症状と，その尋ね方

　周期性四肢麻痺の原因疾患には，筋細胞膜に発現するチャネル異常に伴う原発性（遺伝性）のものと，症候性のものがある．程度の差はあれ，いずれも弛緩性麻痺をきたす．「周期性」といっても発作間隔は一定ではなく，弛緩性麻痺が繰り返される病態をさす．低カリウム性周期性四肢麻痺では起床時から症状が出現することが多く，両側性に上肢よりは下肢，遠位より近位優位に弛緩性麻痺が生じ，個人ごとに脱力する筋の順番が決まっていることが多い（大腿，下腿，体幹，上肢の順など）．重症時には四肢体幹の広い範囲に弛緩性麻痺をきたすが，球症状や眼症状なく，呼吸筋への波及も少ない．激しい運動，炭水化物の過剰摂取，精神的ストレスにより発作が誘発されることが知られており，インスリンやカテコールアミンの大量放出が誘因となる．

　問診では，過去にも脱力発作を経験しているか，何歳からどの程度の頻度で経験しているか，脱力部位はどこで持続時間はどの程度か，同様の症状をもつ家族がいるか，前日の食生活・活動強度・精神的ストレス度を訊ねることが必要である．また症候性の周期性四肢麻痺を鑑別するためには，内服中の薬剤（利尿薬，甘草を含む漢方薬，下剤）やサプリメントはあるか，嘔吐・下痢はあるか，腎疾患，腸疾患もしくは甲状腺疾患の既往があるかなどの問診が大切となる．

2. 周期性四肢麻痺の可能性を高める診察所見と，そのとり方

　周期性四肢麻痺で認められる身体所見は筋力低下と深部腱反射の低下もしくは消失である．筋の把握痛はない場合が多い．筋組織そのものに原因が存在するため，感覚障害や腱反射亢進があってはならない．くり返す弛緩性麻痺で鑑別にあがるのが全身型重症筋無力症であるが，休息後に筋力回復がある点，眼・球症状，呼吸筋への波及がある点で周期性四肢麻痺と異なる．初回の弛緩性麻痺で鑑別にあがるのがギランバレー症候群やボツリヌス症であるが，ギランバレー症候群

の多くは感覚障害を伴う点や遠位筋から麻痺がはじまることが多い点，ボツリヌス症では副交感神経遮断症状を有することや脳神経領域から運動麻痺が始まる点が周期性四肢麻痺との鑑別点となる．本邦においては甲状腺機能亢進症に伴う周期性四肢麻痺の頻度が高いため，頻脈，脈圧の増加，手指振戦，甲状腺腫大，眼症，甲状腺内血管雑音などを調べることも重要だ．

3. 周期性四肢麻痺の診断確定のためにしておきたい検査

症候性のものには内分泌疾患（甲状腺機能亢進症，原発性アルドステロン症），尿への過剰排泄（尿細管アシドーシス，漢方薬，利尿薬，酸性・アルカリ尿に伴うもの），消化管からの過剰排泄（下痢，吸収不全）などがある．上記疾患鑑別のため，血清・尿電解質，血液ガス，血液生化学検査が必要である．低カリウム血症の場合，尿カリウム濃度が30〜40 mEq/L以上で腎性のカリウム喪失を疑うが，原発性や甲状腺機能異常に伴う発作の場合はこれ以下となる．また原発性の場合，低カリウム血症が発作に先行するが，血清カリウム濃度が正常化した後にも四肢麻痺が持続することが多く，低カリウム血症がないからといって本疾患を除外しないことが大切だ．原発性では遺伝子検査，筋電図検査が診断確定の一助となる．

4. 周期性四肢麻痺を強く疑うとき，どのようにアクションするか

頻度は低いものの，正カリウム性や高カリウム性の周期性四肢麻痺が存在するため，血清カリウム濃度が高くないことを確認したうえでカリウム製剤を投与する．原発性および甲状腺機能異常に伴う低カリウム血症の場合，カリウムが体外に排泄されたわけではないため，一定時間が経過すれば自然に血中カリウム濃度が正常化する．経静脈的にカリウムを補正すると，高カリウム血症をきたすことがあるため，経口的に対応する．吸収されやすさの点で顆粒がよい．発作予防としてL-アスパラギン酸カリウム（アスパラ®カリウム錠300 mg）1回2錠，1日3回 朝・昼・夕，アセタゾラミド（ダイアモックス®錠250 mg）1回1錠，1日2回 朝・夕，スピロノラクトン（アルダクトン®A錠50 mg）1回2錠，1日1回 朝，ボグリボース（ベイスン®錠0.2 mg）1回1錠，1日3回 毎食直前，などの組み合わせが用いられる．上記薬剤の内服と，過食や激しい運動などの発作誘発因子を避ける生活指導で経過観察とするが，発作のコントロールがつかない場合に神経内科への相談が必要となる．

第10章 脱力

49. 多発性硬化症

長谷川 修

> なぜ多発性硬化症だと思ったの？

> 発作2度目，若い女性で，1回目は右大脳，今回は左脳幹とそれぞれ異なる部位の神経症状を出しているからです．

> 多発性硬化症だと強く疑ったらどうするの？

> MRIで病巣を確認するとともに，髄液で炎症が起っているかどうかを確認します．そのうえで，神経内科医と相談して今後の治療方針を決めたいと思います．

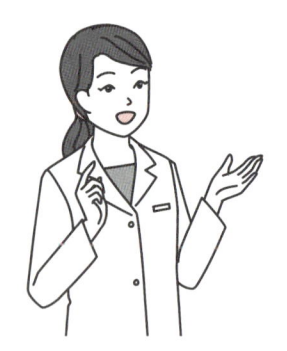

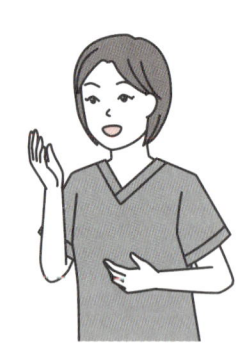

1. 多発性硬化症の可能性を高める症状と，その尋ね方

1）患者特性

脳血管障害の好発年齢より若く，かつ血管障害の危険因子をもたない人で強く疑う．多発性硬化症（multiple sclerosis：MS）は若年成人，女性にやや多く，平均発病年齢は30歳前後で，学童以前や高齢者になって初発することは稀である．

2）症状

時間的・空間的多発性を特徴とする，中枢神経系の局所性炎症性疾患である．

急性発症で目が見えなくなる，腕がしびれて上がらなくなる，風呂の熱さがわからなくなる，などの症状で発症し，中枢神経系の異なる局所の症状がくり返される．

3）経過

通常型MSの多くは再発・寛解をくり返しながら慢性に経過するが，次第に進行性の経過をとる場合がある．再発の回数は年に3〜4回から数年に1回など，人によってさまざまである．再発をくり返しながらも障害がほとんど残らない人，何度か再発した後で，ときには最初の発病から寝たきりとなるなど，予後もさまざまである．

4）病型

以前はMSの一型と考えられていた病態に，視神経脊髄炎（neuromyelitis optica：NMO）がある．この場合，一側，あるいは対側の視力障害や横断性脊髄症に伴う症状がくり返されやすい[1]．

2. 多発性硬化症の可能性を高める診察所見と，そのとり方

MSに特徴的な診察所見はないが，強いて言えばLhermitte徴候があげられる．これは，頸部を

前屈させると，四肢や体幹に電撃様の異常感覚放散が誘発される現象をさす．頸髄後索の脱髄病変に特徴的な症状とされる．

　診断には，時間的経過を追いながら神経症状と症候をきちんと把握することが大切である．大脳，視神経，脊髄，小脳，脳幹などの病変をMRIで描出し，その病巣に一致した症状であるかどうかを臨床的に確認する．

3. 多発性硬化症の診断確定のためにしておきたい検査

① 脳脊髄液に炎症反応があるかどうかを調べる．MS急性期にはリンパ球数の増加，蛋白の増加，免疫グロブリンIgGの上昇，オリゴクローナルIgGバンドの出現など，炎症や免疫反応亢進を反映した所見が得られる．また髄鞘の破壊を反映して，髄鞘の成分であるミエリン塩基性蛋白の増加がみられる[2]．

② MRIで病巣を検出する．脱髄病巣はT2強調画像およびFLAIR画像で白く写る．また，急性期の病変はガドリニウムで造影される．脱髄病変に不可逆性の軸索変性が加わると，T1強調画像で黒く描出される．

③ 脱髄が起こると神経伝導が遅くなる．これを脳波でとらえる検査法に大脳誘発電位検査がある．視覚誘発電位（VEP），聴覚誘発電位（ABR），体性感覚誘発電位（SEP）などにより，その潜時延長は途中経路での伝導障害，すなわち脱髄の存在を示唆する．

④ NMO病態を有する患者には，抗AQP4抗体という自己抗体が高率に認められる．また，脊髄炎の急性期には，3椎体以上に渡る脊髄長大病変が出現しやすい．

4. 多発性硬化症を強く疑うとき，どのようにアクションするか

　MSは神経内科医による丁寧な診察の結果，髄液検査，電気生理検査，MRI検査などを総合して診断する．病歴をよく聞き，丁寧に診察することが大切である．診断確定にあたっては，できる限り神経内科にコンサルトすることが勧められる．

文献・参考文献

1) 中村雅一：多発性硬化症．「神経症候群 第2版 II」pp805-809，日本臨床社，2014
2) 松井 真：MSの病態理解に必要な免疫学．臨床神経，53：898-901，2013

第11章 しびれ

50. 肘部管症候群

大庭真俊

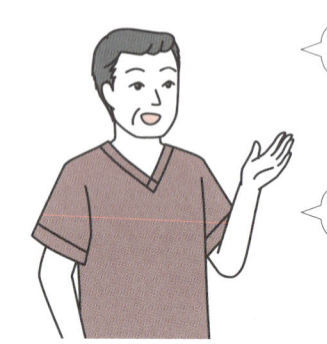

> なぜ肘部管症候群だと思ったの？

> 小指および環指にかけての範囲に局在する知覚の低下と，手の巧緻性の低下を認めるためです．

> 肘部管症候群だと強く疑ったらどうするの？

> 肘関節の屈曲が必要な動作を制限し，筋力低下を伴う例は専門医に紹介します．

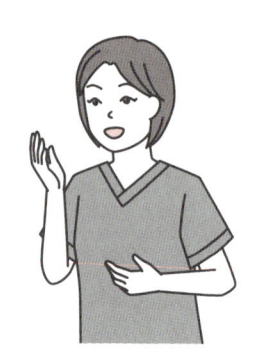

1. 肘部管症候群の可能性を高める症状と，その尋ね方

1 職業，既往歴

　肘を屈曲位で保ったままにすることや肘を屈曲する動作をくり返すことなどが原因となる[1]．肉体労働者や，電話をかける職業の人（特にインカムタイプの電話を用いない人）などがこれにあたる．既往歴としては肘関節の変形や変形性関節症に伴って発症することもあるため，肘関節周囲の外傷や手術の既往の有無を確認する．また，全身の神経障害を伴う疾患が背景にある場合を考え，糖尿病や慢性腎不全（特に人工透析）などの治療歴について聴取しておく．

2 症状および悪化する状況

　症状は主に小指と環指の知覚鈍麻からはじまることが多く，手指の痛みを訴えることは少ない[1]．肘関節内側の痛みを訴える患者さんもいるがその局在はさまざまであり，疾患特異的な箇所はない．持続する神経障害により手の内在筋の障害があらわれてくると，ボタンをとめる動作やタイピング動作などに支障をきたすようになる．特定の動作ではなく「手や腕が疲れる」という表現をされることもあるが，これも手の内在筋の萎縮によるものである．肘を屈曲位にしたときに肘部管における尺骨神経の圧迫が強くなるため，この肢位で長時間作業するときの症状を訴えることが多い．

2. 肘部管症候群の可能性を高める診察所見と，そのとり方

　手の内在筋の萎縮により，環指・小指が完全伸展できず，**鷲手変形**という特徴的な手の形を示す．内在筋の萎縮が進行すると，手背側からみてひとつひとつの中手骨の間が凹んだように見える．**片側性の手の内在筋の萎縮は，筋萎縮性側索硬化症（ALS：amyotrophic lateral sclerosis）の初発症状の1つとして起こり，感覚障害を伴うこともあるため鑑別が問題となる．ALSの場合

は同じ尺骨神経支配の筋でも小指球筋は保たれることが多く，萎縮の程度に解離がみられる（split hand）ことと，症状が休息によって回復しないことが特徴である．筋萎縮の程度が軽い場合は指の伸展障害のみをみる．また，小指のみが外転位になる（Wartenberg's sign）を示す場合があるが，これは頸髄症におけるFinger escape signと似る．患側の母指と示指の間に紙を挟み，引っ張ったときに代償的に母指のIP（interphalangeal joint：指節間）関節が屈曲するものをfroment signと呼び，母指内転筋の麻痺を示す．肘部管部におけるTinel signの感度は70％と，それほど鋭敏な検査ではない．flexion–pressure combination test（肘を深屈曲させた状態で，肘部管のすぐ近位部に指2本で60秒間圧迫を加える）は感度98％，特異度95％と報告されている．

頸髄症あるいは頸椎レベルの神経根障害（とくに第8頸神経根および第1胸神経根）との鑑別が問題になるが，これら上位レベルの障害の場合，上記の誘発テストが陰性であることと，痛みが主訴として上がる場合が多い．頸椎レベルの所見をとる際にSperling test（頸椎に軸圧をかける）を行うことは，神経根障害をきたすおそれがあり勧められない．

3. 肘部管症候群の診断確定のためにしておきたい検査

肘部管症候群の診断確定に必須の検査はないため，上記の誘発テストや病歴から総合的に判断することになる．設備があれば電気生理学的検査（EPS：electrophysiological study）を行うことで，神経の圧迫部位や程度を評価することができる[2]．しかし臨床的に明らかな肘部管症候群の患者さんでもEPSは10％程度の偽陰性を示すと言われている．また，肘部管症候群においてもほかの絞扼性末梢神経障害と同様，尺骨神経の走行経路の2カ所以上での障害が起きている可能性（double crush syndrome）を常に念頭におくことが重要である．

4. 肘部管症候群を強く疑うとき，どのようにアクションするか

手の内在筋の筋萎縮を伴わず小指および環指の感覚障害のみを訴える例や，症状が断続的であるような例は軽症と考え，まず保存的治療の対象とする．肘の深屈曲を伴う動作を避けるように生活指導を行う．また，肘関節45度屈曲で固定されるような副子を作成し，夜間のみそれを使用してもらうことも有用であるが，尺骨神経の走行する肘内側部にあたらないようにするとともに，肘関節部を十分柔らかく作る．外科治療に移行するまでに3カ月程度は保存的治療を行うことを勧める文献が多いが，筋萎縮を伴う症例の多くは保存的治療に反応せず悪化するため，早期に専門医に紹介する適応と考える．

文献・参考文献

1) Palmer BA & Hughes TB：Cubital tunnel syndrome. J Hand Surg Am, 35：153-163, 2010
2) Hutchison RL & Rayan G：Diagnosis of cubital tunnel syndrome. J Hand Surg Am, 36：1519-1521, 2011

第11章 しびれ

51. 手根管症候群

大庭真俊

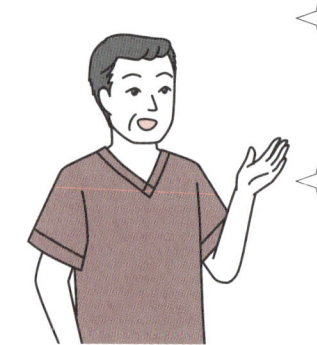

> なぜ手根管症候群だと思ったの？

> 手掌と，母指から中指にかけての範囲に局在するしびれと痛みを訴えているからです．

> 手根管症候群だと強く疑ったらどうするの？

> くり返す手指の使用を避けてもらい，希望があれば手関節を中間位で固定するスプリント（副子）の使用も勧めます．

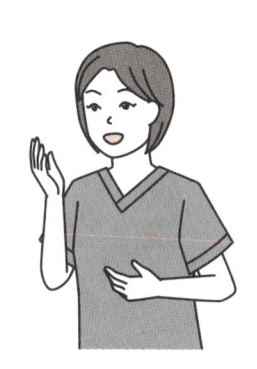

1. 手根管症候群の可能性を高める症状と，その尋ね方

1 性別，職業，既往歴

　手を酷使する職業に多いといわれている．握る動作の多い肉体労働をする人，あるいは長時間のタイピング作業を行う人などがこれにあたる．性別としては，女性が男性より3倍以上多いとされる．**女性の場合，妊娠に伴って発症・悪化することがあるが**，この場合産後に症状は改善することが多い．

　手関節付近の骨折・外傷による変形が原因になることもある．また，甲状腺機能低下症による粘液水腫に起因するものも報告されている．

2 症状および悪化する時間帯

　症状は主に母指・示指・中指の感覚低下としびれ・疼痛である．母指球のあたりの皮膚にも同様の症状を伴うことがある．これらの症状は，手を使用していると悪化することが多い．また，**手を使っていないはずの就寝時や明け方に悪化することも多く**，なかにはその症状のために起きてしまう人もいる．運動面では母指球筋の筋力低下のために，物をつまむ動作が困難に感じることが多い．母指球筋の萎縮を伴う場合は，正中神経障害が長期間持続していることを示す．

2. 手根管症候群の可能性を高める診察所見と，そのとり方

　夜間や明け方に上述のような症状が悪化する，というエピソードは特徴的だが，これだけでは診断できない．しびれや痛みが出たときに手をぶんぶん振るようにすると改善する，というエピソードは **flick sign** と呼ばれ，**診断的価値が高い**とされる．また，遠位手掌皮線のレベルで手関節部の幅と厚みを計測し，幅を厚みで割ったものが0.70以上（手関節の幅が狭い）のものを **square wrist sign** とし，手根管症候群になりやすいといわれる．

有名な誘発試験であるPhalen test（手の甲どうしを胸の前で合わせ，手関節の屈曲を強めると症状が誘発される）の陽性尤度比はおよそ1.3，陰性尤度比は0.7，またTinel signもそれほど感度特異度に優れた検査ではない[1]．そのほかにも手根管症候群の誘発試験はあるが，複数を組み合わせたうえで経過や症状と併せて判断することが重要である．

脳神経・上肢の徒手筋力検査，深部腱反射などの神経学的検査を行うことも重要である．より中枢に近い領域での神経の異常によって同様の症状をきたす場合が考えうるためである．また手根管部での正中神経障害に，より上位のレベルにおける神経障害が合併する double crush syndrome もみられるため，一つの診断ですべてが解決するとは限らないことを理解しておく必要がある．

3. 手根管症候群の診断確定のためにしておきたい検査

手根管症候群の診断は，病歴と上記の誘発試験の結果を総合して行う．実際のところ，**手根管症候群の診断にはGolden Standardが存在しない**．正中神経の電気生理学的検査（EPS：electrophysiological study）は診断において客観的なデータを与えうる，という点で有用だが[2]，糖尿病そのほかの合併症の存在による偽陽性や，正常人における偽陽性の問題がある．可能であれば行ったほうがよいが，プライマリケアでの診察を考えた場合，第一選択として考えるべきかどうか疑問が残る．手根管部における正中神経のエコー検査も同様に，診断確定において必須とする根拠が現在のところ乏しい．

4. 手根管症候群を強く疑うとき，どのようにアクションするか

症状を増悪させる行動（手指の酷使）の有無を聴取し，可能な限りそれを控えるように指導を行う．手近の材料で副子を作ることができればそれを背側からあてて包帯で軽く固定し，手関節を中間位で固定すると症状の軽減が得られる．手背は皮膚が薄く副子固定による皮膚障害が多いので，手背に当たる部分に伸縮包帯を巻いたりガーゼを当てたりして柔らかく作るようにする．患側が利き手の場合このような固定を行うことで患者さんに不便が生じるので，夜間，就寝時のみでもよい．その場合，患者自身が家で着脱できるように指導する．痛みが強いときは経口の消炎鎮痛剤の処方を行う．

多くの患者さんはこのような安静と生活指導で改善がみられるが，すでに症状が長期にわたっている例や，母指球筋の萎縮を伴っている例，非典型的な症状や経過を示す例は専門家へのコンサルトが必要と考える．

手根管内へのステロイド注射も有効だが，経験のない場合は行わないほうが無難である．方法に関しては成書[3]に譲る．

文献・参考文献

1) D'Arcy CA & McGee S：The rational clinical examination. Does this patient have carpal tunnel syndrome? JAMA, 283：3110-3117, 2000
2) LeBlanc KE & Cestia W：Carpal tunnel syndrome. Am Fam Physician, 83：952-958, 2011
　（http://www.aafp.org/afp/2011/0415/p952.html）
3) 「筋骨格注射スキル」（岸本暢将／監訳 山本万希子，荻野 昇／訳），pp105-107，羊土社，2008

第11章 しびれ

52. 手口症候群

奈良典子, 長谷川 修

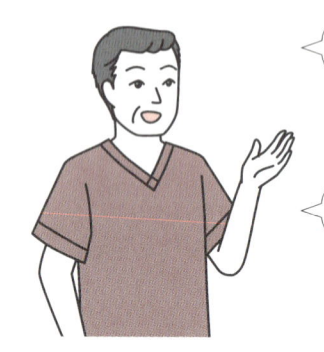

> なぜ手口症候群だと思ったの？

> 左口唇半分と左手指先に突然ピリピリ感が生じ, 運動障害を認めないからです.

> 手口症候群だと強く疑ったらどうするの？

> 画像検査を行い, 脳出血や脳梗塞の治療に順じて治療します.

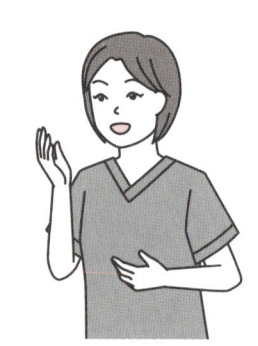

1. 手口症候群の可能性を高める症状と, その尋ね方

　手口症候群は一側の橈側指先と, それと同側の口周囲に限局した感覚障害が生じることを特徴とする症候群である. この部位にピリピリ感, 歯科麻酔のようなジンジン感, 刺すような痛み, 冷感などが突然発症し, それが持続する. 多くは運動障害を伴わない. 問診には発症の時間的推移（突然発症か緩徐進行性か）, しびれの部位（片側か両側か, 橈側か尺側か, 肢の遠位か近位か）, 性質（持続的か間欠的か, 移動するか）, 運動障害の有無などを取り入れる. また, 高血圧症, 糖尿病, 脂質異常症, 喫煙, 心房細動等の脳血管障害因子が本症候群でも危険因子となるため, これらの確認が必要となる. 多発性硬化症, numb chin syndrome, 手根管症候群, 過換気症候群, 身体表現性障害, 薬剤性神経障害等が鑑別にあがるが, しびれの特徴的な分布と突然発症のエピソードから鑑別に苦慮することは多くない.

2. 手口症候群の可能性を高める診察所見

　感覚障害が狭い領域に限局していることが特徴である. 一側の手と口に限局した感覚障害は, 視床外側核にある後外側腹側核（nucleus ventralis posterolateralis：VPL）と後内側腹側核（nucleus ventralis posteromedialis：VPM）の境界で生じた小出血や小梗塞が原因になることが多いが（図）, 橋から中枢の上行性感覚路でも手と口の線維が隣接しており, まれに橋, 内包, 放線冠, 中心後回の病変が原因になることがある. 視床の病変が小さければ, 一側の橈側指先と同側の口半分に他覚的な知覚過敏や知覚鈍麻が認められ, 視床の病変が大きければ, 橈側を超えた手部や顔面にも感覚障害が広がる. また病変が内包や放線冠に及ぶと運動障害が併存することがあり, 橋や延髄の障害では対側に交叉する線維があるため, 交叉性（顔面と四肢で逆）あるいは両手と口周囲全体の感覚障害が生じる場合がある.

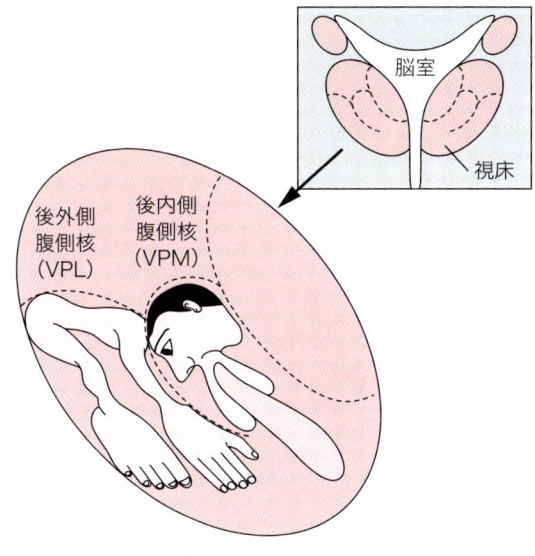

図　感覚障害が生じる領域
視床のVPL腹側は手の領域，VPM腹側は口唇の領域で占められる．VPL内側とVPM外側をまたがって支配する視床外側後腹側核動脈の小出血や小梗塞により，手と口に限局した感覚障害が現れる[1]

3. 手口症候群の診断確定のためにしておきたい検査

　手口症候群では梗塞性，出血性ともに存在するため，どちらの病態であるか，また病変の広がりはどの程度であるかをCTやMRIなどで検査を行う．皮質病変では病巣が大きいことや，延髄病変では進行性の病態が報告されているため，病変部位の特定が必要である．急性期脳梗塞の場合，MRIの拡散強調画像で梗塞部位が高信号に描出されるが，脳幹病変では高信号への変化が24時間以上要することもある．過去に発症した出血巣の確認や微細出血の検出にはT2*強調画像が優れている．血液，生理，画像検査等を行い，危険因子を同定することも大切である．

4. 手口症候群を強く疑うとき，どのようにアクションするか

　発症時期を同定したうえで，脳出血，脳梗塞に準じた治療を行う．発症間もない急性期のものであれば，基本的には神経内科に依頼する．症状が固定している場合には，再発予防が中心となるため，危険因子に対する加療を行いながら経過観察とする．

文献・参考文献

1) Chen WH：Cheiro-oral syndrome：a clinical analysis and review of literature. Yonsei Med J, 50：777-783, 2009

第11章　しびれ

53. 馬尾症候群

大庭真俊

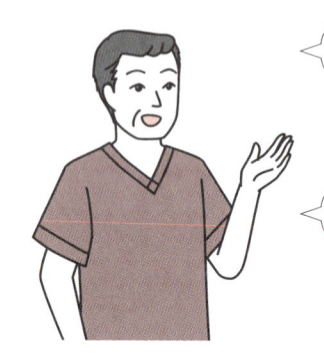

> なぜ馬尾症候群だと思ったの？

> 腰痛を訴えて来院した患者さんに下肢の麻痺と膀胱直腸障害を伴っていたからです．

> 馬尾症候群だと強く疑ったらどうするの？

> 緊急除圧術の適応となる可能性が高いため，早急に専門医にコンサルトします．

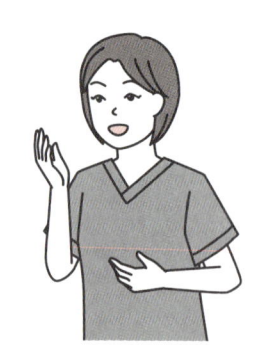

1. 馬尾症候群の可能性を高める症状と，その尋ね方

1 馬尾症候群について

　脊髄の本幹は第2腰椎高位までで終わり，それよりも遠位では本幹から分岐した脊髄神経が束になって走行している．第2〜第5腰神経および第1〜第5仙骨神経から成り立つこの部位を馬の尾になぞらえて**馬尾（cauda equina）**と呼ぶ．この部位で脊髄神経の圧迫が起こると複数の神経根に同時に症状を呈することがあり，これを馬尾症候群と呼ぶ．圧迫の原因としては，椎間板ヘルニア・外傷によるもの・腫瘍・血腫・膿瘍などがある．

2 症状および悪化する状況

　腰背部痛はしばしば遠位への放散痛を伴うが，その範囲は圧迫されている神経根の支配領域と一致することが多い．安静時や臥床時にも持続する腰背部痛は，化膿性脊椎炎（椎間板炎）や，悪性腫瘍によるものを示唆する．必ずしも腰痛を伴っているとは限らず，軽い腰痛と「歩けない」といった主訴で来院した患者さんでも，**下肢帯の筋力低下や肛門周囲，会陰部の感覚麻痺を伴う場合は緊急の画像検査を必要とする可能性が高く，早急に専門医へ転送することが望ましい．**尿もれや排尿困難感，便秘などの**膀胱直腸障害**を示唆する症状に関しては「腰痛」や「歩行障害」を主訴に来院する患者さんが自分から話すことは少なく，こちらから質問して確認する必要がある．これらの症状が「いつ」始まり，「良くなっているのか，悪くなっているのか」を確認する．麻痺などの症状が増悪している患者さんは特に緊急性が高いと考える．

2. 馬尾症候群の可能性を高める診察所見と，そのとり方

　「腰痛」を主訴に来院する患者さんを診察する際に重要なのは，脊髄神経に起因する麻痺の有無を確認することである．下肢帯の徒手筋力検査を行い，筋力低下の有無を評価する．痛みのため

に評価が困難なことも多いが，可能な範囲で実施し結果を記録しておく．感覚については，ふれるだけでなく，温痛覚（ペーパークリップの先や氷を入れたスピッツを用いる）について確認する．馬尾症候群では自転車のサドルに当たる位置（S3～S5領域：肛門周囲～大腿近位内側）の感覚低下が特徴的である．関節位置覚や深部腱反射についてもチェックしておく．膀胱直腸障害の有無をみるために，尿や便をしたい感覚や溜まっている感覚がわかるかどうかを聞く．直腸指診を行い，括約筋のトーヌス（締まるかどうか）をみることも必要である．

腰背部の圧痛・叩打痛をみることも重要だが，この際はできるだけ肌を露出してもらう．表面からみて異常な腫瘤や皮疹がないかをチェックする．帯状疱疹に伴い，仙髄領域の皮膚の感覚異常や疼痛と膀胱直腸障害を呈する例も報告されている．

3. 馬尾症候群の診断確定のためにしておきたい検査

初療の段階では，緊急性のある馬尾症候群の診断は上記のような臨床所見や病歴から判断する必要がある．専門科への紹介後は緊急MRIなどの画像検査が行われ，脊髄の圧迫が確認された場合は緊急除圧手術の適応となる場合が多い．**麻痺を伴っている場合，除圧のタイミングが遅れると術後も麻痺が残存するリスクが高くなる**ためである．体温や血圧，呼吸数などのバイタルサインは，転送時に必要な情報として記録しておくべきである．また，悪性腫瘍・外傷の既往や，糖尿病・高血圧の治療歴，服用中の薬剤，アレルギーなどの基本的な情報を聴取し記録しておく．麻痺などの症状が明らかな場合，転送先での検査や手術に備えて静脈輸液路を確保したうえで固形物の経口摂取を控えさせ，その時点での最終経口摂取時刻を確認しておくと，転送先でのすみやかな処置につながる．

4. 馬尾症候群を強く疑うとき，どのようにアクションするか

麻痺を伴う患者さんはできるだけ早期に手術が可能な高次医療機関，あるいは専門医への紹介をすることが重要である．多くの文献では**麻痺が生じてから48時間以内の手術**を勧めており，手術の遅れは麻痺の完成や回復の遅れを招く．患者さんが自分の医療機関を受診するまでにすでに経過した時間のことや術前検査そのほかの準備時間を考えた場合，あまり長い余裕ではない．コンサルトの際はまず，麻痺の存在・発症時間など緊急性にかかわる情報を相手先に伝えるようにすると，その先のコミュニケーションがスムーズに運ぶ．

文献・参考文献

1) Arce D, et al：Recognizing Spinal Cord Emergencies. Am Fam Physician. 64：631-639, 2001
   http://www.aafp.org/afp/2001/0815/p631.html
2) Kinkade S：Evaluation and Treatment of Acute Low Back Pain. Am Fam Physician. 75：1181-1188, 2007
   http://www.aafp.org/afp/2007/0415/p1181.html

第11章 しびれ

54. 腰部脊椎管狭窄症

仲田和正

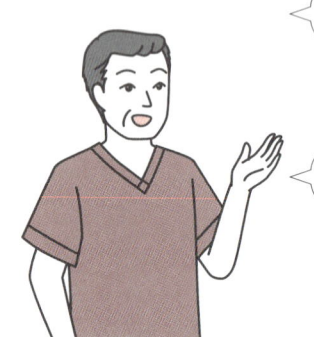

> なぜ腰部脊椎管狭窄症と思ったの？
>
> 数百メートルの歩行で休憩が必要なこと，前屈で軽快し，自転車は問題ないことからです．
>
> 腰部脊椎管狭窄症と強く疑ったらどうするの？
>
> MRIで診断します．治療は著効はしませんがアセトアミノフェンやNSAIDs，硬膜外ステロイドなどの保存治療，効果がなければ手術を勧めます．

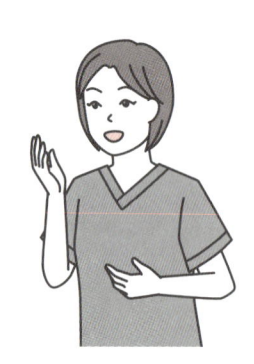

1. 腰部脊椎管狭窄症の可能性を高める症状と，その尋ね方

老人で歩行により悪化する臀部痛，片側または両側下肢症状〔放散する痛みや下肢のつり，陽性尤度比（PLR）6.3，特異度92％〕，ときに臀部灼熱感や持続勃起（PLR 7.2，特異度99％）があり前屈で改善する（PLR 6.4，特異度92％）あるいは座位で疼痛が消失する（PLR 6.6，特異度93％）場合，腰部脊椎管狭窄症を考える．尿路症状（PLR 6.9，特異度98％）を伴うことも多い[1]．腰椎脊椎管狭窄症は前屈で脊椎管径が広がり伸展で上下の椎弓がオーバーラップ，上関節突起が脊椎管外側へ食い込み黄靭帯は弛緩して内方へ突出し脊椎管が狭くなる．歩行で悪化しないのなら可能性は低くなる．腰痛のないこともある．

2. 腰部脊椎管狭窄症の可能性を高める診察所見と，そのとり方

下肢の神経学的所見をとるが，脊柱管狭窄の陽性尤度比が高い所見に以下のようなものがある[1]．

酩酊歩行（後索障害，wide-based gait）は陽性尤度比（PLR 13）が高いといわれる．
Romberg sign陽性〔後索障害，立位開眼していれば何ともないが閉眼で倒れる（PLR 2.8）〕，振動覚減少（後索障害，PLR 2.8），痛覚減少（PLR 2.5），アキレス腱反射減弱（PLR 2.1），下肢筋力低下（PLR 2.1）など．

また下肢の脈が触値できることはASOとの鑑別に重要である．閉塞性動脈硬化症はABI（下肢血圧／上肢血圧）＜0.9のときに疑う．

3. 腰部脊椎管狭窄症診断確定のためにしておきたい検査

診断はMRIが最も優れているが，MRIが撮れない場合はCTミエログラフィーを行う．

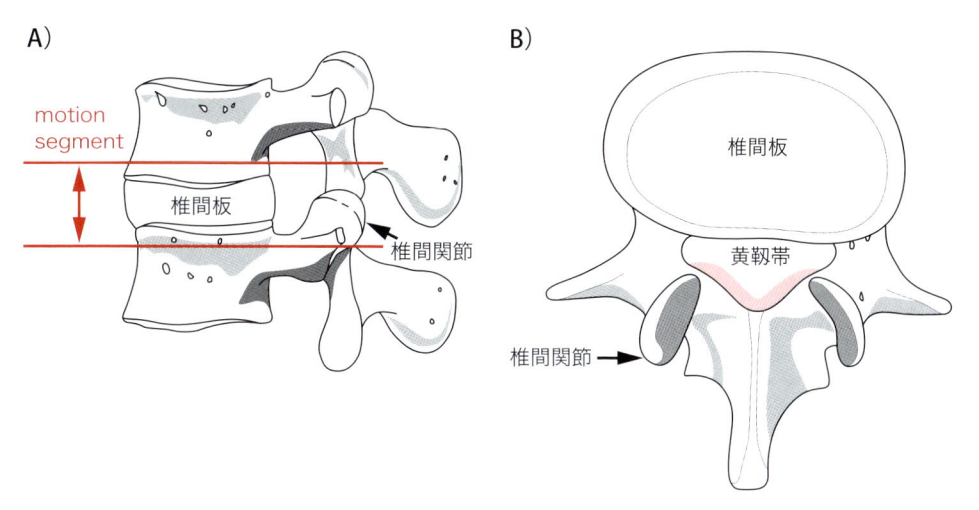

図　脊椎の構造

　高齢者の脊柱管狭窄の原因は図の3カ所すなわち椎間板，椎間関節，黄靱帯の3つである．椎間板の後方への突出，椎間関節の肥厚・骨棘形成，黄靱帯肥厚の三つ巴により脊椎管狭窄を起こす．これらは脊柱の可動性のあるいわゆるmotion segmentにある．すなわち椎体下縁から椎間板，下方椎体上縁にかけてである．椎体中間部はstatic segmentといい，ここでは脊椎管狭窄は起こらないので，MRI検査では特にmotion segmentをスライスする．

　ただし無症候であっても椎間板膨隆などはみられるので結果の解釈には注意を要する．

4. 腰部脊椎管狭窄症を強く疑うとき，どのようにアクションするか

　保存治療の効果は思わしくないがまず保存治療を行う．

　薬剤は推奨する十分なエビデンスはないが疼痛にはアセトアミノフェン，NSAIDsで普通対処できる．不十分なら麻薬（ノルスパン®，トラマール®，トラムセット®）を投与する．

　硬膜外ステロイドは短期間の症状改善には有効である．

　国内でよく投与されているメチルコバラミン（ビタミンB_{12}）はRCTで無効であった[1]．

　PGE_1静注は短期間の症状改善に有効との報告はあるが長期では不明であるが，経口はエトドラク（ハイペン®）に比較して症状改善に有効との報告がある[1]．

　症状が中等度から高度の場合，椎弓除圧術で症状改善が期待される〔North American Spine Society（NASS）の脊柱管狭窄症ガイドラインでGrade B〕．

　また急性に馬尾神経障害（尿意低下，失禁，残尿，サドル状感覚障害）が出現した場合は緊急手術の適応である．

　最近，棘突起間をデバイス（X-STOP）で広げて脊椎管を広げる手術があり保存治療に比し有効である〔level 2（mid-level）evidence〕[2,3]．しかしデバイスが外れたりする合併症がある．

文献・参考文献

1) Lumbar spinal stenosis. Dyna Med, 2014
2) Kerry Levin：Lumbar spinal stenosis：Treatment and prognosis. Up To Date, 2014
3) Katz JN & Harris MB：Clinical practice. Lumbar spinal stenosis. N Engl J Med, 358：818-825, 2008

第11章 しびれ

55. 閉塞性動脈硬化症

光岡明人

> なぜ閉塞性動脈硬化症だと思ったの？

> 下肢の虚血症状にて外来を受診し，以前から跛行症状が出現していたためです．

> 閉塞性動脈硬化症を疑ったらどうするの？

> 足関節，膝関節，大腿部の動脈拍動を確認したうえで，足関節上腕血圧比（ABI）を測定します．虚血の程度によっては閉塞性動脈硬化症の急性増悪の可能性もあり，緊急手術に対応できる施設を検索致します．

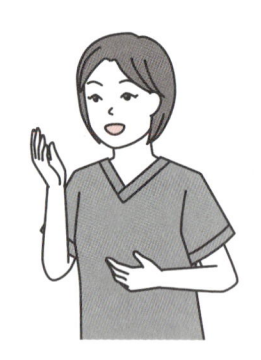

1. 閉塞性動脈硬化症の可能性を高める症状と，その尋ね方

　末梢動脈閉塞性疾患（peripheral arterial disease：PAD）のリスクファクター（喫煙歴，糖尿病，脂質異常症，高ホモシステイン血症，年齢，脂質異常症，高血圧，腎不全）を確認する．喫煙者の間欠性跛行（intermittent claudication：IC）の発症は非喫煙者に対し4倍，禁煙するとリスクが3.7から3.0へ減少する．糖尿病はICの出現率は2倍に，大切断に至る可能性は5〜10倍に上昇する．足趾が虚血（壊疽）している際に閉塞性動脈硬化症を疑うことは容易である．安静時に虚血症状が出現していない患者さんの鑑別は，労作時の下肢症状，跛行症状を確認する．しかし，PADの患者さんは歩くと痛くなるため，ゆっくり歩行する傾向にある．したがって歩行時に症状が出現しない，あるいは跛行距離が長くなる可能性があり，跛行症状のみでは病状を過小評価することがあり注意する．しかし，間欠性跛行が出現しても下肢虚血が悪化するのは1/4程度の症例であり，糖尿病患者を除き，大切断に至る症例は少ないことを理解する（全症例の1〜3.3％）．

2. 閉塞性動脈硬化症の可能性を高める診察所見と，そのとり方

　末梢の拍動を評価する．足関節での後脛骨動脈，足背動脈を触知する．足背動脈は第2〜3の中足骨の間の足背で触知する．後脛骨動脈は内踝のアキレス腱側で触知する．拍動を触知するようであれば90％以上で，閉塞性動脈硬化症は否定される．労作時の下肢症状の出現，50〜69歳で心血管系のリスクファクターを有する患者さんに対しては積極的に疑う．

　下肢壊疽のリスクは，糖尿病は4倍，喫煙は3倍，ABIが0.7以下は2倍，0.5以下は2.5倍，脂質異常症は2倍である．ABI検査は，透析患者では動脈硬化が強く，マンシェットによる圧迫が不十分となるため高くなる傾向にある．したがって，代替検査（足趾収縮期血圧，容積脈波記

録，経皮酸素分圧，血管画像診断）を行う必要がある．

3. 閉塞性動脈硬化症の診断確定のためにしておきたい検査

　足関節上肢血圧比（ankle brachial index：ABI）を検査し，評価を行う．ABI 0.9以下は心血管系の死亡リスク（冠動脈疾患，脳動脈疾患）が3～6倍上昇する．前記の通り，透析患者は動脈硬化が強いため，ABIが1.4以上になることがあるため注意する．

4. 閉塞性動脈硬化症を疑うとき，どのようなアクションをするか

　下肢の虚血症状を及ぼす疾患としてBuerger病，外腸骨動脈内膜線維症，線維筋性異形成，末梢動脈塞栓症，膝窩動脈外膜嚢腫，膝窩動脈捕捉症候群，弾性線維性偽黄色腫，高安動脈炎，遺残坐骨動脈血栓症，糖尿病性神経障害，神経根圧迫，糖尿病性神経障害以外の末梢知覚神経障害（ビタミンB_{12}欠乏症，脊髄空洞症，ハンセン病，アルコール過剰，癌化学療法剤）をあげることができる．鑑別は紙面上多岐にわたるために割愛するが，まずは血管外科に紹介することが重要である．外来レベルで患者さんに対してできることとしては禁煙，脂質コントロール（LDLを100 mg/dL以下に低下させる→食事療法，スタチン），降圧（PADリスクを2～3倍低下させる），血糖コントロール（HbA1c値を7以下にする．）が必要である．

文献・参考文献

1) Management of peripheral arterial disease（PAD）. TransAtlantic Inter-Society Consensus（TASC）. Eur J Vasc Endovasc Surg, Suppl A：S144-243, 2000

第12章 呼吸困難感

56. 気管支喘息

中井秀一, 阿部 直

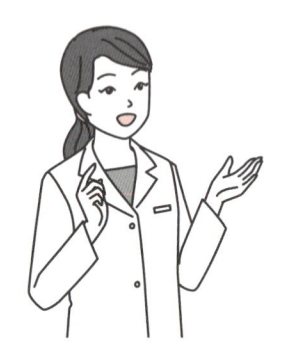

> なぜ気管支喘息だと思ったの？

> 発作性の呼吸困難，喘鳴，咳が早朝に出現し，無症状期を挟んで反復しているからです．

> 気管支喘息だと強く疑ったらどうするの？

> 喘息症状が，心肺疾患によらないことを確認し，PEF値，1秒率などの呼吸機能測定を行い重症度を判定して治療を開始します．

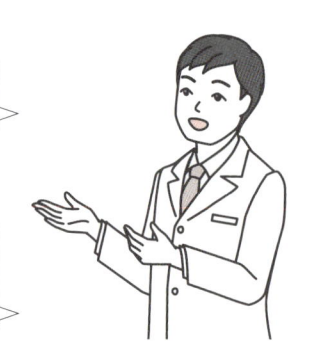

1. 気管支喘息の可能性を高める症状と，その尋ね方

1 主症状

重症度を決めるための的を絞った医療面接を行う．発作性の呼吸困難，喘鳴，胸苦しさ，咳（夜間，早朝に多い）などの症状の反復が特徴である．そのほか，誘発因子，アレルゲンの曝露や感染兆候があるかなども確認する．臨床診断には可逆性の気流制限，心肺疾患などの除外が必要となる．

2 鑑別すべき疾患の除外

器質的心肺疾患などによる喘息症状は喘息とは呼ばない．鑑別すべき疾患として，上気道疾患（喉頭炎など），中枢気道疾患（気管内腫瘍，異物など），循環器疾患（心不全，肺塞栓など），アレルギー性呼吸器疾患（Churg-Strauss症候群など）がある．閉塞性肺疾患としてCOPDは重要な鑑別疾患で，長期の喫煙歴，中高年期の発症，徐々に進行する咳，痰などが特徴だが判別が困難な場合がある．医療面接だけでなく，スパイロメトリーやCTを組み合わせ，総合的に判断する．

2. 気管支喘息の可能性を高める診察所見と，そのとり方

聴診でwheezeを聴取するが，中等度症状では肺全体に聴取する．さらに症状が高度になると，呼吸に呼吸補助筋を用い，胸骨上窩陥凹を認める．著明な喘鳴，呼吸音減弱，消失は呼吸停止やその切迫を示す．チアノーゼ，意識障害，呼吸停止はエマージェンシーである．

なお，奇脈（呼吸運動により起こる収縮期血圧の10 mmHg以上の変動）が喘息発作時に20 mmHg以上であれば，重症であることを示すが，喘息での奇脈は呼吸数や呼吸努力に大きく依存するため感度は低い．

3. 気管支喘息の診断確定のためにしておきたい検査

まずスパイロメトリーを行うべきだが，近年は簡便で自宅でモニタリング可能なピークフローがよく用いられる．β_2刺激薬の吸入前後の呼吸機能検査は有用で，気流制限の可逆性は，β_2刺激薬吸入により1秒量が12％以上，絶対量で200 mL以上増加する場合に有意とされる．また，ピークフロー値の日内変動が20％以上の変動も有用である．末梢血好酸球数や特異的IgE抗体も診断の一助となる．

他疾患の鑑別のために胸部X線，心電図，血算，動脈血ガス検査などを行う．喘息症状が軽症で1秒率，PEF値の低下が持続する場合はCOPDを疑う．血液ガスは喘息発作強度判定に重要で，初期では過換気のため$PaCO_2$は低下し，高度になると換気血流不均等でPaO_2も低下，さらに低換気で$PaCO_2$は増加し意識低下が起こる．治療方針が確定したら，パルスオキシメーターがモニターに適している．

4. 気管支喘息を強く疑うとき，どのようにアクションするか

薬剤による治療が中心だが，ダニ・動物などの感作アレルゲンの回避，喫煙，過労などの増悪因子の回避に努める．

喘息重症度を判断し，治療を決定するが，救急外来では，労作程度，服薬状況，合併症，入院歴などを迅速に把握し治療を開始する．主な薬剤は吸入短時間作用性β_2刺激薬（ベネトリン®吸入，1回0.3～0.5 mL），テオフィリン（ネオフィリン®注，250 mg）の持続投与，ステロイド（ソル・メドロール®注，1回40～125 mg，以後6時間ごと40～80 mg）の点滴である．緊急時は虚血性心疾患，緑内障などに注意し，アドレナリン0.1％（ボスミン®注，皮下注1 mg/mL，1回0.1～0.3 mL）の皮下注射も考慮する．PaO_2 80 mmHg（SpO_2 95％）未満なら酸素投与開始する．挿管準備もする．治療開始から数時間以内で改善がなければ入院を考慮する．帰宅させる場合も必ず再診を指示すること．継続的な管理を行わないと悪化する．

慢性期の管理では，月1回未満の症状には短時間作用性β_2刺激薬（SABA．メプチンエアー®，1回2吸入）の頓用を，月1回以上なら吸入ステロイド（ICS．低用量．フルタイド® 100 μg/日）を使用する．週1回以上の症状では長時間作用性β_2刺激薬（LABA）（セレベント® 1日2回）を併用する．LABAとICSの合剤（アドエア®，フルチカゾンで100，250，500 μgと選択可能）でもよい．さらに病状が悪化すれば，ステロイドを1日2回など高用量とし，ロイコトリエン受容体拮抗薬（LTRA．オノン® 112.5 mg，1回2カプセル，朝眠前）やテオフィリン（テオドール® 100 mg，1回1錠，朝夕）など複数薬併用する．安易に薬を中止すべきではなく，少なくとも数年の管理が必要である．春の花粉，梅雨，台風の時期，冬の感染時期など，1年を通して安定していない時期があれば，投薬を見直す必要がある．

文献・参考文献

1) 「喘息予防・管理ガイドライン2012」（一般社団法人日本アレルギー学会喘息ガイドライン専門部会/編），協和企画，2012
2) 「成人気管支喘息診療のミニマムエッセンス」（成人気管支喘息診療のミニマムエッセンス作成ワーキンググループ/編），日本医師会，2012
   http://dL.med.or.jp/dL-med/chiiki/allergy/bronchial_asthma.pdf

第12章 呼吸困難感

57. 心不全

貞廣威太郎, 香坂　俊

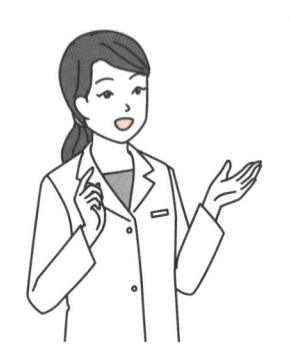

> なぜこの呼吸困難の患者さんが心不全だとアタリをつけられたのかな？

> 以前に心不全の入院歴があったというのが大きいですが，ほかに典型的な夜間発作性呼吸困難があったのと，Ⅲ音が聴取できたからです．

> 心不全だとしたらまずどう対応するの？

> 呼吸困難には酸素投与，そして血圧に応じて降圧剤や利尿剤の投与を検討します．

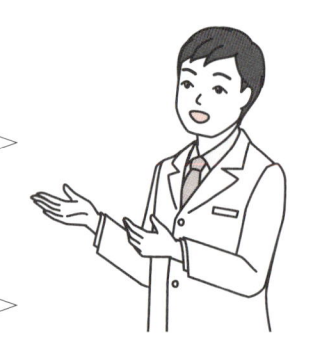

1. 心不全の可能性を高める症状と，その尋ね方

1 症状で重要なのは，起坐呼吸，夜間発作性呼吸困難，労作時呼吸苦

　呼吸困難の患者さんが来院した場合に，心不全の可能性を上げる・下げる症状として上記の3つを確認する．**起坐呼吸（起き上がって呼吸），夜間発作性呼吸困難，労作時呼吸苦**の陽性尤度比（その症状が存在した場合に，心不全の可能性が何倍に上がるか）は順に2.2，2.6，1.3倍であり，同様に陰性尤度比（その症状が存在しなかった場合に，心不全の可能性が何倍に下がるか）は0.6，0.7，0.4倍と，症状の有無から心不全の可能性を判断する場合に有用である[1]．一方，気をつけなくてはならないのは，患者さんに喘息やCOPDの既往がある場合である．そうしたケースでは，これらの症状の有無が心不全の可能性のアップダウンにあまり影響しないことが知られている．

2 既往歴で重要なのは，心不全，心筋梗塞，冠動脈疾患

　既往歴では上記3つが重要である．それぞれの陽性尤度比は5.8，3.1，1.8であり，同様に陰性尤度比は0.4，0.6，0.6である．特に（当たり前だが）心不全の既往は特異度が高く，診断の可能性を上昇させる重要な病歴である．しかし，症状のときと同様に，患者さんに喘息やCOPDの既往がある場合は，あまり影響力が高くない．現実的にそうしたケースでは追加検査を行いつつ，診断的な治療を行うこととなろう．

2. 心不全の可能性を高める診察所見と，そのとり方

　心不全の可能性を高める身体所見はなんといってもⅢ音の聴取である．Ⅲ音の聴取は左室拡張期圧の上昇を示しており（心室が拡張するときに音を立てる），心不全を「直接表現している」といっても過言ではない．

　データとして，呼吸困難が主訴の患者さんからⅢ音を聴取した場合の特異度は99％であり，陽

性尤度比11と算出される．これは，症状や既往歴の場合とは異なり，喘息やCOPDの既往があったとしても変わりないとされている（特異度100%，陽性尤度比53）．

ただし，Ⅲ音の聴取には修練が必要である．基本は患者さんを「左側臥位」とし，心尖部の位置を「触診」する．心尖部の位置を確認した後に，同部に「ベル型聴診器」を「軽く」当てて，Ⅱ音の後（拡張早期）に出現する心音がⅢ音である．

また，Ⅲ音が存在しなかったからといって，心不全を除外することはできないことにも注意する．実は，心不全を除外しうるほど感度の高い身体所見はあまり存在せず，種々の診察所見は心不全のrule inのみに有効である．

3. 心不全の診断確定のためにしておきたい検査

ここでは広く普及している心電図，胸部X線，血液検査（BNP）に焦点を絞る．心不全の可能性が高くなる検査所見としては，

- 心電図での心房細動（特異度0.93，陽性尤度比3.8）
- X線検査におけるうっ血像（特異度0.96，陽性尤度比12）

があげられる．逆に，除外に有用なのがBNPである．カットオフ値を100pg/mLと設定した場合，その感度は0.93，陰性尤度比は0.1と算出される．一方で修飾因子は多岐に渡るため特異度は低く，BNPが高値であるからといって心不全の可能性が上昇するわけではないことに注意を要する．

4. 心不全を強く疑うとき，どのようにアクションするか

心不全の診断に至った場合，病態に応じて降圧薬・利尿薬投与，酸素投与を検討する．呼吸管理に関しては，近年NIPPV（non-invasive positive pressure ventilation：非侵襲的陽圧換気法）が積極的に用いられるようになってきている．

投薬については，おおまかに，収縮期血圧が140 mmHg以上であれば降圧薬を主体に治療を行っていく．110〜140 mmHgの範囲は慎重投与，110 mmHg以下ならば低心拍の症状に注意し，場合によってはカテコラミンの使用を考える．なお，利尿薬に関しては，ケースバイケースで併用を考えていくが，血行動態が落ち着いており，うっ血の症状が強いときは使いやすく，逆にほかの臓器不全（特に腎臓）が存在するとき，そしてやはり血圧が低めのときは使いづらい．

文献・参考文献

1) Wang CS, et al.：Does this dyspneic patient in the emergency department have congestive heart failure? JAMA, 294：1944-1956, 2005

第12章 呼吸困難感

58. 肺塞栓

松田明正

> なぜ肺塞栓症だと思ったの？

> 癌患者さんが急に呼吸困難を訴えました．心拍数120/分と頻脈，また頻呼吸も認めており，肺塞栓症の可能性が低くないと考えました．

> 肺塞栓症だと強く疑ったらどうするの？

> まずは造影CT検査にて肺塞栓症の確定診断を行います．肺塞栓症であれば残存する深部静脈血栓症の評価と心エコーで右心負荷の有無を確認します．

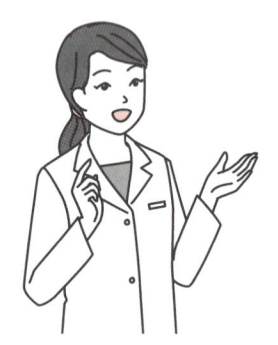

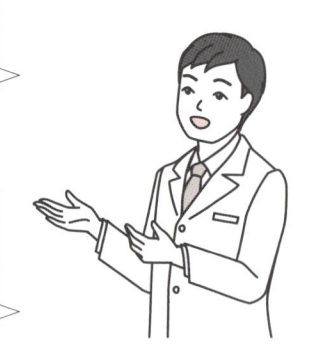

1. 肺血栓塞栓症の可能性を高める症状や発症状況

　肺血栓塞栓症の主症状は突然の呼吸困難や胸痛であるが，本症に特異的なものはなく多彩である．鑑別すべき疾患としては，心不全や心筋梗塞，心筋炎，気胸，肺炎，胸膜炎，慢性閉塞性肺疾患などがあげられる．塞栓源の多くは下肢深部静脈血栓や骨盤内深部静脈血栓であり，下肢症状の確認も重要となる．肺塞栓症研究会共同作業部会調査では院内発症の約7割が術後症例であったと報告されており[1]，特に腹部・骨盤・下肢に対する術後に多く認めていた．高リスク例で安静度解除後に突然呼吸困難を認めた場合はとにかく本症を疑うことが重要となる．

2. 肺血栓塞栓症の可能性を高める診察所見と確定診断のための検査

　診察所見では頻呼吸や頻脈を高頻度に認め，Ⅱp亢進や頸静脈怒張など急性右心負荷所見を認めることもある．臨床的にみた肺血栓塞栓症の可能性評価法の1つとしてWellsスコアがある（表）[2]．D-dimerも本症の除外診断に利用されているが，Wellsスコアが高くない場合は利用する価値は高い．一方，Wellsスコアが高い場合はD-dimerの利用価値は下がる．本症の可能性が高い場合は，造影CT検査など確定診断できる画像検査を行う．

3. 肺血栓塞栓症の重症度分類

　急性肺血栓塞栓症は，①心停止あるいは循環虚脱，②広範型，③亜広範型，④非広範型の4つに重症度分類されている．血行動態不安定例は広範型に分類される．血行動態不安定とは，新たに出現した不整脈・脱水・敗血症などが原因でなく，ショックあるいは収縮期血圧90 mmHg未満あるいは40 mmHg以上の血圧低下が15分以上継続するものと定義されている．心エコー上

表　Wellsスコア（肺血栓塞栓症）

深部静脈血栓症の臨床的徴候	＋3.0
肺塞栓症以外の可能性が低い	＋3.0
心拍数＞100回/分	＋1.5
最近の手術，または長期臥床	＋1.5
肺塞栓症，または深部静脈血栓症の既往	＋1.0
血痰	＋1.0
癌	＋1.0

0～1点：可能性低い．2～6点：可能性中等度．7点以上：可能性高い

右心負荷はあるものの血行動態が安定している症例は亜広範型に分類される．心エコー上右心負荷がなく，血行動態が安定している症例は非広範型に分類される．重症度により血栓溶解療法も検討する必要があり，心エコー検査による右心負荷の評価も重要となる．

4. 肺血栓塞栓症を強く疑うとき，どのようにアクションするか

　急性期死亡率の高い疾患であり，早期に診断し治療を開始することが重要となる．初期治療として，急性右心負荷の解除と呼吸不全管理，血栓源である深部静脈血栓からの再塞栓予防が重要となる．二次血栓形成抑制を目的として使用する抗凝固療法や積極的に血栓を溶解し血行動態の早期改善を目的とする血栓溶解療法，再塞栓予防を目的として使用する下大静脈フィルターなどが治療の中心となっている．

　抗凝固療法は死亡率の改善と再発率の低下が明らかにされており，禁忌例を除く全例に対して本症を疑った時点から開始する．非広範型では抗凝固療法のみで治療が可能である．広範型では血栓溶解療法はよい適応と考えられるが，亜広範型に対する血栓溶解療法に関しては血行動態の改善は認めたものの出血合併症を有意に増加させており議論のあるところである[3]．

　下大静脈フィルターは深部静脈血栓が遊離して肺動脈に流入するのを防ぐ器具であるが，深部静脈血栓の予防や進展を防止するものではない．抗凝固療法禁忌例や十分な抗凝固療法にもかかわらず静脈血栓塞栓症が再発した例などでは下大静脈フィルターの適応である．また骨盤内や下大静脈の血栓，近位部の浮遊血栓，血栓溶解療法ないし血栓摘除を行う重症な急性肺血栓塞栓症例なども留置を考慮する[2]．留置の必要性がなくなれば回収することを前提に，近年は回収可能型フィルターを用いることが多くなっている．

文献・参考文献

1) 佐久間聖仁，他：「第3回肺血栓塞栓症調査個人表登録の成績－肺塞栓症研究会共同作業部会報告－」，Therapeutic Research, 25：1134-1135, 2004
2) Guidelines for the diagnosis, treatment and prevention of pulmonary thromboembolism and deep vein thrombosis（JCS 2009）
3) Meyer G, et al.：Fibrinolysis for patients with intermediate-risk pulmonary embolism. N Engl J Med, 370：1402-1411, 2014

第12章　呼吸困難感

59. 慢性閉塞性肺疾患（COPD）

中井秀一，阿部　直

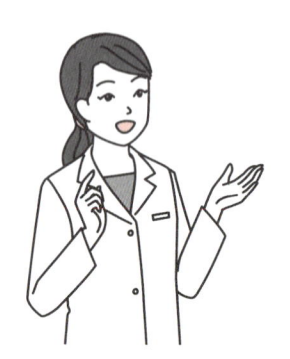

> なぜCOPDだと思ったの？

> 労作時息切れや慢性の咳嗽，喀痰があり，長期にわたる喫煙歴もあるからです．

> COPDだと強く疑ったらどうするの？

> 医療面接，身体所見，呼吸機能検査などから重症度の評価を行い，治療方針と入院適応を判断し，他疾患の鑑別も同時に行います．

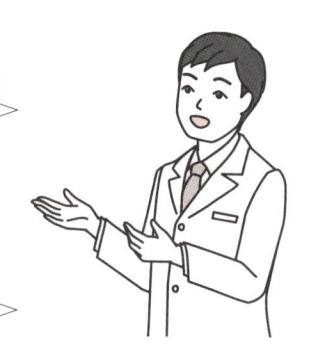

1. COPDの可能性を高める症状と，その尋ね方

1）主症状

　COPD（chronic obstructive pulmonary disease：慢性閉塞性肺疾患）に多い症状は，慢性の咳・痰，労作時の呼吸困難である．咳・痰は早期から，息切れは進行してから生じることが多い．風邪や加齢として見過ごされることも多く，本疾患を疑うことが診断に必要である．

　症状は，患者さんの主観的な訴えに左右されるため，修正MRCなどの質問票が用いられる．増悪時は，次のことを確認する．すなわち安定期に比べて悪化した症状やその期間，安定期の気流閉塞の程度，既往の年間増悪回数，合併症の有無，現在の治療，人工呼吸器の使用歴である．

　1日約40本弱以上の喫煙歴の有無と，慢性気管支炎または肺気腫の既往の有無の質問に，呼吸音減弱が加わると閉塞性疾患を示唆する陽性尤度比は高い．ただし後者の質問自体は特異度が低いが，呼吸困難や喀痰量，年齢，喘鳴や胸郭の打診上の共鳴音などよりは鑑別力がある．

2）随伴症状

　進行すると，体重減少や食欲不振が出現，肺結核や悪性腫瘍の合併に注意する．下腿浮腫は肺性心を疑う．精神症状（抑うつなど），心疾患（虚血性心疾患，高血圧症，心不全，心房細動など），骨粗鬆症，肺合併症（肺炎，気胸など）を疑わせる多彩な併存症がみられる．

2. COPDの可能性を高める診察所見と，そのとり方

　身体所見のみから早期のCOPDと診断するのは難しいが，COPDの存在を強く示唆する陽性尤度比が高い所見として，気道の炎症を示唆する吸気早期のcoarse crackles（粗い断続性ラ音），剣状突起下の心尖拍動がある．非努力性の喘鳴や胸部打診上の高度共鳴音，努力呼出時間が延長するのも特徴である．なお，ばち指がみられた際は肺癌の合併に注意してほしい．

3. COPDの診断確定のためにしておきたい検査

　胸部X線・CT画像は他疾患の除外と診断に有用だが，画像だけで診断はできない．X線は，進行した気腫性病変の診断に有用で，横隔膜の平低化は最も信頼できる所見とされる．肺癌や間質性肺炎の鑑別にも役立つ．HRCTは早期の気腫性病変の検出，気腫型などの病型分類に有用である．

　スパイロメトリーによる気流閉塞「FEV_1/FVCが70％未満」の検出が診断に必要である．

　増悪時には，SpO_2 90％以上を目標に酸素を投与する．動脈血ガスも評価に有用で，安定期のPaO_2 55 mmHg（あるいはSpO_2 88％以下）以下の患者さんは在宅酸素療法（home oxygen therapy：HOT）の保険適応となる．HOTはCOPDの死亡率を低下させる効果的な治療である．アシデミアを伴う高CO_2血症がある場合は換気補助療法（NPPV，IPPV）の適応である．

　血液検査は貧血，心不全の鑑別に有用で，心電図も虚血性心疾患，不整脈などの循環器疾患の除外のために行う．

4. 慢性閉塞性肺疾患を強く疑うとき，どのようにアクションするか

　安定期では，重症度を総合的に判断して，治療を段階的に増強する．軽症なら短時間作用型$β_2$刺激薬（SABA，メプチン®）や短時間作用型抗コリン薬（SAMA，テルシガン®）の頓用を行う．症状が悪化すれば，長時間作用型抗コリン薬（LAMA，スピリーバ®，1回2吸入，朝），長時間作用型$β_2$刺激薬（LABA，セレベント®50 μg，1回1吸入，朝夕），テオフィリン（テオドール®200 mg，1回1錠，1日2回，朝夕）を組み合わせる．吸入ステロイド（ICS，フルタイド®）は中等度以上の気流閉塞例に効果があるが，本邦では単剤の適応がなく，ICS/LABAの合剤〔アドエア®（250）1回1吸入，朝夕〕が使われる．ICS/LABAの方が単剤よりも増悪予防や死亡率抑制に優れているとされる．禁煙，インフルエンザ・肺炎球菌ワクチン，呼吸リハビリを指導し，HOTの適応を判断し，プライマリケア医との連携を行う．

　急性増悪時の薬物療法の基本は**A**（antibiotics）抗菌薬，**B**（bronchodilators）気管支拡張薬，**C**（corticosteroids）ステロイド薬である．第一選択薬はSABAの吸入で，PSL（プレドニン®）（経口か経静脈）は30〜40 mg/日で10〜14日使用を目安とする．膿性痰が認められれば抗菌薬の使用を考慮し，さらに呼吸困難増悪，喀痰量増加時にも使用が推奨される．

　入院適応は，低酸素血症の悪化，急性の呼吸アシドーシスのほか，初期治療に無反応，重篤な併存症なども加味して総合的に判断する．酸素投与やNPPVでも低酸素血症が改善せず，IPPVや血管収縮薬が必要なときはICUも適応となる．

文献・参考文献

1) 「COPD（慢性閉塞性肺疾患）診断と治療のためのガイドライン第4版」（日本呼吸器学会COPDガイドライン第4版作成委員会/編），メディカルレビュー，2012
2) 日本医師会COPD診療エッセンス2014年版（福地義之助，他/編），日本COPD対策推進会議
   http://dL.med.or.jp/dL-med/nosmoke/copd_essence2014_mihiraki.pdf
3) 「マクギーの身体診断学」（柴田寿彦/訳），診断と治療社，2004

第12章 呼吸困難感

60. アナフィラキシー

須田万勢，岡田正人

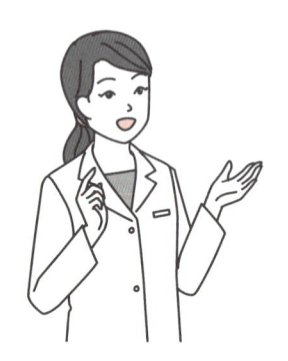

> なぜアナフィラキシーだと思ったの？

> 食後に具合が悪くなったという病歴で搬送され，視診で全身が軽度に紅潮しており，血圧が低いのに末梢が温かったからです．

> アナフィラキシーだと強く疑ったらどうするの？

> まずはABCを安定化させます．可及的すみやかにエピネフリンを大腿外側広筋に筋注します．

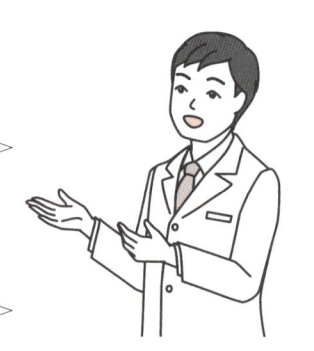

1. アナフィラキシーの可能性を高める症状と，その尋ね方

アナフィラキシーとは，一言で言えばIgEを介したI型アレルギーで，ヒスタミンの過剰分泌による全身の毛細血管の拡張と透過性の亢進である．この病態を理解していれば，各臓器に起こる症状が自然に頭に入る．

> **血管**：血圧低下，**呼吸器**：呼吸困難，喘鳴，**脳**：意識消失，めまい，**消化管**：腹痛，下痢，**皮膚粘膜**：悪寒，蕁麻疹，皮膚の紅潮，眼・口唇・口腔内の腫脹や違和感，くしゃみ

これらがすべて揃うような症例では，診断は容易である．しかし，ときとして致命的な重症状態でも臓器症状が少ないときがある．また，アナフィラキシーのmimicsを知っておくことも必要である．例えばサバなどの青魚に入っているヒスタミン様物質によるScombroid reactionは症状ではアレルギーと見分けが困難なことがある．全身の紅潮，そう痒，粘膜浮腫をくり返す場合は，血管浮腫，capillary leak syndrome，カルチノイド症候群，甲状腺髄様癌，褐色細胞腫などを鑑別としてあげる．

2. アナフィラキシーの可能性を高める診察所見と，そのとり方

アナフィラキシーの急性期では，詳細に病歴をとっている暇はない．短時間で鍵となる身体所見をとり，一刻も早く適切な治療を行う必要がある．身体所見も前述の病態が理解できていればスムーズに必要な所見をとることができるだろう．すなわち，

> **血管**：頻脈を伴うショック，末梢血管が拡張するので四肢が温かい，**呼吸器**：喉頭気管支領域のstridor，肺野のwheeze，**脳**：意識消失，presyncope，**消化管**：腸蠕動音の亢進，**皮膚粘膜**：蕁麻疹，皮膚のびまん性紅潮，眼瞼浮腫，口唇や口腔咽頭の浮腫

皮膚の紅潮はときとして診断の鍵となる（ただしアナフィラキシーの10％は蕁麻疹や皮膚の紅潮などの典型的皮膚症状を欠くので注意）．ショックで運ばれてきた患者さんの体が何となく赤いかな，と思ったら指で押してみよう．そこだけ白くなったら，皮膚は間違いなく紅潮している．皮膚が赤い＋ショックのもう1つの重要な鑑別はtoxic shock syndromeであり，判断が難しい（どちらもwarm shockになる）が，アナフィラキシーショックのほうがよりhyperacute onsetとなる．

3. アナフィラキシーの診断確定のためにしておきたい検査

まずは病歴聴取で原因物質をなるべく絞る．症状発現前に摂取した食事・薬物の内容，摂取してから症状発現までの時間，以前のアレルギー歴は当然聴取する．また，家族のアレルギー素因も重要である．両親がペニシリンアレルギーだった場合に，思春期以降の子供がペニシリンアレルギーをもつ可能性は一般人口の10倍以上にのぼる．検査は，（CAP-）RAST法，皮膚テスト，経口負荷試験などがある．RASTや皮膚テストはIgEを介したI型アレルギーしか検査意義がない．RAST検査は血液検査なので安全に行えるが，偽陽性や偽陰性が問題となる．病歴などから疑われないものは原則としてRAST検査は行わない．

4. アナフィラキシーを強く疑うとき，どのようにアクションするか

アナフィラキシーは，どんな小さい施設でも，目の前にいる人がたとえ4月の研修医1年目でも，最初に見た人が初期対応をしなくてはならない．アナフィラキシーショックになっていれば定石どおりABCの安定化を行う（実は酸素投与は忘れやすい落とし穴）．ラインをとり細胞外液を全開で輸液する．その間にエピネフリン（ボスミン®，アドレナリン）を準備してもらう．エピネフリンは投与量，投与経路，投与までの時間が重要である．大人では0.3 mg（小児では0.01 mg/kgで最大0.3 mg）を1 mgシリンジに吸引して，針を23Gに付け替えて大腿外側広筋に筋肉注射する（着衣が脱がしにくければその上からでもよい）．症状発現から30分以内に投与できた場合に死亡率が圧倒的に低くなる．エピネフリンは必要に応じて5〜15分ごとに2〜3回反復してよい．

アナフィラキシーを起こした人は遅延型反応の経過観察のため原則入院とする．アナフィラキシーの20％に二相性の反応があり，そのうち1/3は第一相反応より強い．どうしても入院できないときも，最低4〜8時間は院内で経過観察する．遅延型反応はステロイド投与で予防できないことを強調しておく．原因暴露から症状発現までの時間が長い場合，エピネフリン投与が遅れた場合，初期治療に反応が悪い場合などは，遅延型反応が起こりやすいので特に注意する．

退院させるときの患者教育は治療と同じくらい重要である．紙面の関係で詳細は省くが，参考文献[3]に沿って予防と発作時の対応説明するとよい．

文献・参考文献

1) 第3章 アナフィラキシーと虫刺されアレルギー．「レジデントのためのアレルギー疾患診療マニュアル 第2版」（岡田正人／著），pp55-77，医学書院，2014
2) Simons FE, et al：World Allergy Organization Guidelines for the Assessment and Management of Anaphylaxis. World Allergy Organization Journal, 4：13-37, 2011
   →世界基準のアナフィラキシーへの対応がまとまって書かれている．図が多様してありわかりやすい．
3) 「食物アレルギー緊急時対応マニュアル」（東京都アレルギー疾患対策検討委員会／監，東京都立小児総合医療センターアレルギー科／編・協）
   http://www.metro.tokyo.jp/INET/OSHIRASE/2013/07/DATA/20n7o400.pdf →患者さんへの説明．フリーダウンロード可

第13章 咳

61. 結核

矢野晴美

> なぜ結核だと思ったの？

> 微熱を伴った咳が長く続いています．痰を伴うこともあるし，痰が出ないときもあります．血痰のときもあります．体重減少や寝汗などの全身症状もあったからです．

> 結核だと強く疑ったら，どうするの？

> 感染対策をまずとります．患者さんには，サージカルマスクをしてもらい，個室，できれば陰圧の部屋に移動します．医療従事者はN95マスクを着用します．そのうえで喀痰の抗酸菌染色をすぐに行います．

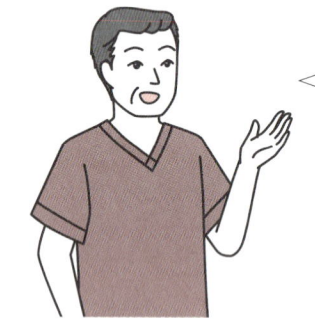

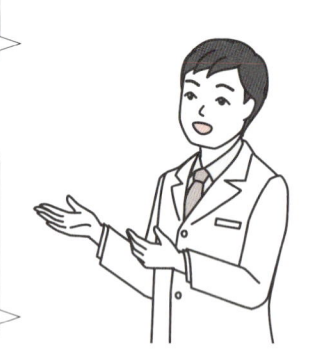

1. 結核の可能性を高める症状と，その尋ね方

❶ どんな患者さんに結核を想定するのか？ リスクファクターは？

　前提として，どんな患者さんに結核（tuberculosis, TB）の頻度が高いのか，何がリスクファクターになっているのかをあらかじめ知識として確認しておくことはきわめて重要である．結核のリスクファクターの代表は，糖尿病，慢性腎障害，透析，胃切除（部分切除含む），血液悪性疾患（悪性リンパ腫など），ステロイドなどの細胞性免疫抑制薬使用，珪肺，HIV/AIDS患者，違法薬物使用者，ホームレス患者などである．また，結核患者に曝露後で，ツベルクリン反応が陽転またはクオンティフェロンの陽転後2年以内は最も発症率が高い時期として知られている．

　日本の結核発生率は，欧米先進国と比べ，以前として3〜4倍である．厚生労働省のホームページ公表データでは，新規患者のうち70歳以上の割合が55.6％（平成24年度）と半数以上を占めている．70歳以上の結核発生率は，人口10万人あたりに換算すると81人．日本全体では，10万人あたり，20人前後であるので，高齢者は通常の4倍近い発生率となっている．高齢者の鑑別診断では要注意である．

❷ 咳にはどんな特徴があるのか

　数週間以上に及ぶ"長引く咳"の場合，微熱，体重減少，寝汗などを伴っている場合には，結核を想定した対応が必要である．気管支炎などウイルス感染後の咳も2〜3週間に及ぶことはあるが，それ以上の長期ではまず結核は想定したほうがよい．また，結核で咳が出る場合と出ない場合があるため，咳が出ないから結核ではないとは短絡的に考えないことが重要である．咳が出る場合，痰の有無，性状や量の変化，血痰の有無などは参考になる．医療面接では，リスクファ

クターをあらかじめ認識すること．リスクのある患者さんの呼吸器症状，特に"長引く咳"や，細胞性免疫不全患者の肺や呼吸器症状では，結核を想定して対応するのが原則である．

2. 結核の可能性を高める診察所見と，そのとり方

　　結核に特異的な所見は乏しい．そのため，結核をいかに医療面接で想定するかが最も重要である．身体所見で想定する異常所見では，微熱の有無（体温は正常な場合もある），呼吸数，リンパ節腫脹（特に上腕の滑車上リンパ節），異常なるいそう（temporal wastingと呼ばれる両側側頭部のくぼみ），肝臓脾臓腫大などを積極的に探す．皮膚の病変でBazin（バザン）と呼ばれる下腿の皮膚潰瘍性病変などがある場合もある．

3. 結核の診断確定のためにしておきたい検査

　　結核の確定診断のゴールドスタンダードは，抗酸菌染色と培養である．培養が最重要な理由は，感受性を知る必要があるからである．喀痰で，抗酸菌染色の感度は70％前後，胃液の抗酸菌染色の感度は70％前後と同じ程度である．結核のPCR（polymerase chain reaction）は，分析感度（analytical sensitivity）は95％以上ある．これはもし結核菌が存在すればそれを検出する感度，という意味である．喀痰のTB-PCRの診断感度（diagnostic sensitivity）は，70％前後である．それは採取した検体中に結核菌が含まれるかどうかの確率が含まれるからである．もし，抗酸菌の染色や培養も陰性，TB-PCRも喀痰または気管支鏡検査で陰性の場合には，組織を採取（生検）することが必要である．組織で典型的な乾酪壊死や肉芽形成の所見がみられれば確定診断がつく．

4. 結核を強く疑うとき，どのようにアクションするか

　　まず，感染対策を行う．空気感染する結核に対して，外来では，患者さんには，サージカルマスクをしてもらい，個室へ移動する．できれば陰圧の部屋にて診察する．医療従事者はN95マスクを着用する．院内で抗酸菌検査ができる場合には，患者さんの喀痰の抗酸菌染色をすぐに行う．陽性であれば結核の治療が可能な病院への紹介・搬送が必要となる．また院内で抗酸菌染色などの検査や培養検査が困難な場合にも，感染対策・公衆衛生の観点から，適切な病院への紹介が望ましい．

文献・参考文献

1) Zumla AI, et al：New antituberculosis drugs, regimens, and adjunct therapies：needs, advances, and future prospects. Lancet Infect Dis, 14：327-340, 2014
2) American Thoracic Society, et al：Treatment of tuberculosis. Morb Mortal Wkly Rep, 52：1-77, 2003

第13章 咳

62. 咳喘息

郷間　厳

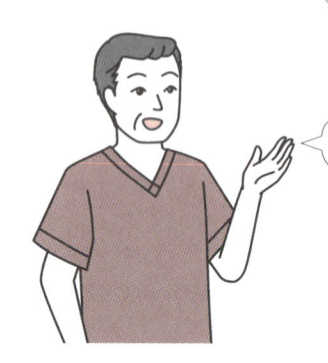

> なぜ咳喘息だと思ったの？

> 乾性咳嗽が持続し，夜間にひどくなる日内変動が明らかだからです．

> 咳喘息だと強く疑ったらどうするの？

> 短時間作用型β刺激薬の吸入による咳の軽減を確かめます．軽症の喘息の可能性があると説明し，吸入ステロイドなどを吸入指導して処方し，軽快しても必ず再診するように伝えます．

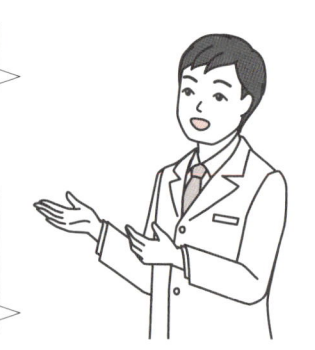

1. 咳喘息の可能性を高める症状と，その尋ね方

1）喘息と咳喘息を分けるもの（定義）
喘鳴や呼吸困難がなく，咳が唯一の症状．聴診でも全くwheezeを認めない．強制呼出時に，（他覚的にでも）わずかでも喘鳴があれば，喘息と診断する．

2）咳の特徴と患者背景
乾性咳嗽がほとんどで，就寝時，深夜から早朝に悪化しやすい．ときに昼間だけ生じる．季節性がしばしばある．少量の非膿性の痰を伴うときもある．小児では男児にやや多く，成人では女性に多い．成人の既往にアトピー性疾患や小児喘息があると可能性は高くなる．持続する症状出現のきっかけが感冒であることは多く，増悪因子は冷気や能動・受動喫煙，天候や花粉の飛散などがある．可能性が高まる問いは「感冒後の長引く咳をこれまで経験したことがあるかどうか」．

3）発症頻度
8週以上持続する咳が「慢性咳嗽（chronic cough）」の国際的な定義であり，原因疾患は，咳喘息，上気道咳症候群，胃食道逆流症の3つの頻度が高く，わが国は咳喘息が最も頻度が高い．

4）感染後咳嗽，上気道咳症候群などとの鑑別
咳嗽ガイドラインでは，3週間以上続く咳を遷延性咳嗽といい，そのなかでは，感染後咳嗽の比率が高い[1]．病歴での鑑別を表に示す．表の項目に加え，百日咳では14日間以上症状が持続し，「発作性の咳き込み」，「吸気性笛声」，「咳き込み後嘔吐」が特徴である．軽症喘息と咳喘息を医療面接で鑑別することは困難である．特異的治療に効果が乏しい場合には咳喘息の可能性を下げてほかの疾患を先に考えるべき．

2. 咳喘息の可能性を高める診察所見と，そのとり方

努力呼気によるwheezeの有無が重要である．少しでもあれば，軽症喘息の可能性が非常に高

表　慢性咳嗽の各原因疾患に特徴的（特異的）な病歴

咳喘息	夜間から早朝の悪化（特に眠れない程の咳や起座呼吸），症状の季節性，変動性
アトピー咳嗽	症状の季節性，咽喉頭のイガイガ感や瘙痒感，花粉症などアレルギー疾患の合併
副鼻腔気管支症候群	慢性副鼻腔炎の既往や症状，膿性痰
胃食道逆流	逆流症状，会話時，食後，起床直後，上半身前屈時の悪化，亀背，体重増加後
感染後咳嗽	上気道炎後，自然軽快傾向（持続期間が短いほど可能性が高まる）
慢性気管支炎	現喫煙者の湿性咳嗽
ACE阻害薬による咳	服薬開始後出現

文献1より引用

い．ただしwheezeが，monophonicであるとか片側性に再現性が高い場合には，気管支の狭窄病変も疑われる．夜間の咳嗽悪化を臥位で増強する胃食道逆流症の場合と間違わないように，診察室の臥位でどうなるか確認する．

3. 咳喘息の診断確定のためにしておきたい検査

非常に有用な簡便な検査として，短時間作用型β刺激薬（short acting beta agonist：SABA）のエアロゾル製剤（metered dose inhaler：MDI）の吸入を，自ら指導しながら目の前で1回分（2吸入）実施し15分待ってもらう．咳が減ったと感じられていれば，疾患特異的であり，咳喘息の可能性がとても高まる[2]．診察室でスパイロメトリーが実施できれば，気道可逆性試験を兼ねられる．誘発喀痰好酸球分画と呼気一酸化窒素検査は間接的に好酸球性炎症を反映し高値を示し，より特異度が高い．確定診断には，胸部X線の異常がないことが必要である．特に咳嗽が長期の場合は，リスク回避のためにも，初診時に撮影する．鑑別診断に百日咳が否定できない場合には，百日咳抗体を測定する．

4. 咳喘息を強く疑うとき，どのようにアクションするか

咳喘息の治療の基本は，吸入ステロイド（inhaled corticosteroid：ICS）であるが，喘息発作と同様にICS/long acting beta agonist（LABA）の合剤で治療開始することは早期軽快に有効[3]．ステロイド短期内服（プレドニゾロン20 mg，1回/日，3日間）も有効である．吸入SABAが有効で，ICS治療により咳が改善したことを確認したときは，咳喘息が確定する．症状が軽快しても続けて2カ月治療を行うことが，次の発作を抑制するために重要であり，この情報を患者さんにも伝えて継続診療のプランを立てる．

診断的治療の第一選択としてICSを試みてもよいが，ICSは，特異的な治療ではない[2]．一方，感染後咳嗽にはICSは無効だが自然経過とともに軽減してくるので，時間経過による軽減を治療効果と混同しない．鎮咳薬は咳喘息に効果は乏しく，全く効果がない場合，再診してもらえなくなることも考えられるので，お勧めしない．症状が長引く場合には，専門施設にコンサルトするタイミングと考える．

文献・参考文献

1) 「咳嗽に関するガイドライン第2版」（日本呼吸器学会「咳嗽に関するガイドライン」第2版作成委員会/編），メディカルレビュー，2012
2) 新実彰男：咳喘息と類似疾患．日本内科学会雑誌，102：1419-1425，2013
3) 安場広高：3週間以上続く咳嗽で初診する喘息・咳喘息に対する低用量SFC（salmeterol fluticasone combination）の有用性．アレルギー・免疫，10：102-109，2013

第13章 咳

63. 百日咳

矢野晴美

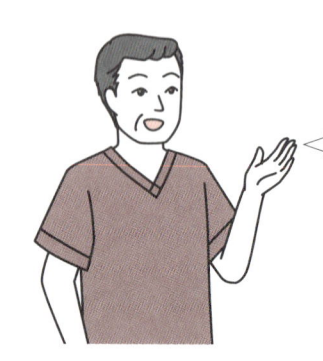

> なぜ百日咳だと思ったの？

> 激しい咳が続いて，嘔吐するぐらいの程度だったからです．

> 百日咳だと強く疑ったら，どうするの？

> 感染対策をまずとります．患者さんには，サージカルマスクをしてもらい，個室の部屋に移動してもらいます．医療従事者もサージカルマスクを着用します．

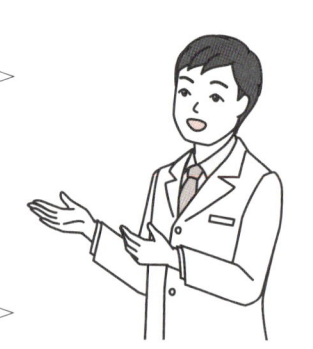

1. 百日咳の可能性を高める症状と，その尋ね方

1 リスクが高いのはどのような患者さんか

百日咳は，培養が難しいグラム陰性球桿菌の *Bordetella pertusis* による感染症である．発症する頻度が高いのは，2歳以下の小児であるが，現在，自然免疫やワクチンによる抗体が年月とともに低下して，思春期の青年や成人が発症するケースが世界的に認められている．ワクチン接種歴のない子どもはもちろん，ワクチン接種歴があっても抗体の低下によって発症することが知られている．

2 百日咳の臨床経過

百日咳の診断は，医療面接による症状の経過によってほぼ想定できる．百日咳は，**カタル期，発作期，回復期**の3つの時期に分かれている．カタル期は，発熱はなく，増悪する咳が生じる時期である．発作期は，激しい咳と吸気時にウーピング（whooping，笛声）を伴い，咳の後嘔吐するぐらいの激しい咳発作が生じる．その後，回復期ではより軽度の咳発作が生じる．

3 思春期および成人の百日咳の特徴は

① 発症1週間後に増悪すること，② くり返す，突然発症の発作性の咳（1回の咳で，涙が出て，顔が赤くなるほどの咳発作），③ 咳後の嘔吐である[1]．

特に重要な点は，カタル期の上気道症状では，**重要な陰性症状**として，**筋肉痛や倦怠感がなく，咳発作のないときは"元気"であること**[1]である．

鑑別診断の過程では，ワクチン接種歴，周囲の患者の有無および発症者への接触歴は重要な点である．発症者への接触・曝露後，おおよその潜伏期間は7〜10日間であり，21日間ごろまでは潜伏期間と考えられる．またマイコプラズマ肺炎，クラミドフィラ肺炎，インフルエンザ，そのほかのウイルス性肺炎などが鑑別にあがる．

2. 百日咳の可能性を高める診察所見と，そのとり方

百日咳に特に特化した身体所見はなく，咳の性状により判断することが多い．ほかの呼吸器疾患との鑑別では，マイコプラズマ肺炎，クラミドフィラ肺炎，インフルエンザ，アデノウイルスなどと鑑別になるが身体所見でこれらを鑑別することは困難である．医療面接（病歴聴取）がより重要である．

3. 百日咳の診断確定のためにしておきたい検査

百日咳の確定診断のための標準検査は，鼻咽頭部からの検体の培養である．しかし原因微生物である*Bordetella pertusis*は，培養が難しい菌であるため培養が陰性でも除外することはできない．研究レベルまたは先進諸国では，咽頭・呼吸器系検体のPCR（polymerase chain reaction）の方法も行われている．

国内で一般に行われる方法は，血清診断である．東浜株および山口株を用い，ペア血清（2週間以上の間隔）を行う．確定診断では，ペア血清で4倍以上の抗体価上昇があるか，またはシングル血清で40倍以上であれば診断価値は高いと報告されている[2]．

4. 百日咳を強く疑うとき，どのようにアクションするか．

まず感染対策として，医療従事者はサージカルマスクを着用し，外来，入院病棟で，患者さんを個室へ移動する．院内を移動する場合，患者さんにはサージカルマスクを着用してもらう．

百日咳は，いったん，発作期で咳が確立すると抗菌薬の治療効果は望めない．トキシンが原因であるからである．ただし，診断を想定または確定した場合に，抗菌薬で治療する目的は，症状を軽減すること，ほかに伝播することを最小限にすることである．百日咳の第一選択薬は，マクロライド系抗菌薬である．アジスロマイシン，クラリスロマイシンなどで治療する．

文献・参考文献

1) Long SS : Bordetella.「Clinical Infectious Disease」(In Schlossberg D, ed), pp913-916, Cambride University Press, 2008
2) 百日咳（国立感染症研究所・感染症情報センター）
   http://idsc.nih.go.jp/idwr/kansen/k03/k03_36.html

第14章 精神症状

64. うつ病

中村風花，金井貴夫

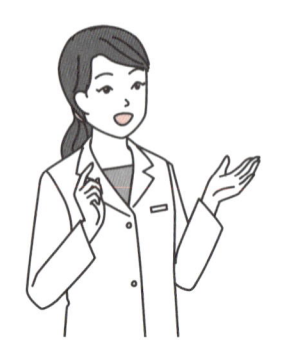

> なぜうつ病だと思ったの？
>
> 気分が落ち込んでいて，早朝覚醒・食欲の低下があったからです．
>
> うつ病だと強く疑ったらどうするの？
>
> 2質問法でスクリーニングします．あっ，その前に抑うつ状態となりうる身体疾患や薬物の除外をします．

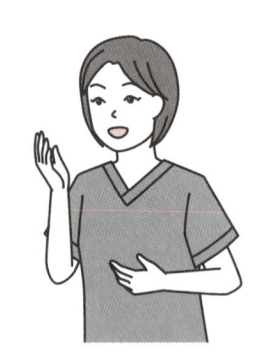

1. うつ病の可能性を高める症状と，その尋ね方

　抑うつ気分や興味・喜びの減退はうつ病に特徴的な症状である．それ以外にうつ病を強く疑う身体症状で頻度が高いものとして，睡眠障害があげられ，睡眠障害はうつ病の患者さんの80％以上に認められ，未治療の患者さんではほぼ100％でみられるといわれている．よって，抑うつ気分，興味・喜びの減退，睡眠障害の3つともなければ，うつ病は否定しうる．そのほか，疲労・倦怠感や食欲不振などの症状もほぼ6割以上の患者さんで認められる．これらは，日常診療でよく遭遇する症状であるため軽視されがちだが，このような症状をくり返し訴える患者さんでは，うつ病を疑う必要がある．

　そのほか，うつ病を疑うポイントとしては，表1にあげた通りである．

2. うつ病の可能性を高める診察方法と，そのとり方

　うつ病を疑ったら，2質問法（表2）でスクリーニングを開始する．2質問法が感度94〜99％と高く，除外診断には役立つが，特異度が低いため[1]，うつ病が疑われたら，the brief Patient Health Questionnaire（PHQ-9）[2]を行う（表3）[3]．このカットオフ値7で感度83％，特異度73％，カットオフ値15とすると感度62％，特異度96％となり，診断にも役立つ[4]．

3. うつ病の診断確定のためにしておきたい検査

　診断の手順としては，表4[5]にあるような「抑うつ状態」を呈する身体疾患・薬剤を鑑別にあげ，病歴聴取や身体診察，検査で除外診断をしておく必要がある．直ちに精神疾患を想起することは，重大な身体疾患の見逃しにつながりやすいので気をつける．

表1　うつ病を疑うポイント

①睡眠薬の効かない不眠症
②鎮痛薬の効かない疼痛
③表情がくすんでいる，覇気がない
④原因の掴めない慢性の微熱
⑤原因不明のめまいや耳鳴り
⑥その他身体疾患では説明の付かない不定愁訴

表2　2質問法

①ここ最近（2週間以内），気分が落ち込んだり，ふさぎ込んだりすることがありますか？
②ここ最近（2週間以内），今まで楽しかったことが楽しめなく感じますか？

表3　患者さんの健康に関する質問票-9（PHQ-9）

この2週間，次のような問題にどのくらい頻繁に悩まされていますか？ （該当するものに✓をつけてください）	全くない	数日	半分以上	ほとんど毎日
1. 物事に対してほとんど興味がない，または楽しめない	0	1	2	3
2. 気分が落ち込む，憂うつになる，または絶望的な気持ちになる	0	1	2	3
3. 寝付きが悪い，途中で目がさめる，または逆に眠り過ぎる	0	1	2	3
4. 疲れた感じがする，または気力がない	0	1	2	3
5. あまり食欲がない，または食べ過ぎる	0	1	2	3
6. 自分はダメな人間だ，人生の敗北者だと気に病む，または自分自身あるいは家族に申し訳がないと感じる	0	1	2	3
7. 新聞を読む，またはテレビを見ることなどに集中することが難しい	0	1	2	3
8. 他人が気づくぐらいに動きや話し方が遅くなる，あるいはこれと反対に，そわそわしたり，落ちつかず，普段よりも動き回ることがある	0	1	2	3
9. 死んだほうがましだ，あるいは自分を何らかの方法で傷つけようと思ったことがある	0	1	2	3

FOR OFFICE CODING　　0　+ ＿＿＿ + ＿＿＿ + ＿＿＿
= Total Score：＿＿＿

1つでも問題に当てはまる場合，仕事をしたり，家事をしたり，他の人と仲良くやっていくことがどのくらい困難になっていますか？

全く困難でない	やや困難	大変困難	極端に困難
□	□	□	□

文献3より引用

表4 抑うつ状態となりうる身体疾患・薬剤

1. 身体疾患
甲状腺機能低下症,甲状腺機能亢進症,褐色細胞腫,副腎不全・機能障害,クッシング症候群,ACTH(単独)欠損症,TSH単独欠損症,電解質異常,SLEなどの膠原病,パーキンソン症候群,てんかん,糖尿病,低血糖,脳卒中,慢性硬膜下血腫,感染症(髄膜炎,脳炎,神経梅毒),膵炎,肝炎,悪性腫瘍,慢性閉塞性肺疾患,原発性肺高血圧症,心不全,不整脈,睡眠障害(睡眠時無呼吸症候群,睡眠相後退症候群など)など
2. 薬剤
インターフェロン,副腎皮質ホルモン,黄体卵胞混合ホルモン(いわゆるピル製剤),降圧剤(Ca拮抗剤,β遮断薬,α遮断薬,レセルピン),抗ヒスタミン薬,NSAIDs,抗生物質,向精神薬,抗癌剤など

文献5より転載

表5 精神科専門医にコンサルテーションするタイミング

①自殺念慮があるとき
②躁病エピソードが認められたとき
③精神病エピソードが認められたとき
④第一選択の薬剤で効果が認められないとき
⑤重症のとき
⑥アルコール依存の傾向があるとき
⑦産後発症のうつ病のとき
⑧診断に苦慮するとき
⑨抗うつ薬の副作用の対応に苦慮するとき
⑩家庭や職場の環境調整が困難なとき

4. うつ病を強く疑うとき,どのようにアクションするか

　一般的には,励まさない・重要な決断は先送りにする・自殺を行わないことを約束するなどの対応が大切である.また,精神科専門医にコンサルテーションするタイミングとして表5のようなときがあげられる.

文献・参考文献

1) Mitchell AJ & Coyne JC：Do ultra-short screening instruments accurately detect depression in primary care? A pooled analysis and meta-analysis of 22 studies. Br J Gen Pract, 57：144-151, 2007
2) Kroenke K, et al：The PHQ-9：validity of a brief depression severity measure. J Gen Intern Med, 16：606-613, 2001
3) 村松公美子,上島国利：プライマリ・ケア診療とうつ病スクリーニング評価ツール：Patient Health Questionnaire-9 日本語版「こころとからだの質問票」.診断と治療,97：1465-1473, 2009
4) Manea L, et al：Optimal cut-off score for diagnosing depression with the Patient Health Questionnaire (PHQ-9)：a meta-analysis. CMAJ, 184：E191-E196, 2012
5) 金井貴夫：じつはうつ病・認知症・せん妄だった！,エキスパートナース増刊,28：120-129, 2012

第14章 精神症状

65. パニック障害

渡辺　悠，金井貴夫

> なぜパニック障害だと思ったの？

> 身体疾患で起こる発作に典型的でなく，不安感や恐怖感が強いからです．

> パニック障害だと強く疑ったらどうするの？

> 器質的な疾患を除外したうえで，発作に対する患者さんの不安や恐怖に共感的態度で対処し，「身体的問題ではない」ことを保証します．必要であれば精神科専門医にコンサルト，あるいは，紹介します．

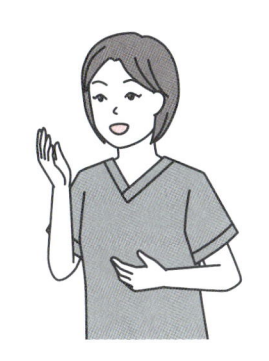

1. パニック障害の可能性を高める症状と，その尋ね方

　パニック障害と診断する際は，まずパニック発作と類似の発作を呈する身体的疾患を除外する必要がある．パニック障害と間違われやすい身体疾患を**表1**にあげてみた．これらの疾患を1つずつ念頭に置きながら，それら身体疾患の症状を網羅的に尋ねていく．アルコールや覚醒剤などの乱用物質，薬剤は，急性期の病歴聴取こそが生命線であるため，必ず確認しておく．パニック障害は，若年者に多いことも特徴であり，過去に精神科受診歴がない，あるいは，はじめての発作や高齢発症の場合は，隠れた身体疾患がないか検索をすることが大切である．

　物質，薬剤，身体疾患の関与が除外されたら，パニック障害の診断をする．パニック障害は，DSM-5（diagnostic and statistical manual of mental disorders-5）の診断基準によれば，「強い恐怖または不快の突然の高まりとともにパニック発作の症状（**表2**）のうち4つ以上が同時に生じ，数分以内にその頂点に達し（A項目）」，「発作がまた起きるのではないかという予期不安やそれに伴う行動制限・回避行動が少なくとも1回の発作の後1カ月以上続くもの（B項目）」であり，それらが物質や身体疾患，ほかの精神疾患では説明できないものをいう[1]．よって，**表2**の症状を1つずつ確認していく．

　the Mental Health Index 5（MHI-5：感度100％，特異度65％），the Panic Disorder Self-Report（PDSR：感度89％，特異度100％），the Quick PsychoDiagnostics（QPD：感度71％，特異度97％）といったプライマリケア医向けのツールを用いてスクリーニング，診断[2]していく方法もある．

2. パニック障害の可能性を高める診察所見と，そのとり方

　基本的に身体疾患を除外するための診察となる．バイタルサインの確認は不可欠である．通常，

表1　パニック障害と間違われやすい身体疾患

甲状腺機能亢進症，甲状腺機能低下症，褐色細胞腫，肺塞栓症，気管支喘息発作，不整脈，高カルシウム血症，低血糖，前庭機能障害，脳卒中，脳炎・髄膜炎，けいれん発作，薬の副作用，乱用薬物など

表2　パニック発作の症状（DSM-5）

① 動悸，心悸亢進，または心拍数の増加
② 発汗
③ 身震いまたは震え
④ 息切れ感または息苦しさ
⑤ 窒息感
⑥ 胸痛または胸部の不快感
⑦ 嘔気または腹部の不快感
⑧ めまい感，ふらつく感じ，頭が軽くなる感じ，または気が遠くなる感じ
⑨ 冷感または熱感
⑩ 異常感覚（感覚麻痺またはうずき感）
⑪ 現実感消失（現実でない感じ）または離人症状（自分自身から離れている）
⑫ コントロールを失うことに対する，または気が狂うことに対する恐怖
⑬ 死ぬことに対する恐怖

文献1より引用

　パニック発作では，意識は清明で，呼吸数の増加や血圧・脈拍の増加を認めることもあるが，体温，酸素化は保たれているはずである．

　まず，頭部から四肢まで一般的な身体診察をした後に，症状から考えられる身体疾患を鑑別にあげ，それらの疾患に関連する所見を確認する．特に，表1にあげた疾患は，パニック障害と誤診されやすく，かつピットフォールになりやすいため，これら疾患を意識して，眼球などの顔貌，甲状腺腫大，振戦，浮腫，失調の有無などは必ず確認する．胸部聴診も不可欠である．

3. パニック障害の診断確定のためにしておきたい検査

　ここでも身体疾患の除外診断となる．表2を意識して，酸素飽和度，TSH，血糖，カルシウム，ナトリウムなどの電解質は必ずチェックしておく．必要があれば，心電図，動脈血液ガス分析，尿薬物定性反応を提出する．発作性の頭痛，発汗，動悸，高血圧，振戦などがあれば，褐色細胞腫のスクリーニングとして感度が97〜99％と高い血漿メタネフリン分画を測る．この特異度は低い（85％）ため，これが陽性になったときには，特異度の高い24時間蓄尿による尿分画メタネフリンおよびカテコールアミンの測定を行う[3]．

　めまいや感覚異常を訴える患者で，頭痛があり，明らかな神経学的異常があれば頭部CT検査を，意識障害があれば髄液検査をそれぞれ検討する．

　あらゆる重篤な疾患において，パニック発作と思われるような交感神経症状を呈するため，幅広く身体疾患を除外していく構えが必要である．

4. パニック障害を強く疑うとき，どのようにアクションするか

　パニック障害の可能性が強く，患者が強い不安や恐怖感を抱いているときは，今回の診察や検査をした範囲ですぐに対応が必要な身体的疾患はなく，この発作で死ぬことはないことを保証する．

　パニック障害と鑑別が必要な精神疾患として，広場恐怖，うつ，全般性不安障害，PTSD，双極性障害，アルコール多飲，特定の恐怖症などがある．また，the National Comorbidity Surveyによると，パニック障害の患者では，5.2％に自殺企図がみられ，うつ病を合併するとそれが25％まで増加する[4]ため，パニック障害が疑われたら精神科専門医に紹介するのが適切である．

文献・参考文献

1) American Psychiatric Association, American Psychiatric Association, DSM-5 Task Force：Diagnostic and Statistical Manual of Mental Disorders：DSM-5. Arlington, Va. American Psychiatric Association, 2013
2) Shedler J, et al：Practical mental health assessment in primary care. Validity and utility of the Quick PsychoDiagnostics Panel. J Fam Pract, 49：614-621, 2000
3) Lenders J W, et al：Biochemical diagnosis of pheochromocytoma：which test is best? JAMA, 287：1427-1434, 2002
4) Olfson M, et al：Prevalence of anxiety, depression, and substance use disorders in an urban general medicine practice. Arch Fam Med, 9：876-883, 2000

第14章 精神症状

66. 全般性不安障害

吉井雅美，金井貴夫

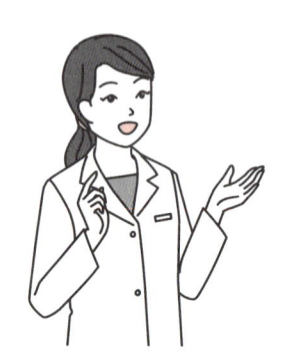

> なぜ全般性不安障害だと思ったの？

> 慢性的に動悸や不眠を訴えていますが，心電図や採血で異常を指摘できないからです．

> 全般性不安障害だと強く疑ったらどうするの？

> まず詳細な病歴聴取をとりなおし，基準に沿って確定診断できたら，精神科専門医に相談しようと思います．

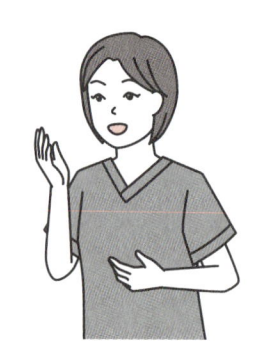

1. 全般性不安障害の可能性を高める症状と，その尋ね方

　全般性不安障害は，DSM-5（diagnostic and statistical manual of mental disorders-5）[1]の診断基準によれば，① 落ち着きのなさ，または緊張感または過敏，② 疲労しやすいこと，③ 集中困難，または心が空白となること，④ いらだたしさ，⑤ 筋肉の緊張（こわばりなど），⑥ 睡眠障害（入眠または睡眠維持の困難，または落ち着かず熟眠感のない睡眠）の3つ以上の症状（小児の場合は1つだけでも可）が必須となるので，これらの症状を確認していく．

　ただし，多くの身体疾患や薬物が不安を惹起するため，これらを除外せねばならない．review of system（ROS）を用いて随伴症状を積極的に聴きとっていく姿勢が重要である．薬剤に関しては，すべての内服薬，サプリメントを確認する．ベンゾジアゼピン系薬剤や抗うつ薬などでは離脱症候群も起こりうるため，中止・変更を含めた薬歴を聴取する．また，アルコールやカフェイン，昨今流行している危険ドラッグなどの物質は不安を強く惹起するため必ず確認する．

　また，全般性不安障害は，二次的にうつ病になりやすく，感度の高い2質問法でスクリーニングを開始する．

　全般性不安障害の年齢の中央値は31歳で，女性の方が2倍多く[2]，リスク因子としては，全般性不安障害の家族歴，ストレスの増加，身体面あるいは感情面でのトラウマなどがある[3]．

2. 全般性不安障害の可能性を高める診察所見と，そのとり方

　重篤な疾患では，交感神経症状を呈して不安が前景化することが多いので，これらを見逃さないことが重要である．バイタルサインを必ず確認し，頭の頂から足の先まで，また，神経学的所見も含めて網羅的に診察していく．さらに，病歴聴取でカギとなる症状・症候が得られたら，鑑別診断をあげ，1つずつの鑑別疾患に対して演繹的に特異度の高い所見をとりにいく．一方，全般性不安障害の有病率は，欧米では1.5〜14.8％[4, 5]と高頻度疾患であり，頻度の低い身体疾

患の「シマウマ探し」は厳に慎むべきである．この辺のバランス感覚が大切である．

3. 全般性不安障害の確定診断のためにしておきたい検査

病歴聴取，身体診察で鑑別に残った身体疾患に関して検査する．酸素飽和度，TSH，血糖，カルシウム，ナトリウムなどの電解質は必ずチェックしておく．必要があれば，心電図，動脈血液ガス分析，尿薬物定性反応を提出する．

身体疾患が除外されたら，全般性不安障害の診断，および重症度の判定に優れている「A7-item anxiety scale（GAD-7）」（感度89％，特異度82％）[6]を行う．「GAD-7」はスマートホンのアプリで入手可能である．

4. 全般性不安障害を強く疑うとき，どのようにアクションするか

確定診断がつかなくとも当疾患が疑われた時点で精神科専門医との連携が不可欠である．

強迫性障害を除くすべての不安障害では自殺のリスクが増大する[7]．特にうつ病と合併した不安障害は自殺率が高くなる[3]ため，精神科専門医にバトンタッチするタイミングを常に図っておく．

治療としては薬物療法，認知行動療法，運動療法などがあげられる．ベンゾジアゼピン系抗不安薬は，全般性不安障害に対して古くから用いられ有効性が示されてきた薬剤であるが，依存性に加え，高齢者の転倒・骨折リスクが指摘されているため，安易に使用しない．認知行動療法も古くから全般性不安障害に有効な療法であり，プライマリケア医レベルでの有効性の報告もある．

5. おわりに

不定愁訴で救急外来や一般の内科外来を受診する患者さんは，なかなかクリアカットに診断できないため，研修医泣かせの対象かもしれない．しかしながら，詳細な病歴聴取と適切な検査を行ったうえで器質的疾患を除外し，全般性不安障害を診断することはプライマリケア医として非常に重要なことである．

文献・参考文献

1) American Psychiatric Association, American Psychiatric Association, DSM-5 Task Force：Diagnostic and Statistical Manual of Mental Disorders：DSM-5. Arlington, Va. American Psychiatric Association, 2013
2) Weisberg RB：Overview of generalized anxiety disorder：epidemiology, presentation, and course. J Clin Psychiatry, 70 Suppl 2：4-9, 2009
3) Fricchione G：Clinical practice. Generalized anxiety disorder. N Engl J Med, 351：675-682, 2004
4) Kessler RC & Wittchen HU：Patterns and correlates of generalized anxiety disorder in community samples. J Clin Psychiatry, 63 Suppl 8：4-10, 2002
5) Olfson M, et al：Prevalence of anxiety, depression, and substance use disorders in an urban general medicine practice. Arch Fam Med, 9：876-883, 2000
6) Spitzer RL, et al：A brief measure for assessing generalized anxiety disorder：the GAD-7. Arch Intern Med, 166：1092-1097, 2006
7) Kanwar A, et al：The association between anxiety disorders and suicidal behaviors：a systematic review and meta-analysis. Depress Anxiety, 30：917-929, 2013

第14章 精神症状

67. せん妄

洪　英在

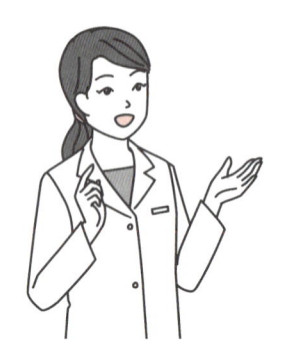

> なぜせん妄だと思ったの？
>
> 入院後，急に混乱したからです．
>
> せん妄だと強く疑ったらどうするの？
>
> せん妄になるほど具合が悪いのではないか，と身体疾患などを再検討し，せん妄対策を強化します．

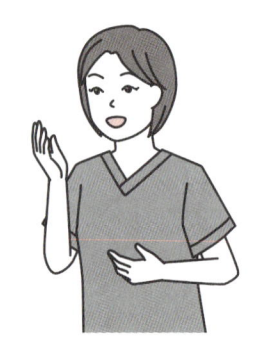

1. せん妄の可能性を高める症状と，その尋ね方

　せん妄とは，急な精神症状の変化や，混乱で発症し，時間単位，日単位で変化が起こる．夕方から夜間にかけて起こることも多いために「夜間せん妄」という言葉も存在している．激しい混乱が起こり，点滴の抜針など治療への抵抗があったならば，誰しもせん妄を疑うが，逆に意欲低下，意識レベル低下が遷延する，などの低活動型のせん妄も存在する．せん妄と認知症の症状は似ている部分もあるが，認知症が月～年単位の緩徐な変化であるのに対し，**せん妄は時間～日単位の短期間の変化**であるので区別が可能となる．家族の「急に認知症が進んだ」と感じるような症状はせん妄の可能性が高いであろう．

　実際には，せん妄か認知症の症状なのか区別がつかないこともあり，後々になってせん妄だった，とわかることも多い．また，認知症を有する方にせん妄が生じやすいのも，認知症とせん妄の区別が難しくなる原因である．

2. せん妄の可能性を高める診察所見と，そのとり方

　精神症状がせん妄によるか認知症によるかを迷った際は，MMSEなどの神経心理検査や今までの経過の確認を行い，典型的なアルツハイマー型認知症の経過（**第20章-84参照**）に合致するかどうかを判断することが1つの有用な手段である．典型的なアルツハイマー型認知症の経過に合致している場合は，認知症自体の症状である可能性が高まる．典型的なアルツハイマー型認知症の経過に合致しない場合は，アルツハイマー型認知症ではない可能性が高まる．筆者は**典型的なアルツハイマー型認知症ではない場合にせん妄の可能性が高まる**と考え，頭の中を整理するようにしている．

　高齢者は入院すると**10～40％でせん妄を発症**する[1]こと，また，**認知症の存在，視力障害があること，聴力障害があることがせん妄のリスク要因**であるために，認知症のスクリーニング，

視力障害，聴力障害のスクリーニングを行っておけば，精神的な混乱が起こった際に，せん妄である事前確率を高めることができるであろう．

3. せん妄の診断確定のためにしておきたい検査

せん妄なのかどうかは，経過を追ってはじめてわかり，せん妄の診断確定の検査は存在しない．しかし，**せん妄は入院の長期化につながり，せん妄を起こした患者さんの致死率は高い**[2]，という報告も存在する．すなわち，せん妄は身体的な生命予後に関連する病態が生じている，という緊急事態という認識をもつ必要がある．

4. せん妄を強く疑うとき，どのようにアクションするか．

せん妄は緊急事態，という認識をもち，**せん妄をきたすほどの重篤な病態が発生していないか**を，まず最初に検討する必要が生じる．重篤な病態が否定された際は，せん妄をきたしやすくする要因を極力除去する努力が必要となる．まず，**薬剤性のせん妄**を考え，原因となりうる薬剤（抗コリン作用のある薬剤，抗パーキンソン病薬，H_2受容体拮抗薬，睡眠導入剤など）を極力減量，中止するところからはじめる．

入院患者へのせん妄への対処であるが，せん妄が悪化しないような環境調整が必要となる．夜間の睡眠を妨げるような治療（夜間の点滴など）を極力さけるなどは，医師の工夫でできることもある．入院生活上では，日時や場所の見当識を保つ声かけを多くする，部屋に時計を置く，普段のメガネ，補聴器などをつけてもらい，視力障害・聴力障害を軽減する，部屋移動を少なくする，などもせん妄の予防・軽減に役立つことが指摘されている[3]．

せん妄が起こってしまった際の薬物療法であるが，ベンゾジアゼピン系薬などの単独使用においては，せん妄を助長する可能性があり転倒のリスクも高まるために，抗精神病薬を少量使用することもやむをえない．チアプリド（グラマリール®錠25 mg）1回2錠，1日2回朝・夕（睡眠のコントロールを主にしたいなら夕・眠前）から開始する．内服が困難なら，ハロペリドール（セレネース®注5 mg）1/2A〜1A程度の使用がまずは行うことであろう．

文献・参考文献

1) Martin G：Delirium in Elderly Patients. Am J Geriatr Psychiatry, 12：7-21, 2004
2) Rabins, et al：Derilium and dementia：Diagnostic criteria and fatality rates. Br J Psychiatry, 140：149-153, 1982
3) The Hospital Elder Life Program（HELP）
   http://www.hospitalelderlifeprogram.org/public/public-main.php

第15章 めまい

68. 良性発作性頭位めまい（BPPV）

山中敏彰

> なぜ良性発作性頭位めまい（BPPV）だと思ったの？

> 高齢女性が，寝起きに30秒程度のめまいをくり返すエピソードで来院し，実際に頭位変換眼振検査で，方向が交代する垂直・回旋混合性眼振が認められたからです．

> BPPVだと強く疑ったらどうするの？

> まず，半規管内にある結石を卵形嚢へ移送させる理学療法（頭位治療）を行ってみます．

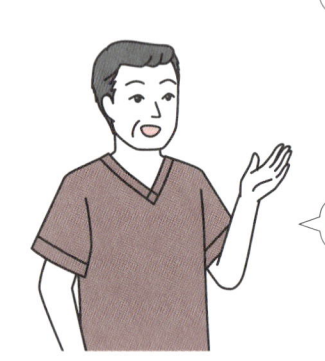

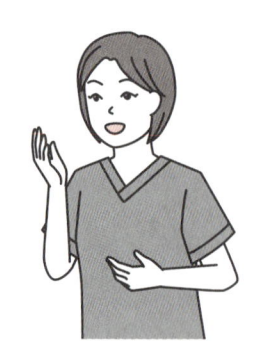

はじめに

　良性発作性頭位めまい（benign paroxysmal positional vertigo：BPPV）は耳石器の卵形嚢から脱落した耳石粒／塊が結石となって三半規管に移行して発症する．移行する半規管により，後半規管型や前半規管型（非常に稀），外側半規管型に病型が分類され，さらに結石が半規管の管内に所在する管結石症，膨大部クプラに存在するクプラ結石症に病態が類別される[1]．

1. BPPVの可能性を高める症状と，その尋ね方

1 めまい症状

　めまいは，決まった特定の頭位変換や頭位で誘発される．めまいが起こる頭位変換と半規管の解剖学的関係から病型が推定され，例えば，座位と臥位の頭位変換なら前あるいは後半規管型，臥位で寝返りの方向なら外側半規管型と想定される[1]．頭を動かすたびにめまいが出現するので，患者はそれらを合わせて持続時間と訴えることがあるので注意する．**1回の頭位変換でのめまい時間を聴取するようにする**．管結石症では，めまいは比較的強いが，60秒以内で消失することが多い．一方，クプラ結石症では，めまいは比較的弱いが，一定の頭位をとり続ける限り持続する．発作は数回反復して1～2週で自然に改善することが多いが，寛解した後も数カ月〜数年後に再発することがある（第15章-70 図1参照）．

2 中枢病変の除外

　脳幹・小脳病変でBPPVに類似しためまいを発症するケースが存在する．複視，霧視などの視覚異常や顔面しびれなどの感覚障害，構音障害，嚥下障害，意識障害などの中枢神経症状を伴わないかチェックする．

表　BPPVの病態と眼振像

病態		管結石症 (canalolithiasis)	クプラ結石症 (cupulolithiasis)
模式図			
病態生理	内リンパ流動	あり	なし
	クプラ偏位	動的偏位 (不定，変動)	静的偏位 (一定，不変)
眼振像	潜時	あり（数秒）	ほとんどなし（＜1秒）
	持続時間	一過性（＜30秒）	持続性（＞60秒）
	程度	比較的強い	比較的弱い
	発現様式		
	誘発頭位	頭位変換	一定頭位

3 BPPVの可能性を高めるバックグラウンド

閉経後女性，骨粗鬆症の合併，特定の睡眠頭位の習慣性，長期臥床，メニエール病や突発性難聴など内耳疾患の既往．

2. BPPVの可能性を高める診察所見と，そのとり方

通常，自発眼振は認められないが，頭位変換眼振検査（Dix-Hallpike法）で眼振が誘発される．**後半規管型では垂直・回旋混合性の，外側半規管型では水平性の方向交代性（方向が逆転する）眼振が出現する**．眼振がみられる頭位変換と半規管の解剖学的関係から病型が，また，頭位変換による眼振の優位性から患側が，さらに眼振の持続時間から病態が判別できる（表）．例えば，座位から右懸垂頭位の頭位変換で，上眼瞼向き反時計廻りの垂直・回旋混合性眼振が出現し，右懸垂頭位から座位へ戻すと眼振が逆向き（下眼瞼向き時計廻り）になる場合，右後半規管型BPPVと診断できる．さらに眼振の出現が60秒以内なら管結石症と病態が判別できる．

3. BPPVの診断確定のためにしておきたい検査

診断確定には前述した眼振所見が必須となる．一方，臥位頭位眼振検査で方向が交代する背地性（上向性）眼振が認められる場合には，外側半規管型BPPVクプラ結石症と中枢性（小脳・脳幹）病変との鑑別を要する．症状が長引く場合には，MRIによる精査が勧められる．鑑別法の詳細は，羊土社の「救急ERノート」[2]に記述されている．

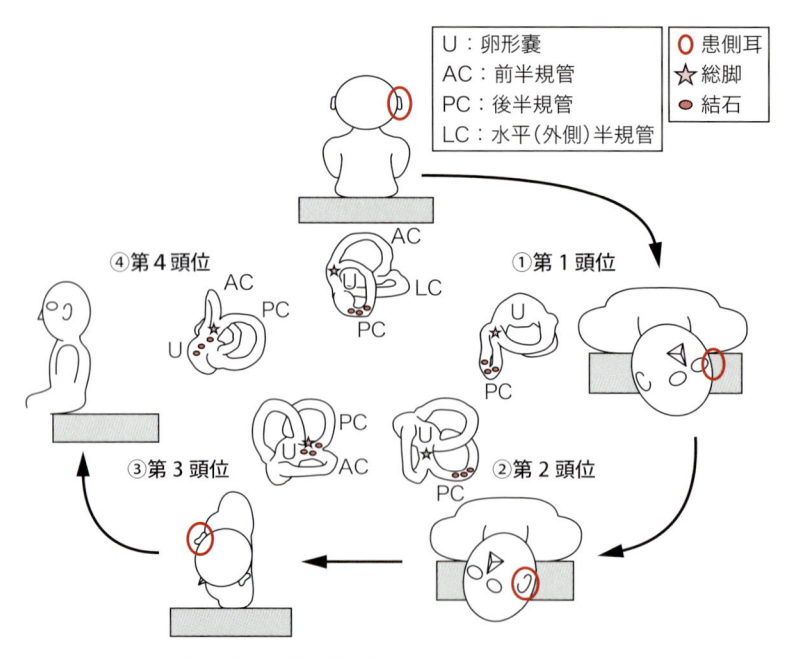

図　Epley法の手順（右後半規管型BPPV）
①座位で患側に45度向いて，そのまま横臥させ頭位を30度懸垂させる（第1頭位）．
②健側へ頭を90度回転させて，健側向き45度で懸垂頭位にする（第2頭位）．
③体幹とともに健側へ頭を90度回転させて，仰臥位から135度（健側臥位から45度）の鼻下頭位にする（第3頭位）．
④頭位を保ったまま座位に変換して，頭位を20度正面下にする（第4頭位）．

4. BPPVを強く疑うとき，どのようにアクションするか

　半規管内にある結石を卵形嚢へ移送させる，**理学療法（頭位治療）**が著効を示す．病態や病巣により手法を選択する[3]．実際の各手技の詳細は他誌に譲るが[3]，ここでは右**後半規管型BPPV管結石症の頭位治療（Epley法）**を図に紹介する．ただし，めまい発作が頻発して，嘔吐が激しい場合には，頭位治療を控えて点滴による薬物治療を優先する．間欠期には，非特異的な自宅での運動療法や特定の睡眠頭位の回避を指導する．最近，BPPV再発と骨密度低下との関連性が指摘されており，骨・カルシウム代謝を調整することが，発症の予防につながると示唆されている[1]．

文献・参考文献

1) 山中敏彰：難治性BPPVへの対応．Equilibrium Res, 65：144-155, 2006
2) 山中敏彰：方向交代性眼振と中枢病変．「救急・ERノートI もうこわくない めまいの診かた，帰し方」（箕輪良行/編），pp129-137，羊土社，2011
3) 山中敏彰：良性発作性頭位めまい症の理学療法．「ENT臨床フロンティア めまいを見分ける・治療する」（内藤 泰/編），pp277-284，中山書店，2012

第15章 めまい

69. メニエール病

山中敏彰

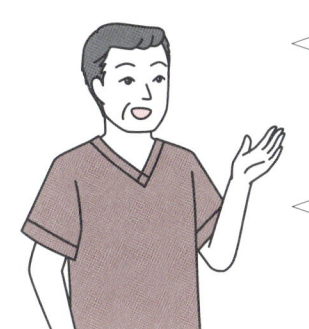

> なぜメニエール病だと思ったの？

> 中枢神経症状はなく，難聴，耳鳴を伴う数時間のめまい発作をくり返したからです．

> メニエール病だと強く疑ったらどうするの？

> まず，めまい発作に対しては，点滴による補液と薬物治療を行います．

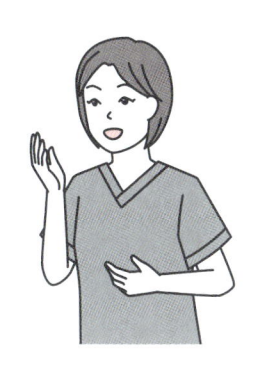

1. メニエール病の可能性を高める症状と，その尋ね方

　メニエール病は内耳の内リンパ水腫が主病態とされる．診断基準（表）[1]では，臨床症状を必須条件としているので，病歴聴取を正確に行うことが重要となる．

1 めまい症状

　自発的（**決まった特定の頭位・体位やその変動に影響を受けず**）に生じる．通常は数時間続くことが多い．**本邦では10分以上，米国では20分以上が定型的なめまい発作**とされている．数秒や1〜2分のめまいは典型的でない．持続時間は，めまい発作自体のon-offを正確に聴取してカウントする．患者は吐き気など気分不良な時間を含めてめまいと訴えるので注意する．**1回の発作ではメニエール病とは言えず，複数回以上生じて，メニエール病の可能性が高まる**．めまいのみの反復ならメニエール病非定型例（前庭型），めまいに蝸牛症状を伴えばメニエール病確実例と診断される．反復のパターンはさまざまで，毎日くり返すもの，月に数回あるいは年に数回くり返すなど多様である（第15章-70 図1参照）．

2 蝸牛症状

　内耳の蝸牛に起因する症状で，難聴や耳鳴に加え，耳閉塞感や音響過敏，自声強聴なども含まれる．めまい症状と連動するかをポイントにして尋ねる．既往の蝸牛症状を随伴症状として表現することがあるので注意する．**初期には難聴は低音域に限定して生じるので，気づかれにくいことが多く，耳鳴や耳閉感などを優位に訴えることもある**．また，患者はめまいを強調し，蝸牛症状を自ら訴えないことも多いので，具体例（トンネルの中に入ったような感じはありませんでしたか？　キーン，シャー，ジー，ゴーンなど耳が鳴りませんでしたか？　しゃべった声や周りの音が耳に響きませんか？）をもって病歴聴取することが大切である．曖昧な表現であっても，左右の区別が明確であれば信頼できる．

表　メニエール病診断基準（簡易版）

Ⅰ．	メニエール病確実例
	難聴，耳鳴，耳閉感などの聴覚症状を伴うめまい発作を反復する
Ⅱ．	メニエール病非定型例
	1. メニエール病非定型例（蝸牛型） 聴覚症状の憎悪・軽快を反復するが，めまい発作を伴わない
	2. メニエール病非定型例（前庭型） メニエール病確実例に類似しためまい発作を反復する （病態が内リンパ水腫による可能性が高いと判断された場合に診断）
・原因既知の疾患の除外	
	外リンパ瘻，内耳梅毒，聴神経腫瘍，神経血管圧迫症候群などの内耳・後迷路性疾患，小脳，脳幹を中心とした中枢性疾患などの原因既知の疾患を除外する

文献1より引用

3 中枢神経症状

既知の内耳・内耳道疾患や中枢神経疾患を除外する必要がある．脳幹・小脳症状を主体に中枢神経症状の随伴がないことを確認しておく．

2. メニエール病の可能性を高める診察所見と，そのとり方

眼振所見が有用である．できれば，（赤外線）フレンツェル眼鏡で観察する．急性期には水平・回旋混合性眼振や水平眼振が出現するが，間欠期には出現しないことが多い．**発作中には，眼振は患側に向かい（刺激性眼振），その後に健側向き（麻痺性眼振）に変化する特徴がある．**

3. メニエール病の診断確定のためにしておきたい検査

聴力低下がないかを純音聴力検査で調べておきたい．その場に検査機器がなければ，音叉（Weber法，Rinne法）を用いるか，あるいは時計の秒針音や指擦過音が聴こえる距離を測定して左右差がないか確認するとよい．内リンパ水腫を検出する検査として，蝸電図，グリセロールテスト，フロセミドテスト，MRI造影検査などがあるが，これらは耳鼻咽喉科めまい専門施設で行われている．

4. メニエール病を強く疑うとき，どのようにアクションするか

救急来院の際のアクションは，点滴による薬物療法である．めまい発作の抑制には抗不安薬（セルシン®）や7％重曹水の投与が最も即効的である．嘔吐が激しく脱水になっているときには十分な補液に制吐薬を投与し，難聴が強いときには，ステロイド薬の投与も検討する．めまいが治まれば帰宅可能だが，治まらなければ入院が勧められる．通常は3日以内で退院可能だが，発作が重積する場合には長引く．本疾患を疑えば，できるだけ早いうちに耳鼻咽喉科受診を勧める．間欠期には浸透圧利尿薬を投薬して予防に努め，発作時のための頓服薬を常備させる．薬物治療

に抵抗を示し病期進行の恐れがある場合やQOLの低下がみられる場合には手術治療が考慮される．

文献・参考文献

1) 渡辺行雄，他：メニエール病診療ガイドライン2011年版〔厚生労働省難治性疾患克服研究事業／前庭機能異常に関する調査研究班（2008〜2010年度）／編〕，金原出版，pp8-11，2011
2) 山中敏彰：メニエール病に対する薬物治療のEBM．「EBM耳鼻咽喉科・頭頸部外科の治療」（池田勝久／編），中外医学社，pp199-204，2010
3) 山中敏彰：Meniere病外科治療における新しい手術選択．医学のあゆみ，245：192-194，2013

第15章 めまい

70. 前庭神経炎

山中敏彰

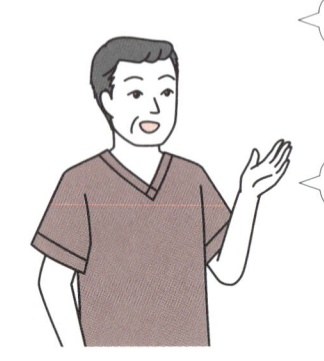

> なぜ前庭神経炎だと思ったの？

> 風邪症状の後，蝸牛症状を伴わず，1日以上強いめまい発作と嘔吐が続いているからです．

> 前庭神経炎だと強く疑ったらどうするの？

> まず，できれば入院させて，補液とともに，抗不安薬や制吐薬，7％重層水を主体とした薬物治療を行います．

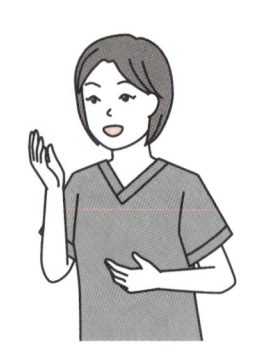

はじめに

　前庭神経炎は前庭神経に高度な急性機能障害をきたす病態とされる．病期は急性期とその後の回復期に分類される．急性期には，前庭神経の急激な機能低下により強いめまい発作が発症する．その後の回復期では，前庭神経機能が可逆的で回復するときには，めまいや眼振・体平衡異常は改善し消失する．一方，不可逆で前庭神経機能の障害が残る場合には，誘発性のふらつきや平衡障害は存続するが，中枢前庭系の可塑性（前庭代償）により，少しずつ改善傾向を示す．

1. 前庭神経炎の可能性を高める症状と，その尋ね方

　①めまい単独（蝸牛症状や中枢神経症状を伴わない）で発症，②頭位・体位変換など，誘因なく突然生じる，③単発でくり返すことはない（メニエール病との鑑別），④回転性が多いが，浮動性や動揺性もある，⑤めまいは強く，嘔吐を伴い，1〜3日続くことが多い，⑥**めまい発作消失の後にも，軽いふらつきや頭位・体位変動による誘発性のめまいがしばらく続く**，などが本疾患の可能性を高めるめまい症状の特徴としてあげられる[1]．図1に前庭疾患におけるめまいの発症パターンの違いを示す．ほかの特徴には，**前駆症状として風邪症状（発熱，鼻漏，咽喉頭痛，下痢など）を伴う**ことがある．回復期から診察する場合，BPPVと同じような症状なので，診断に苦慮することがある．以前に①〜⑤の特徴を示す強いめまい発作がなかったか？現症状がその時点から引き続いている症状かどうかを尋ねることが，鑑別のポイントである．

2. 前庭神経炎の可能性を高める診察所見と，そのとり方

　急性期には水平・回旋混合性の強い自発眼振が健側向きに出現する．**固視や光刺激で抑制され（中枢病変では増強），すべての方向の注視で同じ向き（中枢病変では向きが変化）を示す**（図2）．めまいの軽減とともに眼振も徐々に減弱するが，方向が変化することはない．自発眼振が消失し

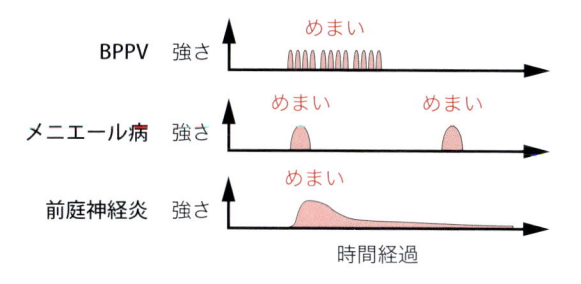

図1 BPPV，メニエール病，前庭神経炎におけるめまいの発症パターン（強さ，頻度，持続時間）
BPPV：頭位変換により数十秒の回転性めまい発作が数回反復する．多くは1～2週で改善する
前庭神経炎：自発的に1～3日続く強いめまい発作が起こり，その後にフラツキが続く
メニエール病：突発的に発生する数時間のめまい発作を反復する．多くは，発作後にフラツキは続かない

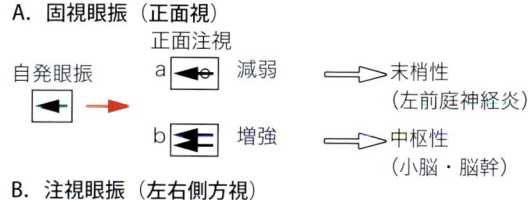

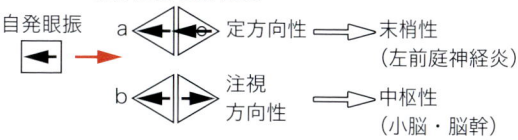

図2 前庭神経炎の可能性を高める眼振所見（中枢疾患との鑑別）
A：自発眼振が固視により減弱すると末梢性，増強すると中枢性めまい疾患と鑑別できる
B：注視眼振の向きが同じ方向なら末梢性，逆転すると中枢性めまい疾患と鑑別できる

た後も，誘発性（頭振後）眼振は残存することがある．
　一方，体平衡に関しては，発症直後には起立困難となるが，その後，立位が可能となり患側への偏倚が認められる[1]．

3. 前庭神経炎の診断確定のためにしておきたい検査

　温度刺激検査で無反応もしくは高度反応低下が確定診断の条件とされる．外耳道炎や鼓膜穿孔がないことを確認したうえで20℃，2 mLの冷水を両外耳に注入する，簡便な方法がある．電気性身体動揺検査で反応低下があると前庭神経の機能低下が示唆される．これらの検査を，急性期に行うとかえってめまいが増悪することがあるので，めまいが消失してから施行するほうがよい．

4. 前庭神経炎を強く疑うとき，どのようにアクションするか

　急性期のアクションは，楽な体位で安静を保つことと点滴による補液と薬物投与となる．めまいや吐き気を抑制する抗不安薬や7％重曹水，制吐薬が用いられる[2]．入院を必要とすることも多い．入院期間は3日から1週間で歩行可能になれば退院が可能である．めまい発作消失後にも体動時のふらつきが続く場合，薬物治療を継続する．薬物療法が無効の場合には，前庭平衡リハビリテーションを3～6カ月間行う[3]．

文献・参考文献

1) 水野正浩：前庭神経炎の前庭機能とめまいの特徴は．「ENT臨床フロンティア めまいを見分ける・治療する」（内藤泰，他/編），pp177-180，中山書店，2012
2) 山中敏彰：Emergency実戦ガイド 症候と対応めまい．内科，103：1086-1093，2009
3) 山中敏彰：平衡のニューロリハビリテーション－慢性平衡障害への対応－．Equilibrium Res，71：120-135，2012

第15章 めまい

71. Wallenberg症候群

大生定義

> なぜWallenberg症候群だと思ったの？

> 一見，血管リスクは乏しく，麻痺のないめまいなのですが，顔面に痛みのような違和感があるからです．

> Wallenberg症候群を疑ったら，どうするの？

> 感覚の診察を顔面・四肢に行い，Horner症候群，嚥下・発声はどうかを確認しながら，MRI・MRAで病巣や原因について調べたいと思います．

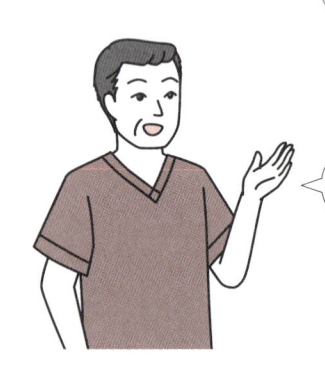

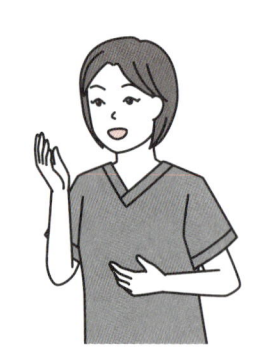

1. Wallenberg症候群の可能性を高める症状と，その尋ね方

　末梢性は回転性，中枢性は浮動性といわれるが，経過の速さによって患者が感じることであり，この違いを患者に尋ねてもあてにはならない．悪心・嘔吐の程度も経過の速さや個人差もあり，患者の苦痛のモニターにはなるが，疾患の重症度を示してはくれない．基本的に末梢性には耳の症状（**耳鳴りや聞こえが悪い感じがあるか？**）以外はなく，中枢性には第8神経以外の症状があることを見つけることが重要である．一般的に言えば，片麻痺をはじめ手足のしびれ，嚥下障害（のみこみにくい）・構音障害（ろれつが回らない），起立・歩行障害（うまく立てない，歩けない）の症状がないかを聞きだすことが重要で診察で客観的に確認していく．

　延髄外側が障害されるWallenberg症候群は典型的には以下の4大症状がある．

1 前庭・小脳症状

　「**めまい感はありますか？**」，「**まっすぐに座っていられますか？**」，「**患側肢がうまく使えますか？**」，「**ものが普通に見えますか？**」などの質問になる．

2 感覚症状

　教科書的には患側顔面と反対側の上下肢の温痛覚の低下ではあるが，患側だけでなく反対側の眼や顔面の痛み・感覚低下にもでることがある．「**顔は痛くないですか？**」，「**感覚はどうですか？**」，そして「**手足の感覚は？**」は大切な質問ポイントである．感覚低下のパターンはいろいろであるので典型的でないことで否定してはならない．

3 球症状

　飲み込みにくさは基本的に一側性なので，反対側を使って上手に飲み込める患者もいる．ないと言っても簡単には否定できない．逆にめまいは軽度で飲み込みが悪く，ティッシュ箱を離せな

い患者もいる．**声がしゃがれた**という訴えがあるかも重要である．めまいよりも嚥下や発声が悪く，この原因診断のため対診を受けた筆者の経験もある．

4 自律神経症状

呼吸のコントロールや血圧・脈拍の調整の異常も報告されているが，同側のHorner症候群がみやすい所見になる．

これらの症状がきちんとそろっていれば，診断は難しくないが，全部そろっていることは少なく，いわば非典型例をどう拾えるかが腕の見せ所である．上記の訴えが少しでもあれば，通常の末梢性めまいではないと考え，本症候群の可能性を考える．

このほか，医療面接では血管リスクの有無についても重要で，事前確率を高めることになるが，若年者でも椎骨動脈解離でも本症候群をきたすことがあり，第8神経以外の症状があるかは重要である．

2. Wallenberg症候群の可能性を高める診察所見と，そのとり方

めまいの診察の際には訴えがなくとも，眼球運動のほかに瞳孔の左右差と爪楊枝などで顔面の痛覚をチェックすることは外せない．眼振についての所見は大切であるが（自覚的なめまい感ではなく，本当のめまいという意味で），眼振の性状・ふるまいだけで本症候群の診断は難しい．顔面（患側でも反対側でも）と反対側の四肢の温痛覚低下（触覚は保たれる）をチェックする．Horner症候群の眼瞼下垂は軽度のことが多い（比較のため病前の免許証などの写真が比較に役立つことがある）が，瞳孔の左右差は暗所で行うと患側の縮瞳が際立つ．同側の無汗は温度の状態などではっきりしないこともある．患側の運動失調は四肢では指鼻試験や膝踵試験で左右差をみる．

3. Wallenberg症候群の診断確定のためにしておきたい検査

血管リスクのある場合は，通常のMRIで延髄外側に梗塞病変があるか確認するだけでよいかも知れないが，動脈解離を疑う時はMRAなど血管の精査をする方がよい．小規模の医療施設では無理であれば紹介すべきである．

4. Wallenberg症候群を強く疑うとき，どのようにアクションするか

神経内科や脳外科にコンサルトすべきである．

第16章 ふらつき

72. 正常圧水頭症

中島　伸

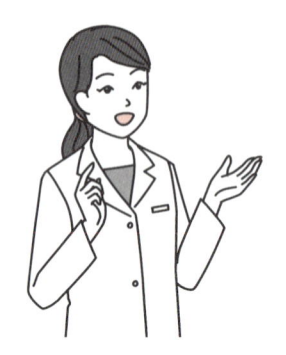

> なぜ正常圧水頭症だと思ったの？

> 歩行障害と認知障害があり，頭部CTで脳室拡大が認められるからです．

> 正常圧水頭症を疑ったらどうするの？

> 頭部MRIを撮影するとともに，ほかの歩行障害，認知障害をきたす疾患を除外します．

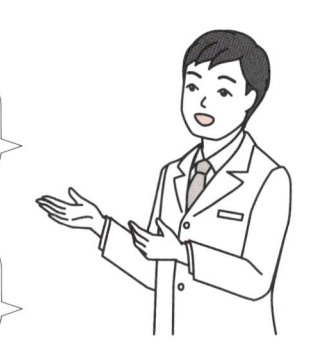

1. 特発性正常圧水頭症の可能性を高める症状と，その尋ね方

1 疾患概念について

特発性正常圧水頭症（idiopathic normal pressure hydrocephalus：iNPH）は，主として高齢者にみられ，**歩行障害**，**認知障害**，**排尿障害**を3徴とし，頭部CTで脳室拡大がみられるものである．脳室腹腔短絡術（VPシャント術：ventriculo-peritoneal shunt）や腰椎腹腔短絡術（LPシャント術：lumbo-peritoneal shunt）によって症状が軽快することから，「手術で治る歩行障害」，「手術で治る認知症」と呼ばれることもある．

2 診断手順を理解するためのコツ

特発性正常圧水頭症の診断手順を理解するためには，歩行障害をきたす代表的な疾患であるパーキンソン病や認知障害をきたす代表的な疾患であるアルツハイマー病との鑑別を意識するとよい．

3 病歴聴取のポイント

いわゆる3徴とも揃うのは特発性正常圧水頭症のうちの約60％である．3徴のなかでは歩行障害が認知障害や排尿障害よりよくみられ，また症状の発現が先行する傾向にある．したがって，歩行障害を主訴とする場合においても認知障害を主訴とする場合においても，ほかの2徴の有無や発現の順序を確認すべきである．

4 既往歴聴取のポイント

また，過去に頭蓋内感染，頭部外傷，出血性脳梗塞などの既往があれば，二次性正常圧水頭症の原因となりうる．これらは厳密には特発性正常圧水頭症の範疇には入らないが，シャント手術が効果的なので積極的に診断すべきである．

2. 特発性正常圧水頭症の可能性を高める診察所見と，そのとり方

1 歩行障害について

特発性正常圧水頭症による歩行障害には次のような3大特徴があるとされる．

歩幅の減少（small-step gait）
足の拳上低下（magnet gait）
開脚歩行（broad-based gait）

「小刻み，すり足，開脚歩行」と覚えるとよい．特に開脚歩行がパーキンソン病でみられる歩行障害との違いである．

2 認知障害について

特発性正常圧水頭症による認知障害には特徴があるとされる．つまり，アルツハイマー病と比較して見当識障害や記憶障害が軽度であり，精神運動速度低下，注意障害，遂行機能障害，語想起の低下が重度であるとされる．ただし，これらを診察室で区別するのは容易ではない．

3. 特発性正常圧水頭症の診断確定のためにしておきたい検査

頭部MRIを行い，脳室拡大に加えてDESH（disproportionately enlarged subarachnoid-space hydrocephalus）といわれる所見を確認しておきたい．これは冠状断でシルビウス裂が拡大しているのに比して高位円蓋部の脳溝が狭小化しているという所見であり，高い感度・特異度をもってアルツハイマー病による脳萎縮との区別が可能である．

4. 正常圧水頭症を強く疑うとき，どのようにアクションするか

特発性，二次性にかかわらず，正常圧水頭症を強く疑えば脳神経外科に紹介し，診断と治療を委ねるのがよい．脳神経外科では試験的に髄液を抜いて症状の改善がみられるか否かを確認するタップテストやドレナージテストなどが行われる．外科的治療が得策であると判断されれば手術（VPシャント術またはLPシャント術）が考慮される．

文献・参考文献

1) 「特発性正常圧水頭症診療ガイドライン第2版」（日本正常圧水頭症学会特発性正常圧水頭症診療ガイドライン作成委員会/編），メディカルレビュー社，2011
http://minds.jcqhc.or.jp/n/medical_user_main.php? main_tab＝1&menu_id＝9#

第16章 ふらつき

73. 慢性硬膜下血腫

臺野　巧

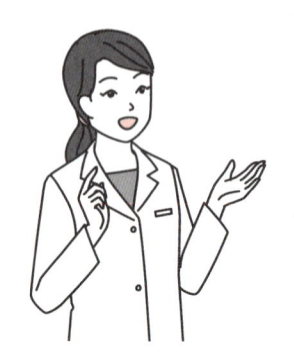

> なぜ慢性硬膜下出血だと思ったの？

> 外傷の既往はないのですが，比較的急に発症した認知力の低下で，軽度の歩行障害があり，最近転倒するようになったからです．

> 慢性硬膜下血腫を強く疑ったらどうするの？

> 診断には頭部単純CTが必要なので，それを行います．

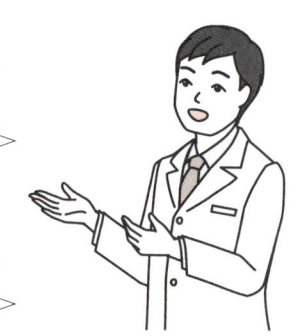

　慢性硬膜下血腫は高齢者に多い疾患で，軽微な外傷を契機に起こるといわれるが，外傷の病歴がはっきりしない症例が半数近くあるといわれている．外傷の有無にかかわらず，精神状態の変化や巣症状がある場合はまず疑うことが重要である．診断されたときの神経学的な状態が予後を規定するため，早期に診断し治療に結びつけることが大切である[1]．**表**に慢性硬膜下血腫の危険因子をまとめた．

1. 慢性硬膜下血腫の可能性を高める症状と，その尋ね方

1 精神状態の変化

　最もよくみられる症状で，50～70％に認められる．軽度認知力低下から傾眠，昏迷，昏睡までさまざまである．せん妄など，ほかの精神疾患や神経疾患をもっている場合は診断がきわめて難しくなる．特に認知症と間違えられることがあるが，通常のアルツハイマー型認知症に比べ発症や経過が急であることが多い．精神状態の変化がいつからどのように進行してきたのかを家族やケア担当者に尋ねることがポイントである．

2 局所神経脱落症状

　片麻痺が58％にみられる．しかし，筋力低下よりも精神状態の変化の方がより顕著であることが多い．

3 頭痛

　若年者の慢性硬膜下血腫では頻度が高いが，高齢者ではそれほど一般的な症状ではない．頭痛がないからといって慢性硬膜下血腫は否定できない．

表 慢性硬膜下血腫の危険因子

高齢者
転倒
頭部外傷
抗凝固薬または抗血小板薬
出血性素因
アルコール
てんかん
低髄液圧
血液透析

文献1を参考に作成

4 転倒

くり返す転倒は慢性硬膜下血腫の危険因子だが，慢性硬膜下血腫を発症するとさらに転倒を起こしやすくなり，それによって精神状態の変化や神経脱落症状を引き起こす[2]．

2. 慢性硬膜下血腫の可能性を高める身体所見と，そのとり方

慢性硬膜下血腫に特異的な身体所見はなく，また感度の高い身体所見もない．精神状態の変化，神経脱落症状を確認することが基本となるが，前述のとおり神経脱落症状よりも精神状態の変化が全面に出るのが特徴である．

3. 慢性硬膜下血腫の診断確定のためにしておきたい検査

診断確定のためには頭部の画像検査（単純CTまたは単純MRI）が必須である．コストや検査時間を考慮すると頭部単純CTがよいと思われる．両側性の慢性硬膜下血腫で，CT上血腫のdensityが脳実質とほぼ同じ場合，見逃しやすくなるので注意が必要である．

4. 慢性硬膜下血腫を強く疑うとき，どのようにアクションするか

頭部CTなどの画像検査を行わず，病歴と身体診察でrule in, rule outするのが極めて困難な疾患である．強く疑ったときには，頭部CTなどの画像検査を行うことが重要である．診断されたときは脳神経外科への紹介を検討する．

文献・参考文献

1) Adhiyaman V, et al：Chronic subdural haematoma in the elderly. Postgrad Med J, 78：71-75, 2002
2) Jones S & Kafetz K：A prospective study of chronic subdural haematomas in elderly patients. Age Ageing, 28：519-521, 1999

第16章 ふらつき

74. 鉄欠乏性貧血

佐田竜一

> なぜ鉄欠乏性貧血だと思ったの？

> 氷を沢山食べたくなる異味症や，爪の変形があったからです．

> 鉄欠乏性貧血を強く疑ったらどうするの？

> 病歴では消化管出血，過多月経・不正性器出血の有無，偏食の有無を確認します．男性や閉経後女性では癌検索を考慮します．また，鉄吸収阻害因子としてヘリコバクターピロリ感染，制酸剤内服などを確認します．

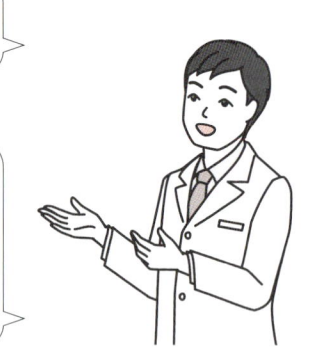

1. 鉄欠乏性貧血の可能性を高める症状と，その尋ね方

　鉄欠乏性貧血（iron deficiency anemia：IDA）は一般的にほぼ無症状の場合が多く，症状があったとしても全身倦怠感，運動不耐，頭痛，イライラ，全身倦怠感など**曖昧な症状**が多い．また，鉄の補充によって初めて「治療前に症状があった」ことを自覚することもある．IDAは若年〜中年女性に起こりやすく，こういった患者群で曖昧な症状があれば一度は血算を測定してよい．しかし，特徴的な症候としては下記のようなものがあがるため，これらの症状があれば鉄欠乏を疑う．

1 異食症

　味覚の変化により，栄養価のないもの（土・紙・粘土・でんぷん糊など）を口に入れる行為をいう．特に氷を異常に口にする氷食症（pagophagia）も鉄欠乏性貧血に特有の症状である．ちなみに異食症を意味する"Pica"は，ラテン語でカササギを意味し，カササギは何でも口に入れることから名付けられた．

2 restless leg syndrome（RLS）

　安静時に生じる異常な足の不快感が出現し，足の動作で症状が軽快するために足を動かしたい欲求にかられる症状を呈する．鉄欠乏性貧血がある患者では4分の1にRLSが起こり，ない患者と比べて9倍起こりやすいという報告もある．

3 爪の形状変化

　爪の匙状変化が有名だが，爪がもろくなりやすいことも特徴である．

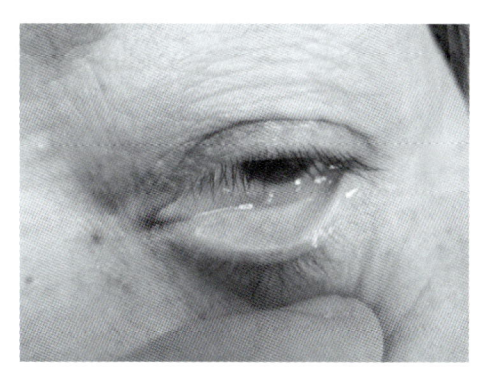

図1　眼瞼結膜貧血
Color Atlas⑥参照

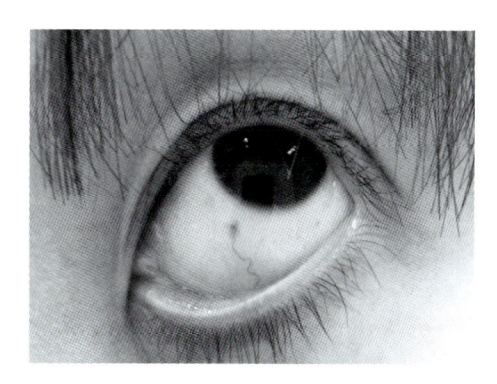

図2　青色強膜
Color Atlas⑦参照

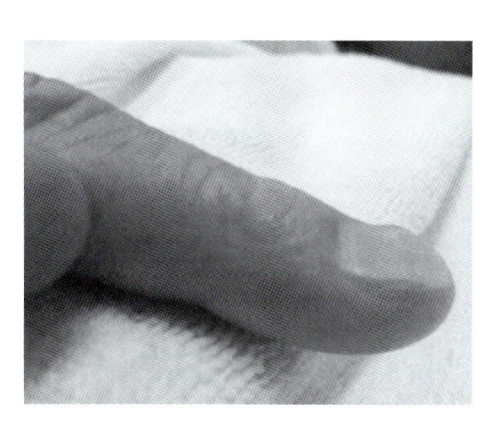

図3　匙状爪
Color Atlas⑧参照

2. 鉄欠乏性貧血の可能性を高める診察所見と，そのとり方

1 目の所見

　　眼瞼結膜の貧血（図1）は血色素（hemoglobin：Hb）11 g/dL未満の貧血を示唆する特異性の高い所見である．若い女性では青色強膜（図2）を示すことが多く，鉄欠乏によるコラーゲン合成低下により強膜が菲薄化する事で生じる．ただしコラーゲン形成異常を伴う疾患（骨形成不全症やマルファン症候群など）でも起こる．

2 爪の所見

　　爪の中央が陥凹する匙状爪（図3）は鉄欠乏の特徴であるが，先進国では稀な症状と化している．

3 Venous hum

　　貧血による心拍出量の増加により内頸静脈に戻る血流量が増し，内頸静脈で乱流が起こることで生じる連続性雑音である．収縮期に徐々に増強（crescendo）し，収縮期に徐々に減弱（decrescendo）するが，一般的には拡張期の方が聞きとりやすい．

第16章　ふらつき

表1　Hb値に基づく年齢別の貧血の定義

	WHO	CDC
乳幼児（6カ月〜5歳まで）		< 11 g/dL
小児（5歳〜12歳まで）		< 11.5 g/dL
月経のある女性	< 12 g/dL	
妊娠女性（第1・3三半期）	< 11 g/dL	< 11 g/dL
妊娠女性（第2三半期）	< 11 g/dL	< 10.5 g/dL
男性	< 13 g/dL	

文献1より引用

表2　鉄欠乏性貧血の診断

MCV (fl)	尤度比	フェリチン (ng/mL)	尤度比	TSAT (%)	尤度比
< 70	12.5	< 15	51.8	< 5	10.5
70〜74	3.3	15〜24	8.8	5〜9	2.5
75〜79	1.0	25〜34	2.5	10〜19	0.81
80〜84	0.91	35〜44	1.8	20〜29	0.52
85〜89	0.76	45〜100	0.54	30〜49	0.43
≧ 90	0.29	≧ 100	0.08	≧ 50	0.15

文献1より引用

4 舌の痛み・発赤

　鉄欠乏により舌乳頭の萎縮を生じて炎症を起こすことがあり，萎縮性舌炎やHunter舌炎と称される．

3. 鉄欠乏性貧血の診断確定のためにしておきたい検査

　採血検査：Hbによる貧血の定義はWHOとCDCにより年齢別に提示されている[1]（表1）．血色素形成不全による小球性低色素性貧血を示すため，平均赤血球容積（mean corpuscular volume：MCV）に着目する．生化学では血清鉄と貯蔵鉄であるフェリチン値にも注目し，トランスフェリン飽和度（transferrin saturation：TSAT＝鉄量（μ g/dL）/総鉄結合能（TIBC）（μ g/dL）×100）も計算する（表2）．

4. 鉄欠乏性貧血を強く疑うとき，どのようにアクションするか

　鉄欠乏を起こす機序としては出血，摂取不足，吸収障害の3つしかない．過多月経のほかにも消化管出血・不正性器出血などの存在，ベジタリアンなどの偏食の有無，鉄吸収を阻害する制酸薬やテトラサイクリン系薬剤の有無などを確認する．月経困難症が強ければ産婦人科への紹介を考慮し，明らかな消化管出血や不正性器出血があればその原因検索も必須である．男性および閉経後女性が鉄欠乏を有する場合は消化器悪性腫瘍のリスクが高まるため，たとえ出血が明らかでなくても直腸診による便性状の確認・直腸癌検索と共に上下部内視鏡による確認が必要である．

また，*Helicobacter pylori*感染による鉄欠乏も示唆されている[2]．これは胃酸のpH上昇による鉄吸収能の低下や胃粘膜の微小出血により起こるとされており，*Helicobacter pylori*除菌により改善する．

　治療は内服可能であれば鉄剤内服が用いられる．嘔気の副作用が出るため眠前投与が望ましい．経口治療では鉄150〜200 mg/日程度の投与が望ましいとされるが，80代以上の高齢者では鉄15 mg/日は150 mg/日と比べて貧血改善効果が変わらず副作用は明らかに少ないことが示されているため[3]，鉄剤少量投与が推奨される．

文献・参考文献

1) killip S, et al：Iron deficiency anemia. Am Fam Physician, 75：671-678, 2007
2) Hershko C & Camaschella C：How I treat unexplained refractory iron deficiency anemia. Blood, 123：326-333, 2014
3) Rimon E, et al：Are we giving too much iron? Low-dose iron therapy is effective in octogenarians. Am J Med, 118：1142-1147, 2005

第17章 振戦

75. パーキンソン病

武田英孝

> なぜパーキンソン病だと思ったの？

> 70歳女性で，2年前から右上下肢，6カ月前から左下肢の動きが悪くなり来院．表情が乏しく，右上肢に静止時振戦，右優位の四肢筋強剛があり，前傾姿勢と小刻み歩行がみられたためです．

> パーキンソン病だと強く疑ったらどうするの？

> 鑑別診断のための病歴聴取や頭部画像検査，またガイドラインに従い薬物治療を検討しますが，確定診断と治療内容の決定のために一度神経内科専門医に診療を依頼することにします．

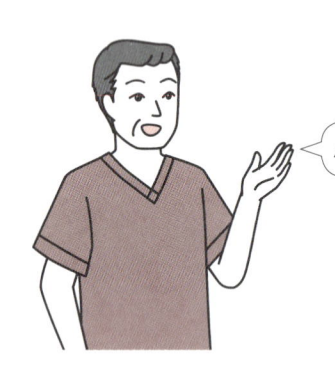

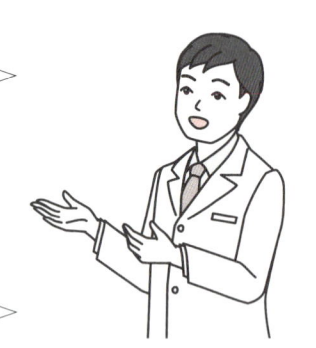

　パーキンソン病（Parkinson's disease：PD）は，10万人あたり120～130人，60歳以上で1％の有病率と神経変性疾患では最多である．男女差はなく，約10％が家族性である．近年PDは下記に示す4大運動症状だけでなく，これまで付随的とされていた非運動症状も包括的にとらえ，広くParkinson's complexとして認識されつつある．本邦では1996年厚生省（現厚生労働省）特定疾患・神経変性疾患調査研究班の作成した診断基準[1]（表1）が用いられるが，診断のポイントは，①4大運動症状のうち少なくとも2つが存在する，②L-ドーパまたはドパミンアゴニスト使用により明らかな症状の改善がみられる，③頭部CT/MRIでは原則として明らかな異常がみられない，④感染，薬物や中毒によるパーキンソニズム（パーキンソン症候群）を除外できる，ことにある．

1. パーキンソン病の可能性を高める症状・診察所見

　運動症状（motor symptoms）はしばしば一側から始まり，後期に至るまで非対称性がみられる．症状は一側上（下）肢→下（上）肢から他側上（下）肢→下（上）肢のごとくN字型/逆N字型に進行する特徴をもつ．

1 振戦（tremor）

　静止時振戦が最も特徴的だが，振戦がないかあるいは目立たない場合もある．典型的には手指・口唇・下顎に周波数4～6 Hzの静止時振戦，指で丸薬をこねるような運動（pill-rolling tremor）がみられ，頭部は稀だが首を上下に振る振戦がみられる（本態性振戦は首を左右に振る）．歩行や数字の逆唱・計算，精神的緊張で増悪する．上肢を挙上すると，数秒～数十秒後に振戦が現れることがあり，re-emergent tremorと呼ばれる（本態性振戦は挙上後直ちに現れる）．病歴聴取で

表1　パーキンソン病の診断基準

1. 自覚症状	
A：安静時のふるえ（四肢または顎にめだつ）	
B：動作がのろく拙劣	
C：歩行がのろく拙劣	
2. 神経所見	
A：毎秒4〜6回の安静時振戦	
B：無動・寡動（a：仮面様顔貌，b：低く単調な話し方，c：動作の緩徐・拙劣，d：姿勢変換の拙劣）	
C：歯車現象を伴う筋固縮	
D：姿勢・歩行障害；前傾姿勢（a：歩行時に手の振りが欠如，b：突進現象，c：小刻み歩行，d：立ち直り反射障害）	
3. 臨床検査所見	
A：一般検査に特異的な異常はない	
B：脳画像（CT，MRI）に明らかな異常はない	
4. 鑑別診断	
A：脳血管障害のもの	
B：薬物性のもの	
C：その他の脳変性疾患	
診断の判定（次の①から⑤の全てを満たすものとパーキンソン病と診断する）	
①経過は進行性である	
②自覚症状で，上記のいずれか1つ以上がみられる	
③神経所見で，上記のいずれか1つ以上がみられる	
④抗パーキンソン病薬による治療で，自覚症状・神経所見に明らかな改善がみられる	
⑤鑑別診断で上記のいずれでもない	
参考事項（診断上次の事項が参考になる）	
①パーキンソン病では神経症状に左右差を認めることが多い	
②深部反射の著しい亢進，バビンスキー徴候陽性，初期から高度の痴呆，急激な発症はパーキンソン病らしくない所見である	
③脳画像所見で，著明な脳室拡大，著明な大脳萎縮，著明な脳幹萎縮，広範な白質病変などはパーキンソン病に否定的な所見である	

文献1より引用

は，どのような状況で震えるのか細かく尋ねる必要がある．

2 動作緩慢（無動 akinesia・寡動 bradykinesia）

　最も目立つ症状である．起立や歩行を含めあらゆる動作が緩慢となり，動作の回数・スピードが低下し，進行すると無動に至る．仮面様顔貌（表情の乏しさや瞬目の減少），小字症，巧緻運動障害などもこれに含まれる．「着替えが遅くなったか」など具体的な状況を尋ねるとよい．動作緩慢があるにもかかわらず，投げたボールをさっと受け取ったり，足下の白線を簡単に跨いだり，数字を数えるとスムーズに歩行できるというような一見奇異な現象（矛盾性運動，kinéie paradoxale）もみられる．

3 筋強剛（rigidity）

　関節の受動的運動に際しみられる一定の抵抗（鉛管様）で，発症側に優位である．ガクガクと歯車が噛み合うような抵抗（歯車現象，cogwheel phenomenon）もみられるが，背景にある振戦の反映である．四肢の近位および遠位にみられる．手はMP関節で屈曲・IP関節で伸展し，先細りの手（パーキンソン病の手）を呈する．脊柱においては側彎症や体幹の傾き（斜め徴候，Pisa症候群）がみられる．明らかな筋強剛がみられない場合，検者が一側の手首を屈曲・伸展してい

表2　パーキンソン病の非運動症状

1. 自律神経症状	便秘，排尿障害，起立性低血圧，体温調節障害，発汗過多，性機能障害 など
2. 感覚障害	嗅覚障害，異常感覚，疼痛 など
3. 睡眠障害	レム睡眠期行動異常，下肢静止不能症候群，睡眠時無呼吸 など
4. 精神障害	抑うつ状態，アパシー，不安，幻覚，病的賭博，強迫性行動，思考の遅さ，遂行機能障害，認知障害 など
5. その他	感冒抵抗性（かぜを引きにくい）[3]

る間に他側の手で離握手や回内回外運動をさせると，筋強剛が誘発されることがある〔（手首の固化徴候：フロマン徴候（Froment sign）〕．

4 姿勢反射障害（postural instability）

　PDがある程度進行してから現れ，典型的には前傾前屈姿勢となり，肘・膝は軽度屈曲位となる．患者の後方から肩を軽く引くと（pull test），立ち直り反射の消失により後方突進現象（retropulsion）がみられる．前方や側方でもみられることがある．歩行はすり足となり，歩幅と歩隔が小さくなる．上肢の振りは小さくなり，発症側で顕著である．進行すれば最初の一歩が出なくなり（すくみ足），歩き出すと加速し（加速歩行）止まれなくなる（突進現象）．転倒の危険性が大きいため，どのような状況で転倒しやすいか尋ねることが重要である．

2. パーキンソン病の可能性を高める症状・診察所見

　近年非運動症状が注目されている（表2）．運動症状に先行して出現していることが多い（運動前症状，pre-motor symptoms）が，患者は当初意識していないこともあり，こちらから病歴聴取で具体的に聞き出さない限りとらえにくい．高度な便秘やレム睡眠期行動異常は先行症状として頻度が高く，「夜中に突然大声を出す」「寝ているのに手足を動かして暴れる」「悪夢をよくみる」などの有無を尋ねることが重要である．

3. パーキンソン病の診断確定のためにしておきたい検査

　検査はあくまで補助的なものであり，診断に必要なのは自覚症状と神経所見である．頭部MRIは原則として異常はないが，ほかのパーキンソニズムをきたす疾患（パーキンソン症候群）との鑑別にある程度有用である．PDはI^{123}-MIBG心筋シンチグラフィーで心臓のMIBG集積が低下し，ほかのパーキンソン症候群との鑑別に有用とされるが，Lewy小体型認知症（DLB，第20章-85）でも低下することに注意する必要がある．また本態性振戦との鑑別に，DAT（ドパミントランスポーター）スキャンが普及しつつある．

4. パーキンソン病を強く疑うとき，どのようにアクションするか

　ほかのパーキンソニズムをきたす疾患（表3）との鑑別が重要である．家族歴がみられる場合は家族性PDの他に，Wilson病などにも注意する．既往歴（脳血管障害など），薬物服用歴[2]（表4，特に抗精神病薬や鎮吐薬），職業歴（電池工場→Mn中毒など），中毒歴（CO中毒など）

表3 パーキンソニズムをきたす代表的な疾患(パーキンソン病以外)

変性疾患	非変性疾患
・進行性核上性麻痺(PSP) ・大脳皮質基底核変性症(CBD) ・多系統萎縮症(MSA) ・前頭側頭葉型認知症(FTD) ・歯状核赤核淡蒼球ルイ体萎縮症(DRPLA) ・Pantothenatekinase associated Neurodegeneration(PKAN) ・Huntington病 ・Wilson病 ・Gaucher病 ・Fragile X associated tremor-ataxia syndrome	・脳血管障害性 ・正常圧水頭症 ・薬剤性(表4) ・中毒性(Mn,CO,MPTPなど) ・脳炎後 ・外傷後

表4 薬剤性パーキンソニズムの原因となる薬剤

①ドパミン受容体遮断薬:抗精神病薬,神経弛緩薬,スルピリド,メトクロプラミド
②Caチャンネル拮抗薬:ジルチアゼム,ニフェジピン,ベラパミル
③抗不整脈薬:アミオダロン,プロカイン
④抗てんかん薬:バルプロ酸,フェニトイン
⑤免疫抑制薬:シクロスポリン,ブスルファン,シタラビン,ビンクリスチン,アドリアマイシン
⑥リチウム
⑦メチルドパ,レセルピン

も重要である．突然発症や急速な増悪の場合は，薬剤性などの二次性パーキンソニズムを疑う．また，神経学的に錐体路徴候や小脳失調がみられたり，初期から自律神経障害や幻覚・認知障害などを合併する場合は，多系統萎縮症(MSA)やDLBなどほかの変性疾患を疑う．初期からすくみ足や転倒など姿勢反射障害が目立つ場合は，進行性核上性麻痺(PSP)を疑う．

実際に上記の鑑別診断のためには，ある程度の経験と補助検査の施行が必要となるため，専門医受診を勧めるべきである．また，初期治療の開始時期が不明な場合や，治療効果が確認できない場合にも，専門医への紹介を積極的に行うことが重要である．

文献・参考文献

1) パーキンソン病診断基準．「厚生省特定疾患神経変性疾患調査研究班研究 1995年度報告書」(厚生省特定疾患神経変性疾患調査研究班/編),p22,厚生労働省,1996
2) 「パーキンソン病治療ガイドライン2011」(パーキンソン病治療ガイドライン作成委員会/編),医学書院,2011
3) Nomoto M & Igata A:Do parkinsonian patients have a greater resistance to the common cold? J Neurol Neurosurg Psychiatry, 46:1153-1154, 1983

第17章 振戦

76. 本態性振戦

大生定義

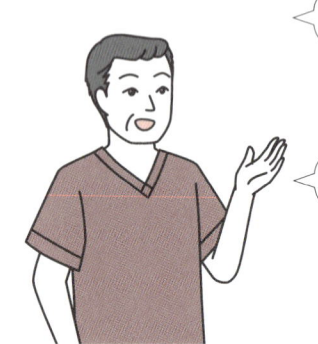

> なぜ本態性振戦だと思ったの？

> 薬剤性ではないようで，手の振戦は安静時ではなく姿勢時にあり，頭にも振戦があるからです．

> 本態性振戦だと強く疑ったらどうするの？

> 甲状腺機能亢進やパーキンソン病のなどの除外をし，患者さんによく説明をしてから，必要なら薬剤治療をはじめます．

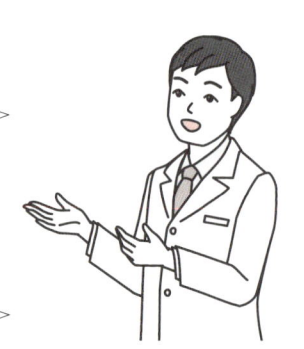

1. 本態性振戦の可能性を高める症状と，その尋ね方

1）家族歴・年齢
「ご家族に同じようなふるえの方はおられますか？」

本症は人口の5％前後の頻度で，好発年齢には二峰性があり，若年者には家族性振戦（常染色体優性形式を思わせる家族歴を伴う），老年者には老人性振戦と呼ぶこともある．パーキンソン病にも家族性のものはあるが，病名をさらに詳しく尋ねることができれば，鑑別は容易であろう．

2）振戦の部位と性質・経過
「どんなときにふるえますか？」

生理的にも細かい作業時，あるいは強い負荷の後，極度の緊張や薬物の影響で手の振戦は出現するが，本症は，二次的な原因がない振戦で，ほかには神経症状がないものである．生活に支障がある場合が治療の対象となる．主に上肢に出現し，患者さんが腕を伸ばしたときやコップを持ち上げたときなど（姿勢時あるいは動作時振戦）に出現し，周波数は4〜12 Hzである．また，アルコールで改善する傾向がある．左右非対称のこともあり，下肢，頭，声，顎，体幹にも出現することもある．パーキンソン病のふるえは膝に手をおいて力をいれないでもらったときに，出現，また指先にいわゆる丸薬丸めの動きがみられることもある．

3）付随情報
「動作や歩きは遅くなっていませんか？」
「物忘れなどはありませんか？」
「お薬は何を飲んでいますか？」

声だけの振戦など非典型的な場合やほかに神経症状が伴う場合，非典型的な不随意運動や認知障害があるなどの場合は本症ではない可能性がある．リチウムなどの薬剤性のふるえもあるので薬剤歴も尋ねるべきである．

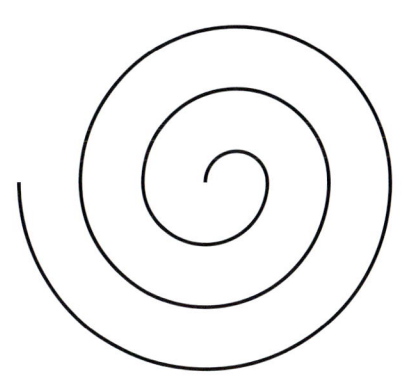

図　治療効果の判定に使用する図

2. 本態性振戦の可能性を高める診察所見と，そのとり方

　姿勢時振戦を誘発させる方法として筆者は両手の示指のみを伸ばして胸の前で指の先端がふれる寸前の姿勢を保持させている．治療効果の判定にも利用される図のような渦巻きを周りの線にふれず，外れずになぞってもらう作業も有用なこともある．鑑別はParkinson病（静止時振戦が特徴とされ，小字症や無動，筋固縮が伴えばより疑わしい[1, 2]）が最重要であるので関連の症状がないか確認する．甲状腺機能亢進症も鑑別し，若年者ではウイルソン病（Kayser-Fleischer輪の存在）も鑑別に入れる．

3. 本態性振戦の診断確定のためにしておきたい検査

　本症は，頭部や声など部位に特徴はあるものの，振戦のみであるので，他疾患の除外が重要である．鑑別診断によるが，必要時甲状腺機能や銅やセルロプラスミンの定量など血液検査を行う．

4. 本態性振戦を強く疑うとき，どのようにアクションするか

　治療は薬物による対症的治療が主体である．生活の支障が強い場合，副作用や禁忌に留意して，治療を開始する．筆者はβ遮断薬の禁忌がなければまず，アルマール®10 mg 1回1錠 朝・夕を処方している．緊張が強い患者さんには安定剤を併用することもある．さらに過大な期待をもつことなく，ADL向上を実感してもらうために，処方の際には患者さんに振戦はゼロにはできないが，出にくくする，振幅の半分をめざすと説明する（治療効果は定量的な検査よりも，患者さんの支障への認知度が重要である）．薬物変更や併用が奏功することもあるが，治療効果が患者さんすべてにでるわけではないとも話す．また，薬物で無効の場合にはボツリヌス毒素や外科治療（視床Vim核への深部脳刺激や破壊術）の選択肢もあるが，適応は専門医に相談し，慎重に行う．

文献・参考文献

1) 大生定義：神経診察の思考プロセス 一般内科のカルテから・2 体重減少が主訴の70歳女性．medicina, 50：885-888, 2013
2) 大生定義：神経診察の思考プロセス 一般内科のカルテから・7 血圧がさがり，不安定になった．medicina, 50：1858-1861, 2013

第18章 全身倦怠感

77. 甲状腺機能低下症

飯降直男，林野泰明，辻井　悟

> なぜ甲状腺機能低下症を考えたの？

> 甲状腺機能低下症の自覚症状は全身倦怠感，便秘など多岐にわたり難しいのですが，女性で総コレステロール値やCPK値が高かったからです．

> 甲状腺機能低下症だと疑ったらどうするの？

> 血液検査で甲状腺ホルモン値を確認，原因を追及し結果によってはホルモン補充療法を検討します．

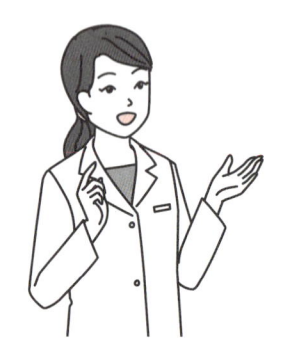

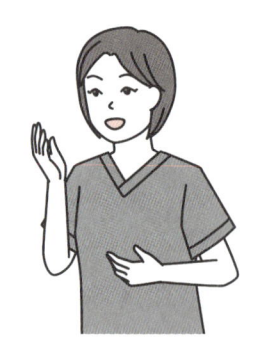

1. 甲状腺機能低下症の可能性を高める症状と，その尋ね方

1 主症状

無気力，易疲労感，眼瞼浮腫，寒がり（低体温，冬が苦手），体重増加，動作緩慢，嗜眠，記憶力低下，便秘，嗄声などの症状[1]であるが，どれも特異性がないため鑑別疾患として本疾患をまず疑うことが大事である．軽度の甲状腺機能低下症では，所見に乏しいことも多い．

2 血液検査，胸部X線，心電異常

甲状腺ホルモン値の異常以外に，「総コレステロール高値」，「CPK高値」などの所見を呈することがある．健診や人間ドックなどで，やせているのにコレステロール高値の症例では本疾患を疑う必要がある．また，胸部X線にて「心拡大」，心電図では「徐脈」や「低電位」などの所見があれば疑ってもよい．

3 病歴

甲状腺疾患（橋本病）には家族歴を有することがあるので聴取を行う．女性に多く（男女比1：10以上），周産期に関連してホルモン異常をきたす病態もある．出産，流産歴なども着目し（出産後甲状腺炎）病歴聴取を行う．

また，意外に多いのがヨード過剰摂取（海藻類の経口摂取，ヨード含嗽薬の使用）や，ヨード含有薬剤（アミオダロン，造影剤など），リチウム，インターフェロン製剤などによるものもあり，嗜好や既往症を含めた病歴聴取も大事である．

2. 甲状腺機能低下症の可能性を高める診察所見と，そのとり方

まず頸部を触診し甲状腺腫や萎縮を確認する．その他には，徐脈や心不全などの循環器症状，

眼瞼浮腫やnon-pitting edemaなどの浮腫症状，発汗低下による乾燥，脱毛などの皮膚症状，うつ状態や認知機能低下（MMSEやHDR-S低下）など精神症状，嗄声などの症状を呈することがある．これらさまざまな臨床症状は多岐にわたり，しばしば内科以外の診療科（皮膚科，耳鼻科，精神科など）を受診することもある．

3. 甲状腺機能低下症の診断確定のためにしておきたい検査

　下垂体疾患が原因となる中枢性甲状腺機能低下症はごく稀であり，大部分は甲状腺そのものの働きが低下する原発性甲状腺機能低下症である．後者では軽症例でも甲状腺刺激ホルモン（TSH）が高値を示す．軽症以上になると，血中甲状腺ホルモン（遊離T4, 遊離T3）が低下する．

　原因としては，慢性甲状腺炎（橋本病），医学的治療後，ヨード過剰があり血液検査にて甲状腺自己抗体（抗TPO抗体，抗Tg抗体）の測定を行う．また，エコー検査にて甲状腺の大きさ（腫大や萎縮），内部性状などの評価を行う．

4. 甲状腺機能低下症を強く疑うとき，どのようにアクションするか

　まず機能低下の原因が一過性の病態であるかを考慮する．産後一過性甲状腺機能低下症（産後6カ月頃までに無痛性甲状腺炎を発症），破壊性甲状腺炎（亜急性甲状腺炎など）の回復期であれば基本的には経過観察で甲状腺ホルモン値を1〜3カ月ごとに確認する．また，病歴上ヨード過剰摂取が疑われる場合は，ヨード摂取の制限のみで改善する場合が多いため，経過観察とする．

　慢性甲状腺炎，バセドウ病RI治療後，甲状腺癌術後などの永続性の場合には，甲状腺ホルモン剤（チラージン®S）の服用を開始する．一般成人では，100〜150μg/日程度であるが，通常25μg/日程度の少量から開始し数カ月かけて維持量まで増量する．高齢者や心機能の悪い患者（虚血性心疾患を有する）では，さらに少量（12.5μg）から開始，狭心症発作などを起こさないように注意する．

　潜在性甲状腺機能低下（TSH高値，FT4正常）状態であれば，一過性のTSH上昇，ヨード過剰摂取，非甲状腺疾患によるTSH上昇などを除外し，TSH≧10μU/mLの場合と，妊娠中，妊娠希望者にはホルモン補充療法が推奨されている．ただ，TSH＜10μU/mLの場合でも，ホルモン補充により心血管イベントのリスクが軽減されるとの報告[2]もあり，機能低下症の症状や症候（動脈硬化因子，うつ状態など），自己抗体陽性例（顕性への移行），年齢（85歳以上は一般には推奨されない）などを考慮して補充療法を行う場合もある[3]．

文献・参考文献

1) 日本甲状腺学会：甲状腺機能低下症の診断ガイドライン．甲状腺疾患診断ガイドライン2013
　http://www.japanthyroid.jp/doctor/guideline/japanese.html
2) Rodondi N, et al：Subclinical Hypothyroidism and the Risk of Coronary Heart Disease and Mortality. JAMA, 304：1365-1374, 2010
3) 網野信行，他：Subclinical hypothyroidism 潜在性甲状腺機能低下症：診断と治療の手引き．ホルモンと臨床，56：57-75, 2008

第18章 全身倦怠感

78. 急性肝炎

林　純，小川栄一，古庄憲浩

> なぜ急性肝炎だと思ったの？

> 強い全身倦怠感と嘔気を伴う食欲不振があり，皮膚の黄染があり，血清AST/ALTを中心とした肝酵素と血清ビリルビン値も上昇しています．大量飲酒もなく，最近，服用を開始した薬剤もないようです．

> ALP，γGTPなどの胆管系酵素の上昇もないので，ウイルス性の急性肝炎を考えましょう．

> 右季肋部の叩打痛もあったので腹部超音波検査を行いましたが，胆石，胆囊炎は否定的でした．もちろんCRPも特に上昇していません．

> では，入院治療とし静脈ラインの確保と平行しながら，重症度判定，そして原因となっている肝炎ウイルスの検討をしましょう．

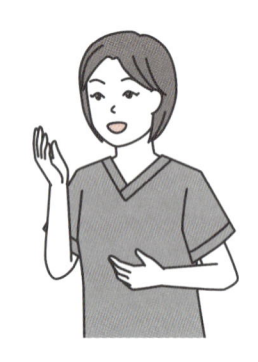

1. 急性肝炎を疑ったときの病歴聴取

　原因としてアルコール性，薬剤性については念頭におき尋ねる．もちろん，過去の肝疾患の既往についても．症例によっては上腹部痛を強く訴えることがあり，胆石，胆囊炎と誤診されるので注意を要する．現在，急性肝炎の原因となるウイルスは，A型肝炎ウイルス（hepatitis A virus：HAV），B型肝炎ウイルス（hepatitis B virus：HBV），以下同様にHCV，HEVであるが，それぞれに感染経路や予後が異なるので，その鑑別は重要である．感染から発症までの潜伏期間はおおむね，1～3カ月と考えてよい．HAVは国内での感染は皆無に等しく，発展途上国などでの生水の飲用が感染源となる．HBVについては医療従事者の針刺し事故以外では，90％は性行為による．近年，HCVの急性肝炎は減少しているが，稀に性行為，あるいは薬物乱用者で注射器の使い回しによる感染（増加傾向）がある．HEVは猪，豚，鹿などの肉，肝臓の生食により感染する．なお，性行為によるHBV，HCV感染の場合，ヒト免疫不全ウイルス（human immunodeficiency virus：HIV）感染も必ず念頭におかなければならない．

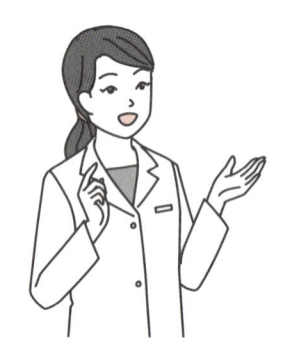

2. 急性肝炎の肝炎ウイルス同定のための血液検査

　HAV感染はIgM-HAV抗体，HAVRNA（保険的応外）も有用である．HBV感染はHBs抗原，IgM-HBc抗体，HBVDNA，HCV感染はHCV抗体，HCVRNA，HEV感染は保険的応外であるがIgM-HEV，HEVRNAがある．Window periodがあるため血液中にはウイルス遺伝子の方が抗体より早く検出されることに注意する．

3. 肝炎ウイルス別の病態

　急性肝炎はほとんどの例では自然軽快するが，劇症肝炎（死亡率は50％以上）への移行には注意を要する．A型肝炎は消化器症状が強い．劇症肝炎の割合は0.1％と言われている．B型肝炎は全身倦怠感が強く，劇症肝炎に移行する例が7～8％みられる．劇症肝炎の場合，治療として肝移植を考慮し画像検査で肝臓の萎縮状態，凝固系検査で肝予備能を検討する必要がある．C型肝炎の症状は軽い．E型肝炎の症状はほぼA型肝炎と同様であるが，劇症肝炎への移行が2％とされ，特に妊婦では10％と高率である．

4. 急性肝炎の治療

　急性肝炎，特にA型，E型肝炎は劇症肝炎にさえ注意すれば，慢性化することもないため，特殊な治療は必要ない．B型肝炎は劇症肝炎の危険性はあるものの基本的には治癒する．HBVのgenotypeがわが国土着のB型およびC型であれば，成人症例では慢性化することはなくHBs抗原やHBVDNAは血中から消失し臨床的に治癒する．しかし，genotypeが欧米由来のA型であれば慢性化することがあるため，核酸アナログ製剤の抗HBV薬を投与することもある（保険適応外）．また，B型肝炎は臨床的に治癒してもHBVDNAが肝臓に残存するため，将来的に強い免疫抑制剤や抗癌剤の投与を受けた場合，残存していたHBVが再活性化しB型肝炎を発症する可能性があることを（*de novo*肝炎），銘記しておかねばならない．C型肝炎は60～80％が慢性肝炎に移行し，高頻度に肝硬変，肝癌へと病態が進展することが知られている．そのため慢性化の防止を目的としてインターフェロン療法が行われることもある（針刺し事故以外では保険的応外）．

5. まとめ

　ウイルス性急性肝炎では，原因肝炎ウイルスを早期に診断し，その対応を決定することが重要である．

第19章 意識障害

79. ビタミンB₁欠乏症

石丸裕康

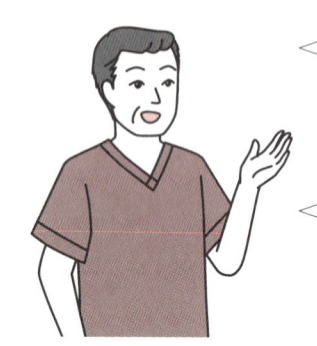

> なぜビタミンB₁欠乏を疑ったのですか？
>
> 原因不明の高拍出性心不全の患者で，極端な偏食の既往があったからです．
>
> 疑った場合どうしますか？
>
> ビタミンB₁を静脈注射で補充して改善するかどうか確認します．

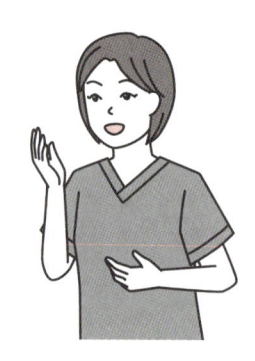

はじめに

　ビタミンB₁欠乏症は，今日では比較的稀な疾患であり，臨床像として成人では，① wet beriberi（高拍出性心不全など心不全），② dry beriberi（末梢神経障害：ポリニューロパチーの型），③ Werniche-Korsakoff症候群（欠乏症における急性/慢性の中枢神経症状），といった多彩なパターンを示すため，適切に想起されなければ誤診されやすい疾患といえる．ビタミンB₁投与は過剰投与のリスクや著明な有害事象もほとんど知られておらず，治療が遅れることによる後遺症が問題であるため，疑いがあれば確定診断を待たず早期に治療するのが定石である．本稿では，急性期にいかにビタミンB₁欠乏を疑うかについて主に述べる．

1. ビタミンB₁欠乏症の可能性を高める症状とその尋ね方

　ビタミンB₁欠乏症を疑うには，まず欠乏をきたしやすい背景の有無に気づくかどうかが決定的である．wet beriberiでは心不全，dry beriberiではポリニューロパチー（手袋靴下型の異常感覚・感覚障害ではじまり，運動障害も合併するのが典型）をきたすが，ビタミンB₁欠乏を疑えるほどの特異的症状はない．やはり，食生活（精米のみ摂るといったような極端な偏食），アルコール多飲などのほか，胃切除，妊娠悪阻といったビタミンB₁欠乏をきたしやすい背景を把握することが重要である．薬歴では，利尿剤の使用により，ビタミンB₁の尿中排泄が増加し，欠乏症をきたしやすいことが知られており，利尿薬使用単独でおこったケースの報告もある[1]．このような特徴的な背景の把握により疾患の可能性を想起できることが鍵となる．

　Werniche症候群では，こうした背景患者において，意識障害・眼球運動障害・小脳性失調の3徴を呈することが特徴とされるが，この3徴すべてをきたす患者は1/3しかおらず，上記背景疾患の患者にこのうち1つか2つあれば十分に疑いをもつ必要がある．

2. ビタミンB₁欠乏症の可能性を高める診察所見と，そのとり方

　wet beriberiでは特に初期には高拍出性心不全を呈し，脈圧増大，頻拍，浮腫，血管拡張に伴う発汗過多などの診察所見上の特徴がある．dry beriberiでは，軸索障害型末梢神経障害のパターンを示す．感覚障害，運動障害，腱反射低下を示すが，beriberiに限った所見ではなく，診察所見からビタミンB₁欠乏を特異的に疑うことは難しい．むしろ診察では，ビタミンB₁欠乏で示す臨床的パターンに合致するものであるかどうかを確認するという意味合いが強い．

　Werniche症候群では，意識障害，外眼筋麻痺，眼振，小脳性失調性歩行が典型であるが，やはりいずれも非特異的徴候である．意識障害もJCS-1くらいの軽度のものから，昏睡にいたるものまでさまざまである．Caine Criteria（慢性アルコール障害患者で，①栄養失調，②意識障害/軽症記憶障害，③眼球運動障害，④小脳失調の4項目のうち2つ陽性で診断）は感度85％とされ[2]，治療開始の1つの目安となるが，それでもunder diagnosisになる可能性があり注意を要する．

3. ビタミンB₁欠乏症の診断確定のためにしておきたい検査

　beriberiでは，ビタミンB₁欠乏のため解糖系が回らず嫌気性代謝が進み，著明な乳酸アシドーシスが生じる．これらは診断上参考になるが，むしろ原因不明のアシドーシスからビタミンB₁欠乏が想起されることもあり，記憶しておきたい．Werniche脳症では，頭部MRIで両側乳頭体，中脳水道，視床内側のT2，DWIでの高信号域をみとめるが，感度53％・特異度93％との報告がある．

　ビタミンB₁欠乏をもっとも反映するのは赤血球トランスケトラーゼ活性とされるが，これは日常診療では測定困難である．ビタミンB₁を補充前に測定しておくが，診断についてはその値よりも補充に対する反応をみることが最も重要であり，高拍出性心不全では補充後数時間で劇的に改善する[1]．

4. ビタミンB₁欠乏症を強く疑うときに，どのようにアクションするか

　上記に記すように，ビタミンB₁の投与が決定的である．投与により早期であればwet beriberiの血行動態異常や，Werniche脳症の眼球運動障害は時間〜日単位で改善するとされる．しかしながら特に治療が遅れた場合，神経症状を中心に症状の残存をきたすことが問題となる．ビタミンB₁の補充は特に有害な作用をみるものでもないことから，本疾患を疑う場合，確定診断を待たずビタミンB₁の補充を行い，その反応を慎重に観察することがマネジメントの鍵となる．治療閾値を下げ，反応不良の場合，他の鑑別診断を考慮する，といった方針が妥当であると考える．

文献・参考文献

1) Misumida N, et al：Shoshin beriberi induced by long-term administration of diuretics：a case report. Case Rep Cardiol, doi：10.1155/2014/878915, 2014
2) Caine D, et al.：Operational criteria for the classification of chronic alcoholics：identification of Wernicke's encephalopathy. J Neurol Neurosurg Psychiatry, 62：51-60, 1997

第19章 意識障害

80. 低血糖

粂田博仁, 林野泰明, 辻井 悟

> なぜ低血糖だと思ったの？

> 糖尿病でインスリン加療中の患者さんが胃腸炎のため食事がほとんど摂取できなかったのにもかかわらず，いつも通りインスリン注射を行い，その後意識障害で搬送されてきたからです．

> 低血糖だと強く疑ったらどうするの？

> まず血糖値を測定し，経口摂取可能な状態であればブドウ糖10 gを直ちに摂取してもらい，経口摂取困難であれば50％グルコース20 mLの静脈内投与を行います．

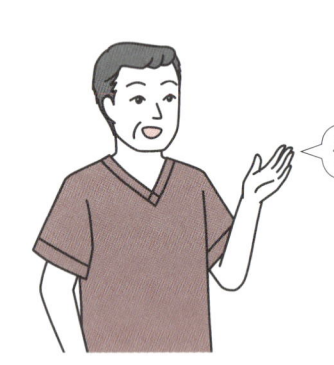

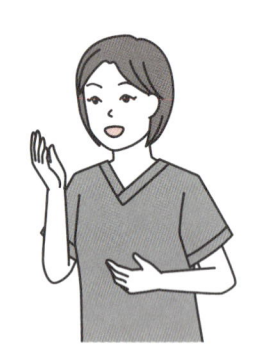

1. 低血糖の可能性を高める症状と，その尋ね方

1）患者背景

　低血糖は大きく，①空腹時低血糖（インスリノーマなどによるインスリン産生亢進，下垂体，副腎機能低下症による内分泌性低血糖），②反応性低血糖（糖尿病初期のインスリン過剰分泌状態や胃切除後ダンピングによるもの），③医原性（糖尿病治療薬等の薬剤によるもの）に分類される．臨床で最も頻度の高いものは③医原性である．患者さんが糖尿病の加療中かどうかを確認するとともに，本人が糖尿病患者でない場合でも，家族の糖尿病薬を誤って服用している場合もあるため，同居者の糖尿病患者の有無を確認しておいた方がよい．患者さんが血糖降下薬と認識せずに服用している場合もあるため内服薬の確認を行うことが重要である．インスリノーマは頻度が非常に低いため，医原性の低血糖や反応性低血糖などほかの原因による低血糖を除外後に疑うべきである．

2）症状

　血糖値が下がるとインスリン拮抗ホルモン（グルカゴン，カテコラミン，コルチゾール，成長ホルモン）の分泌が増加する．交感神経系興奮により現れるのが動悸・頻脈・冷汗・手の震えなどの交感神経刺激症状である．さらに低血糖が進行すると頭痛・集中力低下・視力低下・人格変化・痙攣・昏睡といった中枢神経症状が出現する．糖尿病罹病期間が長く，自律神経障害を合併している患者さんの場合や，頻回に低血糖発作をくり返したため，無自覚低血糖を生じている患者さんの場合は，交感神経刺激症状なしに急な意識障害を生じる場合も存在することは知っておかねばならない（無自覚性低血糖）．また，高齢者の低血糖による異常行動は認知症と間違われやすく注意が必要である．

3）誘因

　医原性低血糖はさまざまな誘引によって引き起こされる．薬物の種類・量の誤り，食前薬服用後あるいはインスリン注射後に食事摂取が遅れた場合，いつもより強く長い身体活動の最中あるいは運動後，飲酒，入浴後にも起こりやすいため，患者さんの生活歴の聴取も原因究明に重要である．また，腎機能が低下している場合には経口糖尿病薬の投与が原則禁忌となる場合が多いが，実際には投与されているケースが多く，特に高齢者で遷延性の低血糖を生じる原因となる場合がある．

2. 低血糖の可能性を高める診察所見と，そのとり方

　意識障害の際は，低血糖と高血糖性の昏睡の鑑別が必要であり，この鑑別には血糖測定が望ましい．直ちに血糖測定できない状況であれば，まずは50％グルコース20 mLを静脈内投与し判断する．低血糖による意識障害を診断するには，病歴や身体診察所見だけでは不十分であり血糖測定が必須であると考えられる．ただし，遷延する低血糖は中枢神経機能に重篤な障害を引き起こすため，直ちに血糖測定できない場合の治療的診断としてブドウ糖投与による意識状態の改善がみられるか否かは重要である．

3. 低血糖の診断確定のためにしておきたい検査

　低血糖を疑えば直ちに血糖測定を行うが，その原因を突き止めるため，採血検査では，一般的な末梢血液像，腎機能，肝機能などの生化学検査に加えて，インスリンの過剰分泌を疑った場合には血中インスリン（IRI），血中C-ペプチド（CPR）検査を行う．特にインスリノーマを疑った場合には，空腹時の低血糖と血中IRI/CPRの高値を評価する必要がある．また，副腎皮質機能低下症などのほかの内分泌疾患が疑われる場合には，電解質，グルカゴン，ACTH，コルチゾール，TSH，FT4，FT3，成長ホルモンなども同時に測定する．血糖が正常化してからでは各種ホルモン値も変動するため来院時に血糖値と同時採血で測定することが重要である．

4. 低血糖を強く疑うとき，どのようにアクションするか

　経口摂取が可能な場合は，ブドウ糖10gまたはブドウ糖を含む飲料水の経口投与を行う．特にαグルコシダーゼ阻害薬を服用中の患者さんの場合は必ずブドウ糖を投与する．

　経口摂取が不可能な場合，まずは50％グルコース20 mLの静脈内投与を行う．その後改めて血糖測定し意識状態の回復と血糖値の上昇を確認する．意識が回復したら炭水化物の経口摂取を勧め，回復しない場合はグルコースの静脈内投与をくり返す．インスリンの大量投与やSU剤による低血糖では，ブドウ糖投与後にいったん血糖値が補正されても，再度低血糖となり，意識消失などを起こす危険性が強いため，いったん意識が回復しても，入院下に経過を観察した方がよい場合が多い．また，ブドウ糖投与後に血糖値が補正されても，意識レベルがすぐには回復しない場合も入院後に経過観察を行う．

　ブドウ糖投与以外の低血糖の補正方法としては，グルカゴン注射がある．これはあらかじめ家族に指導しておくことで，患者さんが低血糖を発症した際に，家族らが皮下注射で投与できるために有効である．

文献・参考文献

1) 「糖尿病治療ガイド 2014-2015」（日本糖尿病学会/編著），文光堂，2014
2) Stephanie Anne Amiel（中山志保/訳）：医原性低血糖，「ジョスリン糖尿病学 第2版」（金澤康徳，他/監訳），pp751-767，2007

第19章 意識障害

81. てんかん

大生定義

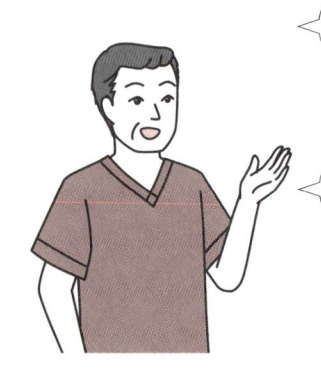

> てんかんだと思ったの？

> 舌を咬んだ傷があり，気がついたら，手足の筋痛や頭痛がひどかったと言っていました．

> てんかんだと強く疑ったらどうするの？

> 症候性の否定のため，画像検査や血液検査，脳波も計画します．発作がその後出ていないようなので，薬は使わずにいます．

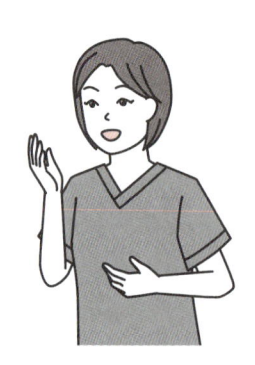

1. てんかんの可能性を高める症状と，その尋ね方

1）てんかんとは

てんかんは慢性の脳疾患であって，大脳ニューロンの過剰な発射に由来する反復性の発作（てんかん発作）を特徴とし，それにさまざまな臨床症状および検査所見が伴う[1]．てんかんの診断は，①発作性に起こるイベントがてんかん発作なのか？，②どのタイプか？全般発作（強直性，間代性，欠神発作など）か部分発作か（側頭葉，前頭葉など）③病因は何か？どんなてんかん症候群か？の3段階がある．これらを適切に判断し，治療が行われる．

てんかんはくり返し起こること，決まった発作パターンを示すので，本人や目撃者に以前にも同じようなことがあったかが重要な問いである．また焦点になりうる脳の病変をもつ可能性があるか（血管リスクや脳梗塞などの既往，外傷歴，手術歴など）もポイントである．

2）一過性の意識障害の場合：特に失神発作

頻度の高い，反射性失神（迷走神経失神，状況性など，第9章-44参照）や心原性失神とは発作前の状況，発作後の回復状況で違いがあり，表[2]のような質問が役立つ．実は失神のときにも軽い痙攣が短時間にはみられることがある．しかし，けいれんはみられても，持続時間が短く，舌の咬傷はない．さらに顔面は蒼白であるなどほかの失神をしめす症状が合わせてみられる．

3）持続性の意識障害の場合：特に非痙攣性てんかん重積状態（NCSE）

NCSEは，明らかな痙攣発作はみられないまま，複雑部分発作や小発作といった意識の変容する発作の重積状態で，脳波をモニターしないと気がつかないことが多い．てんかん発作の既往があるかどうか，聞き出すことが診断への鍵になる．

4）非てんかん性発作との区別を必要とする場合：特に心因性発作

意識障害の鑑別という本章の趣旨からは少し遠いが，てんかん発作と似て非なる，非てんかん発作があり，特に心因性非てんかん性発作（PNES）について知っておくことは重要である．最終診断は，ビデオと脳波の同時記録などになる．

表 てんかん発作と失神の鑑別のための質問とその尤度比

質問	考えられる診断	陽性尤度比
症状の後で気がつくとき,舌をかんでいますか？	てんかん発作	16.5
症状の前に,既視感または未視感がありますか？	てんかん発作	3.4
意識消失は,感情的ストレスと関係がありますか？	てんかん発作	3.8
だれかに,症状がある間あなたの頭が回っていると言われたことがありますか？	てんかん発作	13.5
だれかに次のように言われたことがありますか？ ・症状のある間,無反応になったり,いつもと違う姿勢になったり,手足を発作的に動かしている	てんかん発作	3.0（無反応） 12.9（異常な姿勢） 5.6（四肢の痙動）
・後で症状の記憶がない	てんかん発作	4.0（エピソードの記憶がない）
今までだれかに,あなたは症状の後混乱していると言われたことがありますか？	てんかん発作	3.0
居合わせた人から,症状中あなたは憂鬱そうだったと教えてくれた人はいましたか？	てんかん発作	5.8
症状の後,筋肉痛を経験したことがありますか？	てんかん発作	3.4
頭がふらつくような発作の経験がありますか？	失神	0.27（てんかん発作に対して）
ときとして,発作の前に汗をかくことがありますか？	失神	0.17（てんかん発作に対して）
発作の前に息切れを感じることはありますか？	失神	0.08（てんかん発作に対して）
長時間座っていたり立っていたりすることと,あなたの発作とは関係ありますか？	失神	0.05（てんかん発作に対して）

文献2より引用

2. てんかんの可能性を高める診察所見と、そのとり方

てんかんの発作時でなく，てんかん発作の間欠期であれば診察所見は，通常，二次性の病変がなければ正常である．

3. てんかんの診断確定のためにしておきたい検査

原因となる脳病変や発作を誘発するような代謝要因がなければ，間欠期の診断は検査からは難しい．大発作のあと，血中のプロラクチン高値が診断に役立つこともある．

4. てんかんを強く疑うとき，どのようにアクションするか

専門医にコンサルトする．最初の発作では通常てんかんの診断はつけられないので，特別の事情がない限り，抗てんかん薬の開始はしてはならない．

文献・参考文献

1) 廣瀬源二郎：てんかん．「すべての内科医が知っておきたい 神経疾患の診かた，考え方とその対応」（大生定義/編），pp212-216，羊土社，2012
2) Blotzer JW & Henderson MC：第29章 失神．「聞く技術 答えは患者の中にある 第2版」（マーク・ヘンダーソン，他/編，山内豊明/監訳），pp261-272，日経BP，2013

第19章 意識障害

82. 高カルシウム血症

堀之内秀仁

> なぜ高カルシウム血症だと思ったの？
>
> 徐々に発症した意識障害で，現在他院で肺がんの治療中の患者さんだからです．
>
> 高カルシウム血症だと強く疑ったらどうするの？
>
> カルシウム値が高値で，ほかの意識障害の原因がなければ，生理食塩水補液による治療を開始します．治療中の他院にも連絡をとる必要があります．

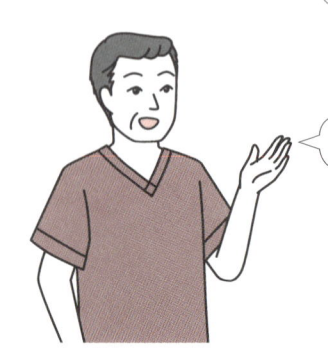

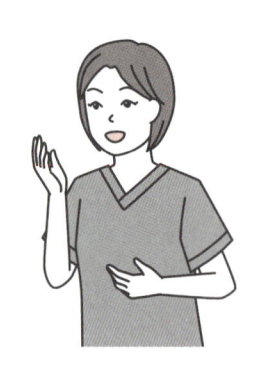

1. 高カルシウム血症の可能性を高める症状

1 高カルシウム血症を疑う症状

　意識障害発症のスピードを確認することが重要であり，高カルシウム血症による場合，突然発症は稀であり，通常はほかの随伴症状の出現も合わせると数日から数カ月の経過で顕在化する．随伴する症状としては，食欲不振，嘔気，嘔吐，便秘などの消化器症状のほか，多飲，多尿，倦怠感などがあり，意識障害に先行することが多い．

2 高カルシウム血症の原疾患に関する情報

　高カルシウム血症の原疾患としては，副甲状腺機能亢進などによるPTH（parathyroid hormone）増加によるもの，PTHrP（PTH-related protein）産生や骨転移など悪性腫瘍によるもの，カルシウム製剤，ビタミンD製剤投与などの薬剤性が多い．なかでも悪性腫瘍に関連した高カルシウム血症の頻度は高い．そのため，高カルシウム血症による意識障害を疑った場合には，悪性腫瘍の診断，治療歴についての病歴聴取，当該患者が受診しているすべての医療機関による処方歴の確認が重要である．また，数カ月以上の慢性経過で，ほかの原疾患が明らかでない状態で判明した高カルシウム血症は，PTH増加による病態（副甲状腺機能亢進症等）が背景にあることが多い．

2. 高カルシウム血症の可能性を高める診察所見

　意識障害を呈する患者さんで高カルシウム血症を疑う場合，バイタルサインと全身の診察が重要である．まずはほかの意識障害の原因となる疾患を念頭に，脳血管障害を示す症状の有無，髄膜刺激症状の有無を確認する．そのうえで，悪性腫瘍の原発巣やリンパ節転移，骨転移の診察，副甲状腺腫大を示す所見などについて確認する．ただ，高カルシウム血症を確実に診断できる診

察所見はなく，病歴聴取や血液検査所見の評価を同時に進める必要がある．

3. 高カルシウム血症の診断確定のためにしておきたい検査

1 高カルシウム血症の診断確定

　意識障害の原因として高カルシウム血症を疑った場合，その診断は血液生化学検査を実施することで確定する．カルシウム値の評価としては，カルシウムとアルブミンを測定することで得られる補正カルシウム値が重要である．

2 高カルシウム血症の原疾患や随伴する病態に関する検査

　高カルシウム血症の原疾患を明らかにするために，血液検査のほかに画像診断の実施を念頭におく必要がある．腎障機能（クレアチニン，尿素窒素など）障害はしばしば合併し，その後の治療にも影響するため確認する必要があり，それ以外にも，悪性腫瘍関連する検査（アルカリフォスファター，PTHrP），ビタミンD製剤の過剰投与を疑う場合にはビタミンD値が，副甲状腺機能亢進症を疑う場合にはintact PTH値の測定が，それぞれ重要である．また，悪性腫瘍による骨病変が新たに出現したことが疑われる場合は当該部位の単純X線検査，担癌患者では脳含め全身のCTなどによる検索を必要に応じて実施する．高カルシウム血症はしばしば不整脈を合併することから心電図検査も検討することが多い．

4. 高カルシウム血症を強く疑うとき，どのようにアクションするか

1 その場で治療行う場合

　高カルシウム血症により，意識障害はじめとした症状を伴っている場合，治療介入の適応である．初期治療の中心は，生理食塩水補液（1,000〜3,000 mL）であり，原因検索と同時に行う．生理食塩水補液を実施しても効果が乏しい場合，大量の補液が難しい場合には，ビスフォスフォネート製剤（ゾレドロン酸など），カルシトニン，ステロイドなどを検討する．一方，高カルシウム血症の原因がカルシウム製剤，ビタミンD製剤摂取過剰などの場合，それらの中止や減量だけで経過観察可能である．

2 原疾患の治療について専門医へ紹介する

　高カルシウム血症の原因となる疾患の多くは，専門医による診療を要する．初期対応と同時に行った原因検索で原疾患が明らかになった場合には適切なタイミングでの紹介を検討する．

文献・参考文献

1) Stewart AF : Clinical practice. Hypercalcemia associated with cancer. N Engl J Med, 352 : 373-379, 2005
2) Bilezikian JP, et al : Guidelines for the management of asymptomatic primary hyperparathyroidism: summary statement from the third international workshop. J Clin Endocrinol Metab, 94 : 335-339, 2009

第19章 意識障害

83. 熱中症

五十嵐 博, 福士元春

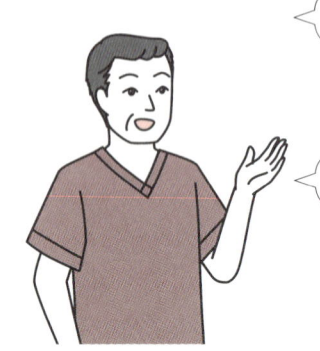

> なぜ熱中症だと思ったの？

>> 蒸暑い日で，基礎疾患のある高齢者に意識障害と高体温を認めたからです．

> 熱中症だと強く疑ったらどうするの？

>> 熱中症のなかでも重症の熱射病が疑われるので，霧噴きで水を噴霧して体温を下げながら，集中治療が可能な病院に搬送します．

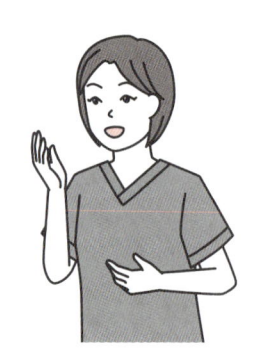

1. 熱中症の可能性を高める症状と，その尋ね方

1）年齢・主症状・分類

熱中症は，40℃以上の高体温と中枢神経障害（意識障害など）を伴う熱射病をはじめとして，倦怠感，ふらつき，嘔気，頭痛などを呈するが，体温は40℃未満で中枢神経障害を認めない熱疲労，運動時に有痛性筋痙攣を生じる熱痙攣，循環虚脱によりめまい，失神を生じる熱失神などに分類される．

日本における熱中症による救急搬送は65歳以上の高齢者が47.4％（2013年夏期）と最も多く[1]，死亡数でも65歳以上が79.3％（2010年）と最多となっている[2]．基礎疾患のある高齢者が高温環境に曝されて発症する古典的熱射病と，健康な若年者が高温環境下で激しい運動をした際に発症する運動性熱射病が典型的である．

ほかの発熱，意識障害をきたす疾患（感染症，悪性症候群，セロトニン症候群，甲状腺クリーゼ，褐色細胞腫など）が鑑別にあがるが，特に感染症は頻度が高く，感染のフォーカスを示唆する症状を確認する．熱中症による高体温では基本的に悪寒は認めず，感染症による発熱との鑑別の際に参考になる．

2）既往歴・社会背景・環境因子

古典的熱射病において，寝たきりであること〔オッズ比（OR）6.44，95％信頼区間（CI）4.5〜9.2〕，毎日は外出しないこと（OR 3.35，95％ CI 1.6〜6.9），生活動作に介助を要すること（OR 2.97，95％ CI 1.8〜4.8）は，熱波の際の死亡の危険因子であり，精神疾患（OR 3.61，95％ CI 1.3〜9.8），心血管疾患（OR 2.48，95％ CI 1.3〜4.8），肺疾患（OR 1.61，95％ CI 1.2〜2.1）の既往も高リスクである[3]．逆に自宅にエアコンがあること（OR 0.23，95％ CI 0.1〜0.6），エアコンのあるところに行っていること（OR 0.34，95％ CI 0.2〜0.5），社会的コンタクトが多いこと（OR 0.40，95％ CI 0.2〜0.8）は予後良好な因子である．また，施設入所者〔ハザード比（HR）1.98，95％ CI 1.05〜3.71〕，降圧薬内服（HR 2.17，95％ CI 1.17〜4.05），

入院時の無尿（HR 5.24，95％CI 2.29〜12.03）や昏睡（HR 2.95, 95％CI 1.26〜6.91），循環不全（HR 2.43，95％CI 1.14〜5.17）も熱射病における死亡の危険因子である[4]．

熱中症のリスクとなりうる抗コリン作用のある薬剤や，抗精神病薬や選択的セロトニン再取込み阻害薬（selective serotonin reuptake inhibitors：SSRIs）といった悪性症候群やセロトニン症候群をきたしうる薬剤の内服歴を確認する．

気温，湿度，日射・輻射などの周辺の熱環境を考慮した熱中症のリスクの指標として，WBGT（wet bulb globe temperature：湿球黒球温度）があり，気温が同じでも多湿環境ではリスクが高い．WBGTについては環境省熱中症予防情報サイト（http：//www.wbgt.env.go.jp）が参考になる．

2. 熱中症の可能性を高める診察所見と，そのとり方

熱射病の診断には深部体温の測定が必要であるが，腋窩温，口腔温，鼓膜温は必ずしも深部体温を反映しないため，直腸温を測定する．運動性熱射病では発汗を認め，脱水を呈することが多いが，古典的熱射病では皮膚は乾燥して発汗を認めず，脱水の所見は必ずしも認めるとは限らない．

3. 熱中症の診断確定のためにしておきたい検査

熱中症に特異的な検査所見はないが，他疾患の除外と，熱射病の合併症（横紋筋融解症，急性腎不全，肝不全，播種性血管内凝固症候群（disseminated intravascular coagulation：DIC）など）の有無の確認のため，血液検査などの検査を考慮する．

4. 熱中症を強く疑うとき，どのようにアクションするか

熱射病が疑われる場合は，高体温の持続時間が予後を左右するため，すみやかに体温を下げる必要がある．若年者の運動性熱射病では，水風呂が有効とされるが，高齢者の古典的熱射病では水の噴霧による気化熱を利用した冷却法がより安全で実際的である[5]．頸部，腋窩部，鼠径部といった血流の豊富な部位に氷嚢を当てるのもよい．アセトアミノフェンや非ステロイド性抗炎症薬（nonsteroidal anti-inflammatory drugs：NSAIDs）は無効であり，合併症を悪化させるリスクがあるため，使用は避ける．熱射病では入院管理が必要であり，冷却を行いつつ，集中治療が可能な病院に搬送する．

熱疲労では，涼所での水分，塩分補給（経口，点滴）により数時間で回復すれば帰宅可能である．

再発予防のための説明も重要である．部活動などによる学校における熱中症発症は年間4,971件（2012年）に昇っている[6]．WBGTが28℃を超えると熱中症のリスクが著しく上昇するため，激しい運動は避けるべきである．

文献・参考文献

1) 消防庁：平成25年夏期（6月〜9月）の熱中症による救急搬送の状況（総括）
   http://www.fdma.go.jp/neuter/topics/houdou/h25/2510/251015_1houdou/01_houdoushiryou.pdf
2) 厚生労働省：人口動態統計月報（概数）平成22年12月分（年計を含む）
   http://www.mhlw.go.jp/stf/houdou/2r9852000001g7ag.html
3) Bouchama A, et al：Prognostic factors in heat wave related deaths：a meta-analysis. Arch Intern Med, 167：2170-2176, 2007
4) Argaud L, et al：Short- and long-term outcomes of heatstroke following the 2003 heat wave in Lyon, France. Arch Intern Med, 167：2177-2183, 2007
5) Bouchama A, et al：Cooling and hemodynamic management in heatstroke：practical recommendations. Crit Care, 11：R54, 2007
6) 日本スポーツ振興センター：体育活動における熱中症予防 調査研究報告書
   http://www.jpnsport.go.jp/anzen/anzen_school/bousi_kenkyu/tabid/1729/Default.aspx

第20章 認知障害

84. アルツハイマー型認知症

洪　英在

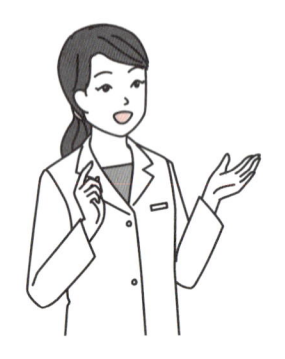

> なぜ認知症だと思ったの？
>
> もの忘れがあって，見当識障害もありそうだからです．
>
> 認知症のなかでもアルツハイマー型認知症を強く疑ったらどうするの？
>
> 長谷川式簡易知能評価スケール，頭部CTなどを行って，診断を行います．

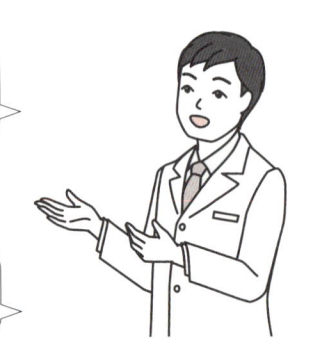

1. アルツハイマー型認知症（Alzheimer's disease：AD）の可能性を高める症状と，その尋ね方

1 ADかどうかの前に認知症かどうかの診断から開始

　認知症の病型診断の前に認知症であるかどうかの診断が必要となる．認知症は，せん妄や意識障害，うつなど，治療可能な病態がまず否定されねばならない．否定された後に，記憶障害を認め，記憶以外の認知機能障害（日時や場所の見当識障害，実行機能障害，視空間認知障害など）も認めており，それによって，日常生活に支障を認める場合に認知症と診断される．**認知症であると診断された後に，その原因がどのタイプの認知症であるかの病型診断**を行う．

2 ADは除外診断ではなく，積極的に診断 ～ADの可能性を高めるために～

　認知症の原因としてADは最多であるので，**典型的なADが診断できれば，認知症の病型診断に威力を発揮する．**典型的なADの特徴は，いつからはじまったのかわからない（緩徐進行性），もの忘れから始まる経過，もの盗られ妄想が多い，といった特徴がある．また，ADは日常生活上の複雑なADL（activities of daily living：日常生活動作）から徐々に障害される経過をたどる．すなわち，手段的ADLから障害され，その後に基本的ADLが障害される．ADLが障害される経過が異なる場合は，典型的なADではなく，ほかの病態を考える必要性が高くなる（表）．

2. ADの可能性を高める診察所見と，そのとり方

　一般的な神経学的診察では病初期は異常が出ないのが，ADの特徴である．逆に，病初期から神経学的な異常を認めると，ADの可能性が低くなる．心理検査においては3単語再生の失点（近時記憶障害）→日時の項目での失点（時間の見当識障害）→場所の項目での失点（場所の見当識

表　典型的なアルツハイマー型認知症

経過，診察室での所見	心理検査の失点順序
緩徐進行性の経過：いつからはじまったかわからない	3単語再生
手段的ADLから障害（金銭管理，料理，買い物など）	↓
もの盗られ妄想	時間の見当識障害
head turning sign	↓
取り繕い	場所の見当識障害

障害）が出現するという典型的な経過をたどる．また，診察室では「取り繕い」が目立ち，質問されるとすぐに付き添いの方に振り返って聞くhead turning signを示す．このような所見があるならば，ADの可能性が高まる．このような所見と合わない場合は，ADに脳血管障害などほかの病態が合併している，またはADではない可能性（AD以外の認知症疾患やせん妄など）が高まる（表）．

3. ADの診断確定のためにしておきたい検査

　MRI，SPECTやtreatable dementia（治療可能であり見逃してはいけない認知症）の除外のための血液検査などが一般的には推奨されている．しかし，上記の特徴をもった典型的なAD例は検査の必要性は高くなく，経過観察を行い，ADとは違った経過をたどる場合にはじめて検査を行う，ということでよいと筆者は考えて診療を行っている．よって，典型的ではない経過をたどっている患者さんに対して，画像検査や血液検査を行えばよい．せん妄，抑うつなどの治療的な介入で改善する可能性が高いtreatable dementiaや，レビー小体型認知症や前頭側頭型認知症などの専門的な対応が必要になることが多い認知症のピックアップは，**典型的なADを除外することが最初のステップ**となる．典型的なADの経過をしっかり把握し，そこから外れる例に対して検査をしっかり行う，というスタイルが必要となるであろう．

4. ADを強く疑うとき，どのようにアクションするか

　コリンエステラーゼ阻害薬（アリセプト®，レミニール®，リバスタッチ®パッチ/イクセロン®パッチ）や塩酸メマンチン（メマリー®）がADに適応のある抗認知症薬であるが，効果は半年〜1年程度進行を遅らせる程度である．したがって，年齢やほかの身体疾患の予後などを考慮したうえで，内服を行うかどうかの判断を行う．また，コリンエステラーゼ阻害薬にはactivated syndromeと呼ばれる内服を行うと怒りっぽくなったりする副作用や，食欲低下，房室（atrioventicular：AV）ブロック発作などの副作用もみられるために，投与するかどうかは慎重に判断する必要がある．

　高齢社会の進展にともない，認知症患者は今後ますます増加する．すべてを専門医が対応することはできないために，どこまでの範囲を自ら対応するか（典型的なADは対応する，など）を専門医へのアクセスの容易さなども考慮にいれ，イメージしておく必要があるだろう．

文献・参考文献

1）「認知症疾患治療ガイドライン2010」（日本神経学会/編）
http://www.neurology-jp.org/guidelinem/nintisyo.html

第20章 認知障害

85. レビー小体型認知症

洪　英在

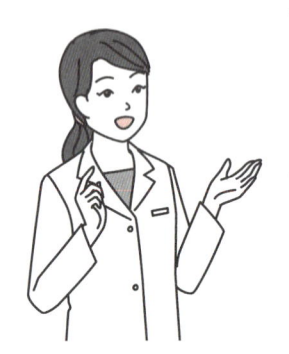

> なぜレビー小体型認知症だと思ったの？
>
> もの忘れがあって，幻視もあったからです．
>
> レビー小体型認知症だと強く疑ったらどうするの？
>
> 長谷川式簡易知能評価スケール，頭部CTなどを行って，診断を行います．薬剤調整が慎重さを要するようですので，専門医に紹介します．

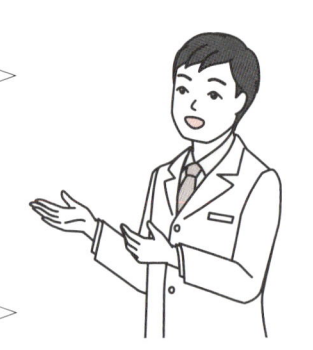

1. レビー小体型認知症の可能性を高める症状と，その尋ね方

　認知症の診断を満たし（第20章-84参照），注意や覚醒レベルの変動，具体的な生々しいくり返し出現する幻視，パーキンソニズムの存在といった中核的特徴をもつのがレビー小体型認知症（dementia with Lewy bodies：DLB）である．それ以外にも，レム睡眠行動異常（夜間突然大声を上げたり，異常行動を起こしたり），くり返す原因不明の失神発作，向精神病薬への過敏（抗精神病薬だけではなく，抗不安薬や抗ヒスタミン薬などなど中枢に作用のある薬剤は何でも），くり返す転倒などなど多彩な症状を呈することがある．この診断基準（表）[1]だけをみると診断は非常に容易であると思われるが，病初期は症状が揃わないことも多い．よく経験するのは，身体的な不定愁訴や不眠，うつなどなど精神的な不安定さが顕著な患者さん，せん妄をよく起こす患者さん，など経過をみるうちにレビー小体型認知症の症状が揃う患者さんも多く，**高齢者の不定愁訴，せん妄などで原因が特定できない場合は，レビー小体型認知症を疑う必要がある**[2]．また，救急外来などで原因不明の意識消失発作をきたして救急搬送される高齢者をよく診察するだろう．そのような患者さんのなかにはDLBの患者さんが一定割合いることを意識して診察する必要がある．

　なお，幻視はアルツハイマー型認知症やせん妄などほかの疾患でも起こりうるが，**DLBの幻視は非常に生々しく実際にそのものが見えている**ことがほとんどである．その逆にせん妄やアルツハイマー型認知症での幻視は何かを見間違える（壁のシミを虫と間違える，カーテンが風で揺れたのを誰かが通った，というなど）ことでの幻視が多いので，幻視の内容を詳細に聴取することもDLBの可能性を高めることが可能となる．

2. DLBの可能性を高める診察所見と，そのとり方

　DLBはパーキンソニズムを認めることが多い．そのため，パーキンソニズムを呈する高齢患者

表　Lewy 小体型認知症（DLB）の臨床診断基準改訂版（第3回DLB国際ワークショップ）

(1) 中心的特徴（DLBほぼ確実probableあるいは疑いpossibleの診断に必要）
正常な社会および職業活動を妨げる進行性の認知機能低下として定義される認知症．顕著で持続的な記憶障害は病初期には必ずしも起こらない場合があるが，通常，進行すると明らかになる．

(2) 中核的特徴（2つを満たせばDLBほぼ確実，1つではDLB疑い）
a．注意や覚醒レベルの顕著な変動を伴う動揺性の認知機能
b．典型的には具体的で詳細な内容の，繰り返し出現する幻視
c．自然発生の（誘因のない）パーキンソニズム

(3) 示唆的特徴（中核的特徴1つ以上に加え示唆的特徴1つ以上が存在する場合，DLBほぼ確実．中核的特徴がないが示唆的特徴が1つ以上あればDLB疑いとする．示唆的特徴のみではDLBほぼ確実とは診断できない）
a．レム期睡眠行動異常症（RBD）
b．顕著な抗精神病薬に対する感受性
c．SPECTあるいはPETイメージングによって示される大脳基底核におけるドパミントランスポーター取り込み低下

(4) 支持的特徴（通常存在するが診断的特異性は証明されていない）
a．くり返す転倒・失神
b．一過性で原因不明の意識障害
c．高度の自律神経障害（起立性低血圧，尿失禁など）
d．幻視以外の幻覚
e．系統化された妄想
f．うつ症状
g．CT/MRIで内側側頭葉が比較的保たれる
h．脳血流SPECT/PETで後頭葉に目立つ取り込み低下
i．MIBG心筋シンチグラフィで取り込み低下
j．脳波で徐波化および側頭葉の一過性鋭波

(5) DLBの診断を支持しない特徴
a．局在性神経徴候や脳画像上明らかな脳血管障害の存在
b．臨床像の一部あるいは全体を説明できるほかの身体的あるいは脳疾患の存在
c．高度の認知症の段階になって初めてパーキンソニズムが出現する場合

(6) 症状の時間的経過
（パーキンソニズムが存在する喝合）パーキンソニズム発症前あるいは同時に認知症が生じている場合，DLBと診断する．認知症を伴うParkinson病（PDD）という用語は，確固たるPDDの経過中に認知症を生じた場合に用いられる．実用的には，臨床的に最も適切な用語が用いられるべきであり，Lewy小体病のような包括的用語がしばしば有用である．DLBとPDD間の鑑別が必要な研究では，認知症の発症がパーキンソニズムの発症後の1年以内の場合をDLBとする"1年ルール"を用いることが推奨される．それ以外の期間を採用した場合，データの蓄積や比較に混乱を生じることが予想される．臨床病理学的研究や臨床試験を含む，それ以外の研究の喝合は，DLBとPDDの両者は，Lewy小体病あるいはαシヌクレイン異常症のようなカテゴリーによって統合的に捉えることが可能である．

（文献1より引用）

がいた場合，DLBを意識する必要がある．また，自律神経系の調節障害も生じるために，起立性低血圧の有無を見るシェロング試験なども症例によっては必要となろう．もちろん，このような所見を認めず，幻視のみを呈して，後々パーキンソニズムが出現するような患者さんも存在するために，パーキンソニズムがないからといってDLBではない，とは言えないのが難しいところである．

3. DLBの診断確定のためにしておきたい検査

　DLBの診断は診断基準に則って行うために，典型的なDLBの場合は，臨床経過の把握，身体所見のみで診断が可能である．しかし，非典型的例や，診断基準は満たさないがDLBも疑わしい例，典型的なアルツハイマー型認知症でもDLBでもなく認知症の病型診断がつかない例，などは画像検査などの必要性が高まる．治療可能な認知症の除外のためにビタミン，甲状腺ホルモンなどの

採血確認からはじめ，頭部CTやMRIのチェック，脳血流シンチでは後頭葉の血流低下，MIBG（meta-iodobenzylguanidine）心筋シンチグラフィでの心筋への取り込み低下，以上のような所見が確認できれば，DLBの可能性が高まる．認知症が疑われても，全例でこのような画像検査などが必要というわけなく，必要な症例に対して行うことが必要となる．

4. DLBを強く疑うとき，どのようにアクションするか

　DLBは幻視や症状の変動など甚だしい症状を呈することがあり，介護で対応することに難渋する割合が大きい．また，薬剤過敏性があるために，薬剤のさじ加減1つで症状コントロールがうまくいくこともある．また，パーキンソニズムによってADL低下がきたしているようなら，抗パーキンソン薬の調整も必要となるが，抗パーキンソン薬は幻視などの副作用も出現するために，調節が難しいこともある．よって，DLBの場合，対応に難渋した場合は，早めに専門科への紹介も検討した方がよいであろう．

文献・参考文献

1) 認知症疾患治療ガイドライン2010（日本神経学会/監）
   http://www.neurology-jp.org/guidelinem/nintisyo.html
2) Marco, et al：Cohort study on somatoform disorders in Parkinson disease and dementia with Lewy bodies, Neurology, No74：1568-1606, 2010

第21章 発熱

86. 感染性心内膜炎

佐田竜一

> なぜ感染性心内膜炎だと思ったの？

> 原因不明の発熱とともに手足の先や口腔内の点状出血があったからです．

> 感染性心内膜炎を強く疑ったらどうするの？

> 新規発症の心雑音，体表のOsler結節，Janeway病変，脾腫などについて綿密な診察を行います．血液培養2セットを12時間あけて再検し，そのうえで経胸壁および経食道心エコーを依頼します．診断自体はDuke分類に基づいて行います．

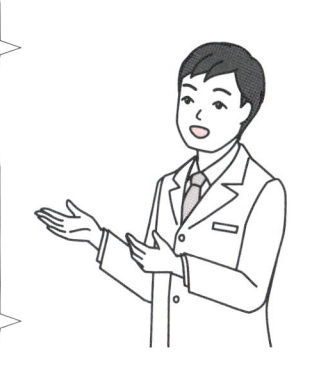

1. 感染性心内膜炎の可能性を高める症状と，その尋ね方

　感染性心内膜炎の患者は発熱・全身倦怠感・筋肉痛・関節痛などそれぞれ単一症候では診断のつけづらい症状の組み合わせを通じて来院することが多い．そのため，詳細な病歴聴取・診察が必要となる．一般的には1～2日の急性症状の際にはそれほど疑わず，数日～数週の症状出現をもとに鑑別にあげる疾患である．ただし，すでに人工弁を有する患者や中心静脈カテーテル留置中の患者ではブドウ球菌による菌血症・感染性心内膜炎を起こしやすく，その際は急激な弁破壊をきたすことがある．

　発熱は頻度の高い症候であるが特異性は極めて低いため，持続する発熱とともに全身倦怠感，神経学的異常，呼吸苦，筋骨格系症状，食思不振・体重減少などの症状がある場合に必ず一度は鑑別にあげるべき疾患である．その他にも特徴的な病歴として，「抗菌薬内服にて一時的に改善するが中止後再燃する発熱」，「発熱と急性～亜急性発症の多発関節痛・筋痛」，「発熱と急性腎不全の合併」，「脳梗塞・頭蓋内出血と共に発熱している」，「発熱と急な心不全を呈している」，などは感染性心内膜炎の典型的な病歴である．発症リスク因子として歯科処置後，泌尿器科的処置（特に経尿道的前立腺切除術），中心静脈カテーテル挿入後など，菌血症を起こしやすい背景を有する場合は積極的に鑑別にあげる．

2. 感染性心内膜炎の可能性を高める診察所見と，そのとり方

　感染性心内膜炎の視診して重要なものは体表の点状出血と（図1，2）爪下線状出血，Janeway病変（図3），Osler結節（図4）である．微生物に対する免疫複合体の形成により塞栓子が形成され，血管閉塞を起こすことで生じる病変であり，この他に，眼底出血斑（Roth斑）も重要な所見である．これらを見つけ出すためにはhead to toe examinationが必須であり，「塞栓症状があ

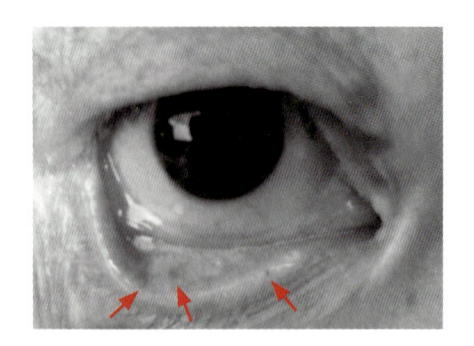

図1　眼瞼結膜の点状出血
Color Atlas⑨参照

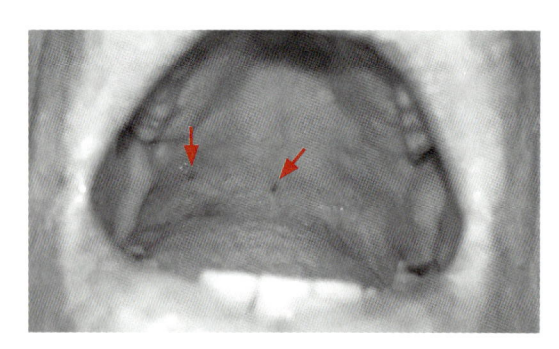

図2　口腔内点状出血
Color Atlas⑩参照

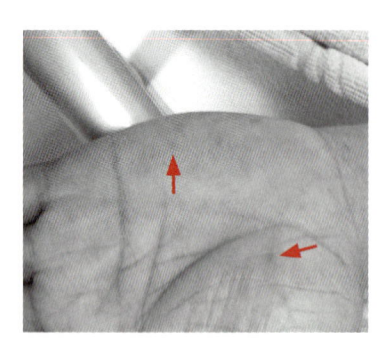

図3　手掌の無痛性小紅斑
（Janeway病変）
Color Atlas⑪参照

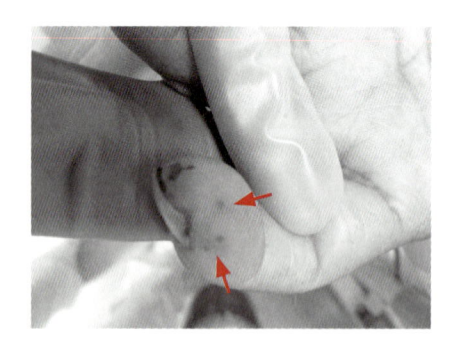

図4　指尖の有痛性紫斑＋点状出血
（Osler結節疑い）
Color Atlas⑫参照

るのではないか？」という意図をもって探しにいかないと見つからない．Janeway病変や点状出血斑は血管病変として，Osler結節やRoth斑は免疫学的症状としてそれぞれmodified Duke criteriaの小基準を満たす．

また，心雑音を確認するとともに，新規の心雑音が出現しないかどうかを連日聴診する努力も怠らない．新規心雑音は基本的に弁破壊に伴う雑音を呈するため，僧帽弁閉鎖不全による心尖部の汎収縮期雑音，僧帽弁逸脱に伴う収縮中期クリック，大動脈弁閉鎖不全の拡張期灌水性雑音などを特に意識して聴取する．

3. 感染性心内膜炎の診断確定のためにしておきたい検査

1 培養検査

血液培養はまず2セット，その後12時間以上間隔をあけた状態でさらに2セット採取することが望ましい．これにより菌血症の診断率が上がることと，持続的菌血症の証明ができればmodified Duke criteriaの大基準を1つ満たすことになる．ただし，治療開始が待てない程生命の危険が差し迫った場合には抗菌薬治療を優先する．

2 画像検査

　心エコー検査は必須であり，経胸壁心エコーはもちろんのこと，感度の高い経食道心エコーはできる限り行いたい．しかしあくまで診断はmodified Duke criteriaに基づいて行われるべきであり，「経食道心エコーで疣贅がないから感染性心内膜炎はない」とは言えない．特に人工弁の感染性心内膜炎では経食道心エコーであっても診断感度は下がり，強く疑えば経時的に繰り返すことも検討する．

3 採血・尿検査

　modified Duke criteriaの小項目に基づく免疫学的因子としてリウマチ因子があがる．そのほかにも血清補体価低下，免疫複合体上昇などは参考になる．また，糸球体病変の可能性を考え尿定性・沈渣も提出する．

4. 感染性心内膜炎を強く疑うとき，どのようにアクションするか

1 治療

　治療は抗菌薬治療と手術療法，そして各種合併症治療に分かれる．抗菌薬治療は検出された菌種に応じて適切な抗菌薬を選択し，4〜6週間の治療を行う．弁破壊が進行して心不全悪化をもたらす場合や巨大な疣贅を認める場合には緊急弁置換術・弁形成術等を考慮する．最近の報告では1cmを超える疣贅の場合でも早期手術した方が保存的治療より塞栓性イベントを減らす可能性があるといわれており，疣贅サイズが大きければ心臓外科に手術適応を相談する．持続的菌血症により生じた感染性脳動脈瘤や大動脈瘤が起これば，それぞれの病変に応じて手術治療，ステント治療，コイル塞栓などを考慮すべきであり，各専門科へのコンサルトが必要である．

2 経過観察

　心内膜炎については，適切な治療経過の中で弁破壊が進行することもあるため，やはり連日の心雑音聴取を行い，心不全徴候・新規塞栓症状の有無には留意する．また，一度心内膜炎に罹患した患者さんは，完治した後も再度心内膜炎になりやすい．治療後の患者には再発リスクと同様症状出現時にはすみやかに再診するよう指示すべきである．

文献・参考文献

1) Baddour LM, et al : Infective endocarditis : diagnosis, antimicrobial therapy, and management of complications : a statement for healthcare professionals from the Committee on Rheumatic Fever, Endocarditis, and Kawasaki Disease, Council on Cardiovascular Disease in the Young, and the Councils on Clinical Cardiology, Stroke, and Cardiovascular Surgery and Anesthesia, American Heart Association : endorsed by the Infectious Diseases Society of America. Circulation, 111 : e394-e434, 2005
2) Heiro M, et al : Infective endocarditis in a Finnish teaching hospital : a study on 326 episodes treated during 1980-2004. Heart, 92 : 1457-1462, 2006
3) Kang DH, et al : Early surgery versus conventional treatment for infective endocarditis. N Engl J Med, 366 : 2466-2473, 2012

第21章 発熱

87. 髄膜炎，脳炎

保阪由美子

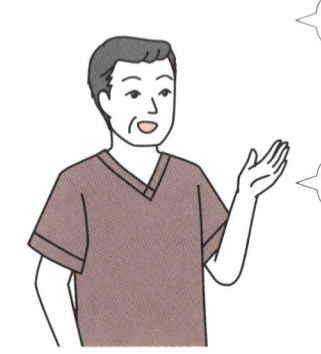

> なぜ髄膜炎だと思ったの？

> 発熱を伴った頭痛を認め体動で増悪し，項部硬直を認めjolt accentuationが陽性だからです．

> 髄膜炎と強く疑ったらどうするの？

> 入院加療とし，必要な場合頭部CTなどで頭蓋内病変の除外後に髄液検査を行い，細菌性髄膜炎疑いなら直ちに抗菌薬投与を開始します．

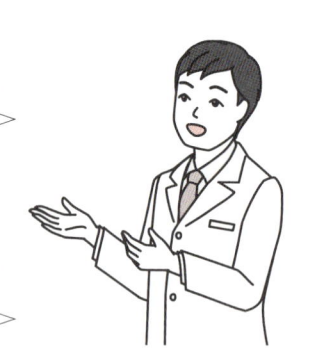

1. 髄膜炎，脳炎の可能性を高める症状とその尋ね方

① **発熱**：細菌性髄膜炎であれば8割前後の患者さんで38℃以上の高熱を認め，平均4日間は発熱が持続する．脳炎等では発熱を認めないこともあるため注意する．
② **頭痛**：細菌性髄膜炎の場合79〜94％に認め，頭全体に歩くと響くようなかなり強い頭痛を認めることが多い．
③ **頸部硬直**：細菌性髄膜炎では9割前後の患者さんに認め，1週間以上症状が続く場合もある．
④ **意識変容**：細菌性髄膜炎で83％に認め，昏睡状態が14〜16％にも及んだという報告もある．**発熱**，**頸部硬直**，**意識変容**が細菌性髄膜炎の古典的3徴と言われるが，99％の患者さんが少なくとも1徴を認めることから3徴すべてが陰性の場合，ほぼ細菌性髄膜炎は否定的と言う指摘もある．脳炎では人格変容，発語障害，行動障害，運動神経や感覚神経障害などを生じる点が，髄膜炎との鑑別になる．
⑤ **光恐怖症**：髄膜炎で認められ，光が眩しいため電気を消したりして暗い部屋に居ることを好む傾向をいう．
⑥ **痙攣**：髄膜炎で起こることが多いが，脳炎でも否定できない．
⑦ **既往歴**：無脾症，脾摘後，補体欠損症，糖尿病，グルココルチコイド過剰，低ガンマグロブリン血症，HIV感染症，直近の副鼻腔炎や中耳炎などの耳鼻科領域や気道感染症，直近の頭部外傷，髄膜炎だった人との接触，最近のサハラ以南の髄膜炎菌が流行している地域への旅行などは髄膜炎の危険因子と考えられる．

2. 髄膜炎，脳炎の可能性を高める診察所見とその取り方

1 Jolt accentuation

首を前傾にした状態で水平方向に2〜3回/秒の速度で左右に振ると，髄膜炎の場合頭痛が増

強するという検査．以前は感度，特異度は97％と60％の為検査陰性であれば髄膜炎が否定できると言われていたが，最近別の報告で感度，特異度が64％と43％と低いため，jolt accentuationが陰性の場合も髄膜炎が否定できないと指摘されている．

2 Kernig sign と Brudzinski sign，項部硬直

　Kernig signは臥位（または座位）で膝を屈曲させた状態で片足を股関節から他動的に90°持ち上げ，伸展しようとしてもできない状態を陽性とする．Brudzinski signは臥位で受動的に頸部を前屈させると両下肢が自動的に屈曲して立て膝位になる場合を陽性とする．項部硬直は自発的に頸部を屈曲して額部を胸に付けようとしても付けられない状態のことをいう．3つの検査とも，髄膜刺激症状をみる検査だが，髄液検査で髄膜炎と診断された人においてKernigとBrudzinski両テストの感度は5％と低く（特異度は95％），項部硬直も感度30％（特異度68％）であり，これらの検査が陽性でない場合も髄膜炎が否定できない．

3. 髄膜炎，脳炎の診断確定の為にしておきたい検査

1）髄液検査

　髄膜炎の確定診断をつけるために必要な検査であるが，① 免疫不全状態，② 中枢神経系疾患の既往歴がある，③ 症状が出て1週間以内に新たな痙攣を認めた，④ 乳頭浮腫がある，⑤ 意識レベルが異常，⑥ 部分的な神経学的異常所見がある，という危険因子が1つでも当てはまる場合は頭部CTによる頭蓋内病変の除外後に行う．髄液のグラム染色による細菌性髄膜炎の感度は60〜90％と幅があるが，特異度は100％と高い．

2）血液培養

　治療前に髄液検査が行えないようなときは必ず抗菌薬投与開始前に血液培養提出を行う．

3）頭部MRI

　側頭葉病変を認める場合は単純ヘルペスウィルス（HSV）脳炎を強く疑い，視床や基底核の病変は気道からのウィルス感染による脳炎を疑う．

4）脳波

　脳炎で異常所見を認め，側頭葉に病変がある場合はHSV脳炎を示唆する．

4. 髄膜炎，脳炎を強く疑う時にどのようにアクションするのか

　入院加療とし，細菌性髄膜炎を疑った場合は髄液検査を待たずにできるだけ早く抗菌薬投与を開始する．脳炎が否定できないときは，抗ウィルス療法も考慮する．

文献・参考文献

1) Tunkel AR：Clinical features and diagnosis of acute bacterial meningitis in adult. Up To Date, 2014
2) Tunkel AR, et al：Practical Guidelines for the Management of Bacterial Meningitis. Clin Infect Dis, 39：1267-1284, 2004
3) Van de Beek D, et al：Clinical features and prognosticfacteors inadults with bacterial meningitis. N Engl J Med, 351：1849-1859, 2004

第21章 発熱

88. 前立腺炎

高橋さゆり，中川　徹，本間之夫

> なぜ前立腺炎だと思ったの？

> 38℃台の発熱と排尿時痛，排尿困難，下腹部痛を訴えていて，直腸診で前立腺に圧痛があるからです．

> 前立腺炎だと強く疑ったらどうするの？

> 尿検査，培養検査を行い，抗菌薬を投与します．敗血症の疑いがあれば血液培養を行い入院にて抗菌薬点滴治療を開始します．

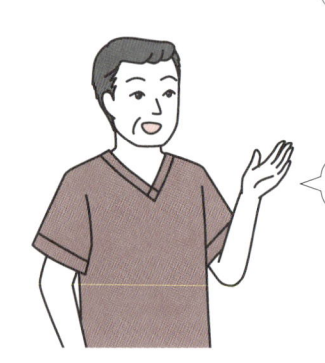

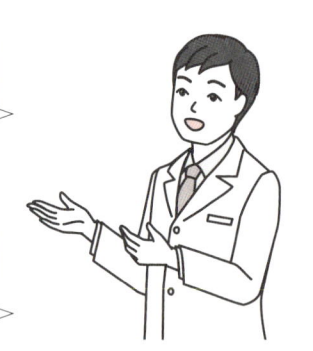

1. 前立腺炎の可能性を高める症状と，その尋ね方

　前立腺炎は National Institute of Health（NIH）の分類により，急性細菌性前立腺，慢性細菌性前立腺炎，慢性前立腺炎/骨盤内疼痛症候群（chronic prostatitis/chronic pelvic pain syndrome：CP/CPPS），無症候性炎症性前立腺炎の4つのカテゴリーに分けられる．それぞれの診断・治療法が異なることを理解する必要がある．

1）年齢
　本症は30歳以上の男性に発症することが多い．症状から尿路感染である膀胱炎，腎盂腎炎と判断が迷うことがある．基礎疾患のない健常成人男性の場合，膀胱炎，腎盂腎炎を起こす頻度は少ないため，まずは急性前立腺炎を考える．

2）症状
　急性前立腺炎の症状は，悪寒戦慄を伴う発熱，頻尿や排尿時痛などの膀胱刺激症状で急激に発症する．その他，会陰部痛，下腹部痛，排尿障害，射精時痛，時に尿閉などをきたす．慢性前立腺炎は発症時期が不明確で会陰部不快感や鈍痛，排尿時違和感，頻尿など不定愁訴に近い多彩な症状を訴える．

3）原因
　急性前立腺炎は尿路から前立腺への逆行性細菌感染により生じる．医原性のものとしては，膀胱鏡検査，尿道カテーテル操作，前立腺生検などがあげられる．急性前立腺炎が遷延して慢性前立腺炎になる例はごく一部に過ぎず，慢性前立腺炎にはさまざまな病態が混在している．

2. 前立腺炎の可能性を高める診察所見と，そのとり方

　前立腺炎の診断には直腸診が有用である．急性前立腺炎では腫大した軟らかな熱感および圧痛を有する前立腺を触知する．慢性前立腺炎では圧痛以外の所見は軽度であることが多い．前立腺

マッサージを行い前立腺圧出液（expressed prostaticsecretion：EPS）あるいはマッサージ後の尿を採取して，白血球の検出および細菌培養検査を行う．ただし急性前立腺炎においては前立腺マッサージが敗血症を誘発する危険性があり禁忌である．直腸診においても不慣れな場合，同様のリスクがあるため専門医に依頼する方がよい．

3. 前立腺炎の診断確定のためにしておきたい検査

初尿または中間尿を用いて尿検査（尿定性・沈渣）および細菌培養検査を行う．急性前立腺炎では尿中白血球が顕著に認められることが多い．急性前立腺炎における血液検査では，白血球の増多，好中球の左方移動，CRPの上昇を認める．敗血症の疑いがある場合は血液培養やD-dimerなどの凝固系の採血も同時に行う．

また前立腺癌特異的な腫瘍マーカーである血清PSAが上昇することが多く参考となるが，必須ではない．

4. 前立腺炎を強く疑うとき，どのようにアクションするか

急性前立腺炎の原因微生物の多くが腸内細菌で，大腸菌などのグラム陰性桿菌が大部分を占める．大腸菌の他，腸球菌などのグラム陽性球菌などがある．性行為後の発症の場合は，淋菌やクラミジアも起因菌となりうる．

一般的にβラクタム系抗菌薬は前立腺液および前立腺組織への移行は高くないが，急性前立腺炎においては，炎症が前立腺組織および正常のバリア機構を破壊するために，βラクタム系抗菌薬も前立前において高い濃度が得られるとされる．ニューキノロン系抗菌薬は，前立腺液および前立腺組織へ良好な移行を示すため，通常軽症の急性前立腺炎ではニューキノロン系抗菌薬の経口薬での治療が可能である．ST合剤も第一選択とされる．近年，βラクタマーゼ産生菌やキノロン耐性菌が増加しているので治療が遷延している場合，薬剤感受性検査結果を確認し適切な抗菌薬を選択する．

敗血症などが疑われる重症例では，第三世代セフェム系やニューキノロン系，場合によってはカルバペネム系の注射薬を使用する．治療開始前の尿培養検査と薬剤感受性検査の結果に基づき抗菌薬の継続あるいは変更を行う．症状寛解後は経口薬に変更する．

そのほか，糖尿病を合併している場合はその治療を，また飲水を促し禁酒するなどの生活指導も行う．

細菌感染が顕著でない慢性前立腺炎は治療に抵抗性である．寛解と増悪をくり返すことが多く治療が長期化するため専門家へ依頼するのがよい．

文献・参考文献

1) 中島耕一：発熱と感染症 尿路感染症．臨床と研究，90巻：1039-1042，平成25年
2) 出口隆：前立腺炎 1．急性前立腺炎の診断と治療．Modern Physician, 26：1007-1010, 2006．
3) Wagenlehner FM, et al：Urinary tract infections and bacterial prostatitis in men. Curr Opin Infect Dis, 27：97-101, 2014

第21章 発熱

89. インフルエンザ

福士元春

> なぜインフルエンザだと思ったの？

> 突然の高熱と咳などの典型的な訴えがあり，学校のクラスで流行しています．

> インフルエンザだと強く疑ったらどうするの？

> 臨床診断のみで迅速検査は不要です．全身状態良好のため対症療法のみとします．家族内感染予防について説明し，学校は5日間，解熱後2日までは出席停止としてもらいます．

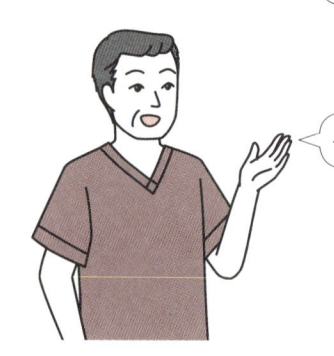

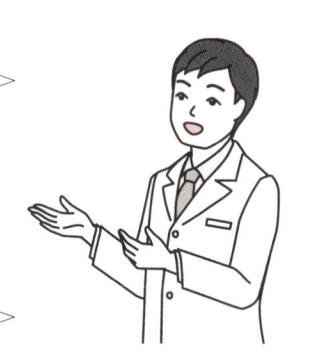

1. インフルエンザの可能性を高める症状と，その尋ね方

　症状のみでインフルエンザと診断することは難しい．インフルエンザ診断の陽性尤度比（95％信頼区間）[1]は，発熱・咳・急性発症の組み合わせ5.4（3.8〜7.7），発熱・咳5.0（3.5〜6.9），発熱3.8（2.8〜5），倦怠感2.6（2.2〜3.1），悪寒2.6（0.2〜3.2）などについては，診断確定の参考となるだろう．発熱は過半数が39℃以上となる．小児（3〜13歳）では頭痛（26％），筋肉痛（7％）などの典型的症状を訴えないことも多く，注意が必要である．

　陰性尤度比（95％信頼区間）は，発熱0.4（0.25〜0.66），咳0.42（0.31〜0.57），鼻閉0.49（0.42〜0.59）と，診断除外に参考となる．

　診断確率は事前確率（頻度）と尤度比（症状・所見）によって決まるが，インフルエンザの診断には事前確率の見積りが決定的に重要となる．接触歴や地域の流行状況の把握は診断に欠かせない．家庭内，学校や職場などでの接触状況を確認するだけではなく，特に流行初期には，都道府県の感染症情報センターの週報などで地域の流行状況を確認すべきであろう．

　過去3シーズンの流行開始時期は12月中旬頃，ピークは1月末〜2月初頭となっている．2013〜'14シーズンでは，12月はAH3亜型が主流で，2014年第1週以降はAH1pdm09が主流となった．第3週からはAH1pdm09に次いで，B型の検出割合が増加し，山形系統とビクトリア系統とが2：1で検出された．

　B型は発熱などの全身症状が比較的緩徐で胃腸症状が目立つ印象がある．C型は稀で，2004年に国内流行の報告があるが，症状はA/B型と同様である．通常は臨床現場での検出が難しいため，C型は診断が見逃されている可能性がある．

2. インフルエンザの可能性を高める診察所見と，そのとり方

　診察所見においてもインフルエンザ特有の所見は少ない．まずは発熱のフォーカスがどこにあ

るのかを見定め，肺炎，中耳炎，扁桃炎，髄膜炎，腎盂腎炎などの重篤な他疾患を見逃さないように注意する．

視診にて咽頭後壁にインフルエンザ特有の濾胞（正円型または米粒型で周囲粘膜より明らかに紅色を呈する）がみられるとの報告[2]がある．2003〜'09年のインフルエンザ（A/H3N2，A/H1N1，B）にて感度95.5％，特異度98.4％と，確定・除外の両者に寄与する可能性がある．このインフルエンザ濾胞は，発症からの時間経過によって形態・色調が変化するとされ，注意が必要である．

3. インフルエンザの診断確定のためにしておきたい検査

流行期で典型的な症状があれば，インフルエンザの診断確率はかなり高まる．参考までに当院データでは，流行期には発熱患者のインフルエンザ（臨床診断）は50％を超える．

インフルエンザ迅速診断キットは有用ではあるが，すべて判断できるわけではない．迅速診断キットの検査特性は感度50〜60％，特異度98〜99％との報告がある．診断確定には有用であるが，陰性であっても診断除外とはならないことを念頭におき，検査すべきかどうかを事前確率に照らし合わせて判断する．

4. インフルエンザを強く疑うとき，どのようにアクションするか

ほとんどの症例は自然軽快するため，合併症の発生に注意しながら対症療法が中心となる．また，2歳未満の小児，65歳以上の高齢者，妊婦，心血管疾患・肺疾患・糖尿病などの慢性疾患がある，アスピリン長期服用中の小児（ライ症候群のリスク）など，合併症リスクの高い人や重症化した場合には，抗インフルエンザ薬投与を検討する．

抗インフルエンザ薬を投与すると0.5〜1日程度症状改善が早まるとされるが，有害事象のリスクが高まるため10歳代では原則禁忌である．抗インフルエンザ薬耐性株も懸念されており，2013〜'14シーズンでは5％に検出され，増加傾向となっている．

家族内感染が多いため予防策については十分説明する．抗インフルエンザ薬は接触者の発症予防に有効であるため，ハイリスク者には検討する．学校は5日間かつ解熱後2日までは出席停止とし，外出を控えるなど地域の流行予防に努めたい．

文献・参考文献

1) Call SA, et al：Does this patient have influenza ? JAMA, 293：987-97, 2005
2) Miyamoto A & Watanabe S：Posterior pharyngeal wall follicles as early diagnostic marker for seasonal and novel influenza. General medicine, 12：51-60, 2011
3) インフルエンザ総合ページ（厚生労働省）
   http://www.mhlw.go.jp/stf/seisakunitsuite/bunya/kenkou_iryou/kenkou/kekkaku-kansenshou/infulenza/index.html

第21章 発熱

90. 肺炎

堀之内秀仁

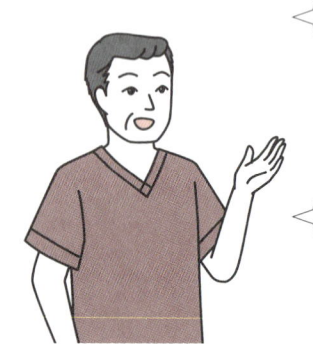

> なぜ肺炎だと思ったの？

> 上気道症状に加えて発熱，喀痰，呼吸困難の症状があり，胸部の診察でcrackleを聴取したからです．

> 肺炎だと強く疑ったらどうするの？

> 胸部X線写真，喀痰のグラム染色と培養を実施し，重症度判定のうえで初期治療を開始します．

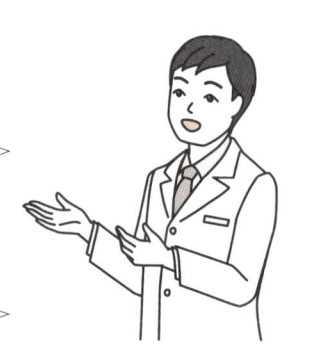

1. 肺炎の可能性を高める症状

1 肺炎の可能性を高める所見

その所見や病歴（カッコの中は陽性尤度比，LR＋）を伴う場合，市中肺炎の可能性が高まるものとして，咳嗽（1.8），呼吸困難（1.4），喀痰（1.3），発熱（1.7～2.1），悪寒（1.6～1.7），夜間盗汗（1.7），筋肉痛（1.3），免疫抑制状態（2.2），認知症（3.4）がある．

2 肺炎の可能性を低くする所見

その所見や病歴（カッコの中は陰性尤度比，LR－）を伴う場合，市中肺炎の可能性が低くなるものとして，咽頭痛（1.6），鼻水（2.4），気管支喘息の病歴（3.8）がある．

3 非特異的な症状と診断確定への道筋

マイコプラズマ肺炎に代表される非定型肺炎では，消化器症状（嘔気，嘔吐，腹痛，下痢など），筋肉痛などを伴うことがあるため，診断の一助となる．ただし，これらの所見，病歴は，いずれもその患者さんの肺炎の可能性を考える最初のステップとして重要だが，ほかの検査と組み合わせなければ確定診断，否定いずれもできない．

2. 肺炎の可能性を高める診察所見

その診察所見（カッコの中はLR＋）を伴う場合，市中肺炎の可能性が高まるものとして，呼吸数25回/分より増加（1.5～3.4），脈拍100/分より増加（1.6～2.3），体温37.8℃より上昇（2.4～4.4），打診での濁音（2.2～4.3），呼吸音減弱（2.2～2.5），crackle聴取（1.6～2.7），気管支呼吸音聴取（3.5），rhonchi聴取（1.4～1.5），やぎ声聴取（2.0～8.6）がある．これらの診断のための所見だけでなく，CRB-65[1]（図）やA-DROPS[2]などの重症度判定の根拠とな

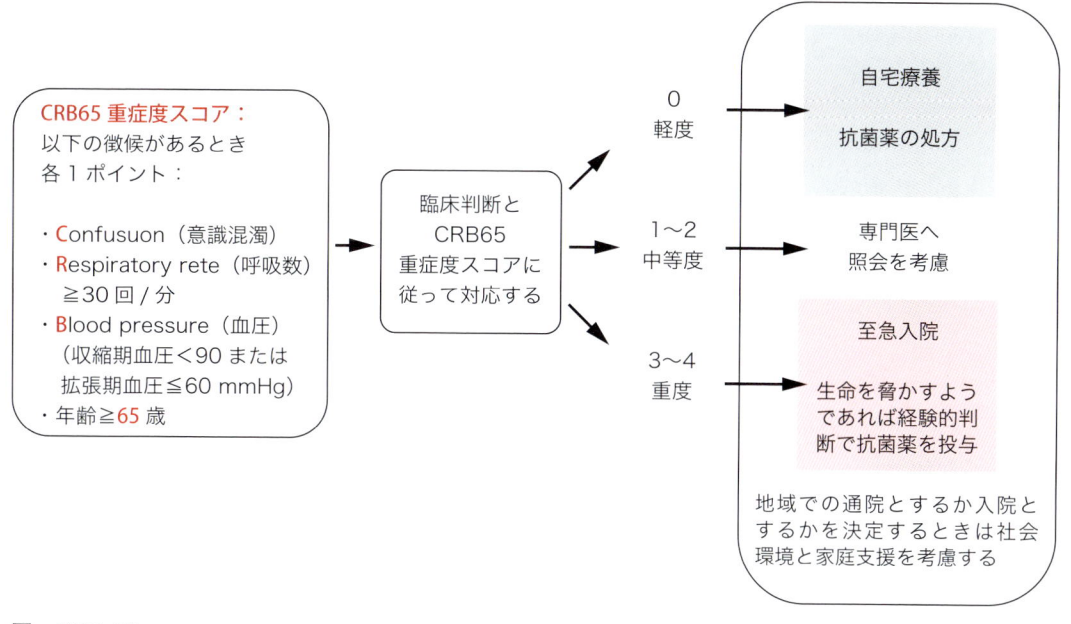

CRB65 重症度スコア：
以下の徴候があるとき
各1ポイント：

- **C**onfusuon（意識混濁）
- **R**espiratory rete（呼吸数）
  ≧30回/分
- **B**lood pressure（血圧）
  （収縮期血圧＜90 または
  拡張期血圧≦60 mmHg）
- 年齢≧**65**歳

→ 臨床判断と CRB65 重症度スコアに従って対応する

- 0 軽度 → 自宅療養 / 抗菌薬の処方
- 1～2 中等度 → 専門医へ照会を考慮
- 3～4 重度 → 至急入院 / 生命を脅かすようであれば経験的判断で抗菌薬を投与

地域での通院とするか入院とするかを決定するときは社会環境と家庭支援を考慮する

図　CRB-65
文献1より引用

る，意識障害の有無，血圧低下の有無，SpO$_2$値，脱水所見の有無についても同時に評価することが望ましい．

3. 肺炎の診断確定のためにしておきたい検査

　肺炎の確定診断のために最低限必要な検査は喀痰検査（一般細菌，抗酸菌含む），胸部エックス線写真であり，特に喀痰検査はその場でグラム染色（可能であれば抗酸菌染色も）を実施することで，即座に情報が得られるだけでなく，喀痰の質の評価も可能となり，後日得られる培養での情報に基づく判断に役立つ．加えて実施可能であれば，血液培養含む血液検査（血算，一般生化学，プロカルシトニン，異型肺炎を疑う場合は血清学的検査も加える），尿中抗原検査（ほかの検査で診断がつく場合は不要）も検討する．胸部X線写真では，浸潤影の有無，無気肺の有無，胸水の有無，心不全などほかの疾患の可能性の検討など，確かに多くの情報が得られるものの，肺炎発症早期や，脱水を伴う症例では陰影が明確でなかったり過小評価につながる可能性があることに留意が必要である．

4. 肺炎を強く疑うとき，どのようにアクションするか

　CRB-65[1]（図）やA-DROPS[2]のスコアリングを実施し治療適応の判断に役立てる．喀痰のグラム染色の所見と，当該地域や患者の疫学的背景に基づいて抗菌薬の選択を行うが，特に重症患者では第3世代セフェム系抗菌薬など比較的広域スペクトラムの薬剤による点滴治療で導入し，培養や感受性の結果が得られた段階でより狭いスペクトラムの薬剤による治療継続を考える．初期治療開始後，胸部X線写真の陰影は消退しながらも1カ月前後残存することがあるため効果判

定には役立たず,当初存在した症状,バイタルサイン異常,身体所見の異常所見などの経過が重要である.

文献・参考文献

1) Lim WS, et al：BTS guidelines for the management of community acquired pneumonia in adults：update 2009. Thorax, 64 Suppl 3：iii1-ii55, 2009
2) 「成人市中肺炎診療ガイドライン」(日本呼吸器学会/編), 2005
3) Metlay JP, et al：Does this patient have community-acquired pneumonia? Diagnosing pneumonia by history and physical examination. JAMA, 278：1440-1445, 1997

索引 Index

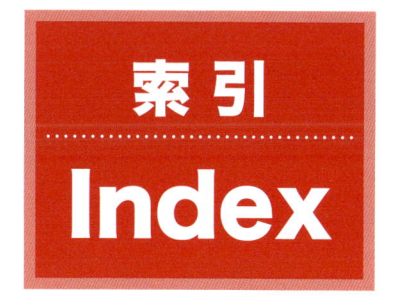

数　字

Ⅰ型アレルギー	154
2質問法	162
Ⅲ音	148
6P's	116
7％重曹水	176

欧　文

A～D

A7-item anxiety scale	169
ABCD²スコア	124, 125
ABI	142
AD	210, 211
Adams-Stokes発作	118
A-DROPS	224
Alvarado score	44
Alzheimer's disease	210
ambulatory blood pressure	117
analytical sensitivity	157
ankle brachial index	116
β-hemolytic Streptococcus pyogenes	106, 108
BLNAR	29
BNP	149
Bordetella pertussis	160, 161
Brudzinski sign	219
β遮断薬	195
Centor Score	104, 105
chronic obstructive pulmonary disease	152
chronic suppression	89
cogwheel phenomenon	191
COPD	152
costovertebral angle	84
CO中毒	192
CPPD結晶	92
CRB-65	224
crescendo TIA	124
CVA	84
DAT（ドパミントランスポーター）スキャン	192
D-dimer	37, 112, 150
dementia with Lewy bodies	212
DESH	183
diagnostic sensitivity	157
DLB	212, 214

E～K

EHEC	78
Epley法	174
Fitz-Hugh-Curtis症候群	73
FLAIR vascular hyperintensity	126
Froment sign	192
FVH	126
GAD-7	169
GCA	99, 100, 101
Haemophilus influenzae	29, 106, 108
Horner症候群	181
Hunter舌炎	188
HUS	78
I123-MIBG心筋シンチグラフィー	192
IBS	60
Janeway病変	215
Jolt accentuation	218
jolt accentuation of headache test	25
Kernig sign	219
keyboard sign	77
kinéie paradoxale	191

L～P

Lasègue徴候	122
metatarsophalangeal joint	90
MMSE	170
Mn中毒	192
modified Duke criteria	216
Moraxella catarrhalis	29
MRI検査	95
MRベノグラフィ	113
MTP関節	90
Murphy's sign	49
myonephropathic metabolic syndrome	117
N95マスク	156, 157
NSAIDs	91
OPQRST	48
Osler結節	215
PAD	144
pagophagia	186
Parkinson's complex	190
Parkinson病	195
PHQ-9	162
Pica	186
pill-rolling tremor	190
Pisa症候群	191
PMR	99, 100
postural instability	192
pre-motor symptoms	192
PRSP	29
psoas position	88
psoas sign	88
PTHrP	207
pull test	192

R～W

Red flags	88
re-emergent tremor	190
restless leg syndrome	186
retropulsion	192
rigidity	191
RLS	186
Rome Ⅲ診断基準	61
Roth斑	215
RS3PE	99, 100
Rubenstein分類	118

sonographic Murphy's sign 49	インフルエンザ迅速診断キット 223	丸薬をこねるような運動 190
spectacular shrinking deficit 124	インフルエンザ濾胞 223	冠攣縮性狭心症 34
squeez test 97	ウイルス抗原検出法 43	気管支喘息 146, 147
SSD 124	ウイルソン病 195	気管内挿管 110
Staphylococcus aureus 106, 108	右季肋部痛 48	気胸 40
Streptococcus pneumoniae 29	うつ病を疑うポイント 162	起坐呼吸 148
Target sign 46	運動不耐 24	キサントクロミー 23
thumb sign 109	運動前症状 192	気道狭窄 109
transferrin saturation 188	易疲労感 196	嗅覚過敏 24
traumatic tap 23	塩酸ロメリジン 26	急激な下腹部痛 68
tremor 190	炎症性関節痛 96	球症状 180
TSAT 188	延髄外側 180	急性下肢動脈閉塞症 116
Tzanck test 43	黄体期 66	急性肝炎 198
Venous hum 187	オタワくも膜下出血基準 23	急性冠症候群 34
VZV-CF法 43	音過敏 24	急性喉頭蓋炎 106
Waters法 28	温痛覚低下 181	急性細菌性前立腺 220
WBGT 209	温度刺激検査 179	急性心筋梗塞 34, 36
Wellsスコア 112, 150		急性大動脈解離 36
wheeze 146	**か行**	急性単関節炎 92, 94
whooping 160	外傷 184	急性虫垂炎 79
winking owl sign 83	潰瘍性大腸炎 58	急性発症の片側性下肢痛 114
	蝸牛症状 175	胸腔ドレーンチューブ 41
和　文	下肢痛 116	胸腺腫 129
	仮性麻痺 94	胸痛 34, 40
あ行	家族性振戦 194	胸膜痛 40
アイスパックテスト 128	加速歩行 192	虚血性心疾患 34
悪性腫瘍 206	下大静脈フィルター 151	虚血性腸炎 80
アジスロマイシン 28, 161	寡動 191	巨細胞性動脈炎 100
圧痛 70	化膿性関節炎 93, 98	筋強剛 191
アデノウイルス 161	化膿性脊椎炎 89	筋性防御 70
アナフィラキシー 154	過敏性腸症候群 60	緊張性気胸 41
アモキシシリン 28	下部内視鏡検査 58	筋肉痛 205
アルツハイマー型認知症 210	仮面様顔貌 191	クイックトラック 110
アルツハイマー病 183	眼窩内合併症 28	空腹時低血糖 202
アレルギー 155	管結石症 172	クプラ結石症 172
アロディニア 24	肝周囲炎 73	クラブラン酸/アモキシシリン 28
安定狭心症 35	眼振 178, 181	クラミジア感染 73
意識障害 206	関節穿刺 95	クラミドフィラ肺炎 161
意識変容 218	関節リウマチ 96	クラリスロマイシン 161
異食症 186	感染症法 79	グルカゴン注射 203
咽頭炎 102	感染性心内膜炎 215	クローン病 56
インフルエンザ 161	冠動脈疾患 148	経験的投与法 95

経口避妊薬内服	72	
頸部硬直	218	
頸部側面X線撮影	109	
劇症肝炎	199	
血液検査	149	
血液培養	50	
結核	156	
結晶性関節炎	93	
結晶誘発性関節炎	98	
結石性腎盂腎炎	86	
血栓溶解療法	151	
血中のプロラクチン	205	
血尿	86	
血便	58	
下痢	56	
抗CCP抗体	98	
抗アセチルコリン受容体抗体	129	
抗インフルエンザ薬	223	
後外側腹側核	138	
抗ガングリオシド抗体	122	
抗環状シトルリン化ペプチド抗体	98	
抗凝固療法	113, 151	
後頸部痛	32	
高血圧	37	
抗酸菌染色	157	
後内側腹側核	138	
後半規管型	173	
抗不安薬	176	
項部硬直	22	
後方突進現象	192	
肛門病変	56	
絞扼性イレウス	76	
抗利尿ホルモン不適合分泌症候群	123	
高齢者	143	
呼吸困難	40	
骨密度	174	
骨梁間型転移	83	
混合型	83	

さ行

サージカルマスク	157, 161
最終月経	74
匙状爪	187
左右横隔膜下	67, 75
敷石像	57
子宮内膜症性嚢胞	69
篩骨洞	27
視神経脊髄炎	132
姿勢反射障害	192
耳石器	172
持続勃起	142
舌の咬傷	204
膝蓋跳動	94
周期性四肢麻痺	130
自由行動下血圧	117
縦走潰瘍	57
手術治療	177
上顎洞	27
小字症	191
初診時原発不明癌	82
ショックインデックス	67, 75
徐脈頻脈症候群	119
心因性非てんかん性発作	204
心筋梗塞	148
神経障害性疼痛	114
深頸部膿瘍	106
心原性失神	120, 121
人生最悪頭痛	23
振戦	190
診断感度	157
浸透圧利尿薬	176
深部静脈血栓症	112
心不全	148, 149
垂直・回旋混合性眼振	173
頭蓋内合併症	28
すくみ足	192
スクリーニング	165
頭痛	184
頭痛ダイアリー	25
スパイロメトリー	147
性交経験のある女性	72
性交経験の有無	74
性交渉	66
静止時振戦	190
青色強膜	187
咳	156
(赤外線) フレンツェル眼鏡	176
閃輝暗点	25
前駆症状	178
前庭代償	178
前庭平衡リハビリテーション	179
前頭洞	27
全般性不安障害	168
全般性不安障害の診断	169
全般発作	204
せん妄	170, 171
前立腺炎	220
造骨型	83
足関節上腕血圧比	116
鼠径部のヘルニア嵌頓	77
外側半規管型	173

た行

第1中足趾関節	90
大腿ヘルニア嵌頓	77
ダグラス窩	67, 75
多発性硬化症	132
単純性イレウス	76
遅延型反応	155
遅発性骨転移	82
虫垂炎のサイン	45
中枢性	180
中毒性巨大結腸症	59
腸管出血性大腸菌	78
蝶形骨洞	27
腸壁内ガス像	81
腸腰筋膿瘍	88
直腸温	209
鎮痛薬	70
椎骨動脈解離	32, 181
痛覚過敏	24
痛風	90, 91
爪下線状出血	215
低カリウム性周期性四肢麻痺	130
手口症候群	138
手首の固化徴候	192

鉄欠乏性貧血	186
点状出血	215
テンシロンテスト	128
伝染性単核球症	102, 103
転倒	185
臀部灼熱感	142
動作緩慢	191
洞不全症候群	118
特発性正常圧水頭症	182
突進現象	192
トランスフェリン飽和度	188
トリプタン製剤	25

な行

内リンパ水腫	175
斜め徴候	191
偽痛風発作	92
尿酸塩結晶	91
尿中 Bence Jones 蛋白	83
尿路結石	86
妊娠の可能性	74
認知症	182
熱射病	208
熱中症	208
膿尿	85

は行

パーキンソニズム	212
パーキンソン症候群	192
パーキンソン病	183
パーキンソン病の手	191
肺血栓塞栓症	112
肺塞栓	150
排尿痛，尿道からの膿汁分泌の有無	72
培養	157
培養検査	95
歯車現象	191
橋本病	196

パニック障害	165, 167
パニック障害と間違われやすい身体疾患	165, 166
反射性失神	204
反跳痛	68, 70
反応性低血糖	202
非運動症状	192
光過敏	24
非痙攣性てんかん重積状態	204
ヒスタミン	154
非ステロイド性抗炎症薬	91
非定型肺炎	224
微熱	156
百日咳	160
氷食症	186
副鼻腔炎	27
副鼻腔後前位（P→A）撮影	28
腹膜刺激症状	79
付属器領域の圧痛	68
部分発作	204
（赤外線）フレンツェル眼鏡	176
フロマン徴候	192
分析感度	157
閉塞性動脈硬化症	144
変視症	25
扁桃炎	102
扁桃周囲炎	106
扁桃周囲膿瘍	106
膀胱子宮窩	67, 75
膀胱直腸障害	114
歩行障害	182
ボツリヌス毒素	195

ま行

マイコプラズマ肺炎	161
末梢性	180
マルファン症候群	36
慢性炎症性脱髄性多発神経炎	122
慢性細菌性前立腺炎	220

慢性前立腺炎/骨盤内疼痛症候群	220
慢性閉塞性	152
無自覚性低血糖	202
矛盾性運動	191
無症候性炎症性前立腺炎	220
無動	191
迷走神経失神	120, 121
めまい	32
めまい単独	178
モリソン窩	67, 75

や行

夜間発作性呼吸困難	148
遊離ガス像	81
溶血性尿毒症症候群	78
溶骨型	83
腰背部痛	84
腰部脊椎管狭窄症	142
溶連菌性扁桃咽頭炎	104, 105
ヨード過剰摂取	196

ら行

雷鳴頭痛	23
卵巣腫瘍の既往	68, 70
リウマチ性疾患	92
リウマチ性多発筋痛症	99
リウマトイド因子	98
リウマトイド結節	98
理学療法（頭位治療）	174
淋菌感染	73
輪状甲状間膜穿刺	110
臨床推論	16
類皮嚢腫	69, 71
レビー小体型認知症	212
レム睡眠期行動異常	192
労作時呼吸苦	148
老人性振戦	194
肋骨脊柱角の叩打痛	84

■ 編者プロフィール

大西弘高 (Hirotaka Onishi)
東京大学大学院医学系研究科医学教育国際研究センター
これまで臨床推論は生物医学的な診断に焦点を当てた議論が主でしたが，これをより心理社会的な側面，生活と関わった問題などに拡げていきたいと考えています．

福士元春 (Motoharu Fukushi)
武蔵国分寺公園クリニック 副院長
1996年自治医科大学卒．青森県立中央病院で初期研修後，青森県のへき地医療に従事．地域医療振興協会地域医療研修センター指導医を経て2011年より現職．日本プライマリ・ケア連合学会認定医・指導医．

木村琢磨 (Takuma Kimura)
北里大学医学部総合診療医学・地域総合医療学
本特集のコンセプトのように，病歴・身体所見，必要最小限の低侵襲の一般的検査，注意深い経過観察で患者さんの不安を軽減しつつ，適切なマネージメントが行えるように研鑽を続けたいと思っております．

■ 執筆者プロフィール（掲載順）

臺野 巧 (Takumi Daino)
北海道勤医協総合診療・家庭医療・医学教育センター
勤医協中央病院総合診療センター センター長
日本プライマリ・ケア連合学会 北海道ブロック支部副支部長
専門：総合診療，医学教育
わりと得意な分野：頭痛，腰痛，めまい，しびれ，褥瘡
プライマリ・ケア認定医，家庭医療指導医，脳神経外科専門医
脳神経外科専門医から総合診療医に転向した変わり種ですが，転向してもう10年経ちました．今は総合診療医が一人でも増えるように日々頑張っています．2013年5月に新築移転した病院で多くの患者さん，初期・後期研修医たちと一緒に楽しくやっています．日本医学教育学会専門家養成認定コースワークの第2期トライアルに参加していて，今後は研修システムの改善にも取り組むつもりです．皆さま，北海道に来てみませんか？ プライベートでは旅行とマラソンを趣味にしています．

武田英孝 (Hidetaka Takeda)
国際医療福祉大学 教授，山王メディカルセンター神経内科
専門：神経内科学，特に脳循環代謝学
興味ある事柄・読者へのメッセージ：学生時代より数学・物理学に興味があり（下手の横好き），現在も時間があれば数式や図形を楽しんでいます．大学病院勤務時代は脳血流の数理的側面を研究していました．神経内科学は最も論理的な医学分野であり（恩師の言葉），問診と神経診察で方程式を解くが如く診断に至るプロセスに大変魅せられます．若い医師の方にも診断を行う楽しさをぜひ身につけていただきたいと思います．そのためには病歴聴取と診察に時間を割いて真剣に取り組むことが最重要です．

髙北晋一 (Shinichi Takagita)
耳鼻咽喉科たかきたクリニック 院長，天理よろづ相談所病院耳鼻咽喉科 非常勤医師
天理よろづ相談所病院ジュニアレジデントコース，同シニアレジデント耳鼻咽喉科ストレースコース修了後，天理よろづ相談所病院，京都大学医学部，京都医療センター各耳鼻咽喉科を経て，現在に至ります．これまで一貫して臨床の現場に身をおいてきました．臨床の最前線に常にいるということで，たいへんなことも多々ありますが，毎日やりがいを感じています．

加藤浩晃 (Hiroaki Kato)
京都府立医科大学病院 眼科/京都大学医学教育推進センター
専門：眼科（眼科専門医），医学教育
眼科臨床に加えて，「非眼科医に眼科のことをもっと知ってもらいたい！」をテーマに，眼科教育を行っています．眼科での専門は緑内障，白内障手術．手術は年間200件以上．著書は15冊以上．眼科初期対応やハンズオン形式で眼底診察が学べる「プライマリケア医のための眼科診療セミナー」を定期的に開催しています！（hirokato@koto.kpu-m.ac.jp）

丹羽淳一（Jun-ichi Niwa）
愛知医科大学神経内科
昨今は総合診療が注目を浴びていますが，神経内科は頭のてっぺんからつま先までのさまざまな症状の診察が必要とされる科であり，その意味では昔から総合診療を行ってきたと言えます．小難しい用語や病名はひとまず脇に置いておいて，神経診察の面白さを少しでも若手医師に伝えられたらと思いながらいつも診療しています．

金森健太（Kenta Kanamori）
帝京大学医学部附属溝口病院第4内科 助手
心臓カテーテルなど循環器分野を中心に働いていますが，「内科医」としての知識が偏らないよう情報のup dateを意識しています．

村川裕二（Yuji Murakawa）
帝京大学医学部附属溝口病院第4内科 教授

大島 晋（Susumu Ohshima）
川崎幸病院川崎大動脈センター
初期研修の2年がその後の一生の医師像を決めます．最初の2年間で苦労できなかったら，その後はそれ以上の苦労に耐えられません．医道に安易な道はなく，苦労して手に入れるものこそ価値あるものです．若い時の苦労は買ってでもせよということです．

坂田祐之（Hiroyuki Sakata）
佐賀大学医学部附属病院消化器内科

山口加奈子（Kanako Yamaguchi）
佐賀大学医学部附属病院消化器内科

藤本一眞（Kazuma Fujimoto）
佐賀大学医学部附属病院消化器内科

堀之内秀仁（Hidehito Horinouchi）
国立がん研究センター中央病院呼吸器内科 医長
日本最高のがん医療教育施設で皆さんをお待ちしています．
国立がん研究センター教育・研修のページ
http://www.facebook.com/CancerEducation/

佐藤友隆（Tomotaka Sato）
国立病院機構東京医療センター皮膚科
ダイナミックに変化する皮膚疾患の奥深さを総合診療科と連携して全ての科の先生方に伝えたい．

昆 祐理（Yuri Kon）
八戸市立市民病院救命救急センター
聖マリアンナ医科大学で救急画像診断とIVRを学んだのち，現施設で勤務中．充実した毎日を支えてくれるのは，頼もしい仲間たちと，八戸のおいしいお酒です．酒の種類も症例も非常に豊富です．ぜひ遊びに来てください．

今 明秀（Akihide Kon）
八戸市立市民病院救命救急センター
病院前・ER・ICU・手術・TAE・リハビリ・解剖と全てができる救急医師を養成しています．

小川栄一（Eiichi Ogawa）
九州大学病院総合診療科

古庄憲浩（Norihiro Furusyo）
九州大学病院総合診療科

林 純（Jun Hayashi）
原土井病院九州総合診療センター

矢野 豊（Yutaka Yano）
福岡大学筑紫病院消化器内科・IBDセンター 助教
専門分野：消化管領域，特に炎症性腸疾患，小腸内視鏡．福岡大学筑紫病院消化器内科（http://www.shoukaki.com/）は約2000例以上の炎症性腸疾患の診療をしています．興味のある方はぜひ一度見学に来てください．

植木敏晴（Toshiharu Ueki）
福岡大学筑紫病院消化器内科 准教授

松井敏幸（Toshiyuki Matsui）
福岡大学筑紫病院消化器内科 教授

小野陽一郎（Yoichiro Ono）
福岡大学筑紫病院消化器内科 助教
専門：食道疾患，炎症性腸疾患

糸賀知子（Tomoko Itoga）
越谷市立病院産婦人科
平成9年3月 東邦大学医学部卒業
平成9年5月 順天堂大学医学部産婦人科学講座入局
平成18年4月 越谷市立病院産婦人科赴任
平成20年4月 日本更年期医学会（日本女性医学会）認定医師取得
平成24年4月 日本東洋医学会漢方専門医取得

野田頭達也（Tatsuya Nodagashira）
八戸市立市民病院救命救急センター
専門：外科，消化器外科，救急医学
今やっていること：外傷患者の劇的救命と移動緊急手術室の実現，医療安全

保阪由美子（Yumiko Hosaka）
東京慈恵会医科大学感染制御部
専門：感染症内科
Infection diseasesというsubspecialityを持ったgeneralistを目指して日々精進しておりますが，同時にInfection controlの難しさにも直面する毎日です．一緒に楽しみながら感染症を学びたい方々を募集中です．

二宮風夫（Kazeo Ninomiya）
福岡大学筑紫病院消化器内科
虚血性腸炎について執筆させて頂きましたが，実臨床では主に小腸疾患の検査治療に携わっています．興味のある先生はぜひご連絡ください．

桃井康晴（Yasuharu Momoi）
医療法人社団晴雅会 ももい整形外科
1980年三重大学医学部卒業．同年自治医科大学レジデント．1981年 虎の門病院レジデント．現在，メンバー全員が整形外科医のJazz Band（Bone Breakers）でドラムを担当．5年前からドラムを再開しプロの指導も受けているが，指導が上手だと，この歳でも上達できることを実感している．皆様が良い指導医に巡りあえるようお祈りしています．

須藤啓広（Akihiro Sudo）
三重大学整形外科
1983年 三重大学医学部卒業
1987年 三重大学大学院医学研究科卒業
2009年 三重大学大学院医学系研究科生命医科学専攻病態修復医学講座運動器外科学 教授
2012年 三重大学大学院医学系研究科 生命医科学専攻 臨床医学系講座
運動器外科学・腫瘍集学治療学（名称変更）教授
2013年 三重大学医学部附属病院 副病院長（併任）

亀井 潤（Jun Kamei）
東京大学医学部泌尿器科
専門：排尿障害，尿路感染症
たかが腎盂腎炎，されど腎盂腎炎．「尿路感染を自力で的確に診断・治療できたら，レジデントとして1人前」と昔指導医に言われましたが，それほど泌尿器科疾患の中でもcommonで，誰でも容易に対処できそうなのに奥が深く難しいのが尿路感染症だと今でも痛感します．今回の内容が少しでも診療に役立てたなら幸いです．

中川 徹（Tohru Nakagawa）
東京大学医学部泌尿器科 講師

本間之夫（Yukio Homma）
東京大学医学部泌尿器科 教授

宮嵜英世（Hideyo Miyazaki）
東京大学医学部泌尿器科
平成9年東京大学医学部医学科卒．東京大学医学部泌尿器科講師．尿路結石の治療の奥深さに最近気づいた．結石治療のエキスパートを目指している．結石疑いで紹介されて，大動脈解離，膵炎，虫垂炎だった経験あり，皆さんもご注意あれ．

久米春喜（Haruki Kume）
東京大学医学部泌尿器科 准教授

佐田竜一（Ryuichi Sada）
亀田総合病院総合内科/内科合同プログラム
800床規模の地域基幹病院で，感染症に強く，EBMに基づくコモンディジーズ診療が行える医師を目指す研修医育成に携わっています．研修に興味のある方はsadametal@gmail.comまで！

市川奈緒美（Naomi Ichikawa）
東京女子医科大学附属膠原病リウマチ痛風センター
"関節炎"の奥深さを日々感じながら診療にあたっています．

益田郁子（Ikuko Masuda）
十条武田リハビリテーション病院リウマチ科 部長
東京女子医大附属膠原病リウマチ痛風センター 非常勤講師
偽痛風（CPPD結晶誘発性関節炎）は高齢者社会において比較的よく遭遇する疾患であるにもかかわらず，まだ認識されることも低く疾患機序や治療法も確立していません．若い皆さんが興味をもっていただきこの疾患についての理解，臨床・基礎研究が進むことを願っています．

瀬戸洋平（Yohei Seto）
東京女子医科大学八千代医療センターリウマチ膠原病内科
1996年千葉大学卒．総合病院国保旭中央病院での研修，勤務を経て2008年東京女子医科大学附属膠原病リウマチ痛風センター入局，2013年より現職．リウマチ性疾患診療の深みを謙虚に学ぶ毎日です．

石丸裕康（Hiroyasu Ishimaru）
天理よろづ相談所病院総合診療教育部・救急診療部
研修医教育と総合内科診療が主な仕事ですが，救急診療，ICT，医療安全などさまざまな業務にかかわっています．病院総合診療という古くて新しい領域の確立・その教育が今の主な関心事です．

新森加奈子（Kanako Shimmori）
北里大学医学部地域総合医療学

松田明正（Akimasa Matsuda）
三重大学医学部附属病院循環器内科

光岡明人（Akito Mitsuoka）
川崎幸病院 血管外科医長
興味ある事柄：正しい医療を行うことによる患者の集客
読者メッセージ：研修医の先生方，ともに血管外科を繁栄させましょう．

貞廣威太郎（Taketaro Sadahiro）
慶應義塾大学病院循環器内科
重症心臓病治療のパラダイムシフトを目指し，ダイレクトリプログラミングによる心筋再生をテーマに基礎研究に従事している．また心臓CT・MRI，心肺運動負荷検査などの各種モダリティーを駆使して，形態・代謝など多角的な視点で病態を診断すべく日々研鑽を重ねている．

香坂 俊（Shun Kohsaka）
慶應義塾大学病院循環器内科
医学教育と並行して，最近は臨床研究，とくにレジストリ・データベース研究の仕事が増えてきている．強制的なランダム化を課すような前向き研究よりも，データを積み重ねて解析する作業は日本人の気質にあっているような気がするが，どうだろうか？ 大学院生を随時募集中，詳しくはホームページを．

中尾直樹（Naoki Nakao）
愛知医科大学医学部神経内科 教授

奈良典子（Noriko Nara）
地域医療機能推進機構 横浜保土ケ谷中央病院 内科
医師になる前の専門は体育科学．薬剤だけに頼らず，自分の努力で「動いて治す」ための効率のよい方法を思案中．

長谷川 修（Osamu Hasegawa）
横浜市立大学附属市民総合医療センター総合診療科 教授
特に，末梢神経疾患の神経伝導検査や筋電図に関して造詣が深い．得意分野をもつことと同じように，医療を幅広く見ることも大切です．土台をしっかり築きながら，高いピラミッドを建設してください．

大庭真俊（Masatoshi Oba）
神奈川県立こども医療センター
学生時代はずっとビッグバンドでトロンボーンを吹いていました．好きなバンドはTravis Sullivan's Bjorkestraと，Gordon Goodwin's Big Phat Bandです．忙しくなるとなかなか練習できませんが，趣味って大切だと思います．

仲田和正（Kazumasa Nakada）
医療法人健育会西伊豆病院
専門：整形外科
抱負：諸科の統合，日本の医療レベルの底上げ
今やネット社会となり僻地にいても医療レベルは世界最先端に保つことができます．
田舎で楽しく充実した医療をやってみませんか？

中井秀一（Shuichi Nakai）
医療法人明医研ハーモニークリニック医師
専門：家庭医療
在宅リハビリテーションに興味をもっています．地域により大きな違いがあるため，現行の医療，介護の制度のなかで，質の高い在宅リハの在り方を模索しています．なりたい医師像を明確にすると，必要な研修，学び方が見えます．今の環境とレジデントの期間を悔いのないように過ごしてください．

阿部 直（Tadashi Abe）
医療法人明医研理事デュエット内科クリニック 院長
専門：呼吸器内科
老人問題と医療制度，特に在宅医療に興味をもっています．実践を通して，あるべき在宅医療の制度を考え，提言できればと思っています．医師には生涯学習が求められていますが，研修医，レジデントの期間は特に重要な学習期間と思います．

須田万勢（Masei Suda）
聖路加国際病院Immuno-Rheumatology Center
リウマチ膠原病の患者さんに対して，いかに副作用が少なく効果の高い治療ができるかを日々考えています．また，この分野は早期診断や，異常所見に対しての適切な鑑別・対処能力が鍵となります．今まで総合診療で培ってきた診断能力や総合力を活かして，リウマチ膠原病の患者さんたちに貢献できるようがんばります．

岡田正人（Masato Okada）
聖路加国際病院Immuno-Rheumatology Center センター長

矢野晴美（Harumi Gomi）
筑波大学附属病院水戸地域医療教育センター・水戸協同病院グローバルヘルスセンター感染症科
抱負：日本で感染症の包括的な組織の構築すること，国際医学部の創設のため活動中．
英語で自在にディスカッションするセミナーTEME（Teaching and Learning Medicine in English）を主催．
http://www.harumigomi.com（筆者ホームページ）

郷間 巌（Iwao Gohma）
市立堺病院呼吸器内科
医療の質を高めるために，学ぶことは本当に数限りなくあることに気づかされます．個人だけでなく，チームでの実践が向上することを考えて，病院内の医療や多職種連携に加えて地域連携での学びを広げていきたいです．

中村風花（Fuka Nakamura）
筑波大学附属病院水戸地域医療教育センター・水戸協同病院 初期研修医
来年度からは精神科医として，心も身体も適切にみることができる医師をめざします．

金井貴夫（Takao Kanai）
筑波大学附属病院水戸地域医療教育センター・水戸協同病院総合診療科 科長，東京女子医科大学 非常勤講師

渡辺　悠（Yu Watanabe）
筑波大学附属病院水戸地域医療教育センター・水戸協同病院 初期研修医2年目
心も身体も適切にみることができる医師をめざし修行中です．

吉井雅美（Masami Yoshii）
筑波大学附属病院水戸地域医療教育センター・水戸協同病院総合診療科 後期研修医
脳神経外科を経て，現在総合診療科で研修中です．教育熱心な上級医と，優秀な同期や後輩に囲まれて，毎日の診療が多彩でとてもエキサイティングです．日々コツコツと精進してゆきたいと思っています．

洪　英在（Young-Jae Hong）
三重県立一志病院 / 三重大学津地域医療学講座
専門：老年医学，プライマリケア，在宅医療
卒業後，地域医療の第一線で働き，認知症，高齢者医療の重要性を感じ，専門施設で研鑽を積みました．若年性も含めた認知症の初期診断から終末期の嚥下障害が生じるまで，認知症の方をたくさん診させていただきました．その経験を地域に還元すべく，今年度から家庭医療科の一員として地域の第一線の現場で再び働きはじめました．ぜひ見学にお越しください．

山中敏彰（Toshiaki Yamanaka）
奈良県立医科大学附属病院耳鼻咽喉・頭頸部外科学講座
"厳然と温かく" "公明正大" "背中を見せる" をモットーにレジデント教育を行っています．私のプロフェッショナルとは千分率の（リスク1/1000以下をめざす）医療です．休みはチェスとキャッチボールに興じています．

大生定義（Sadayoshi Ohbu）
立教学院診療所 / 立教大学社会学部
所属での仕事のほか市中病院一般内科の非常勤で外来診療もしています．専門領域は一般内科と神経内科（一般，頭痛，運動障害，老年など）です．医療機関・医育機関等でEBM，臨床推論，難病のQOL，個人別QOL評価スケール，プロフェッショナリズム，臨床倫理，患者安全，Team STEPPSなどの授業・講演も行っています．

中島　伸（Shin Nakajima）
独立行政法人国立病院機構大阪医療センター脳神経外科
最近，興味を持っているのは「片付け」です．書類や小物類が増えると散らかってしまい，探し物の時間も馬鹿になりません．どんどん捨てると，仕事も探し物もはかどるようになりました．

飯降直男（Tadao Iburi）
天理よろづ相談所病院内分泌内科
本疾患をはじめ，当院ではさまざまな診療科，近隣の病院の先生方から内分泌疾患を有する患者さんを数多く紹介していただいています．将来内分泌専門医を考えておられる先生がおられましたら，ぜひ当院での研修も1つの選択肢に入れていただければ幸いです．

林野泰明（Yasuaki Hayashino）
天理よろづ相談所病院内分泌内科

辻井　悟（Satoru Tsujii）
天理よろづ相談所病院内分泌内科

桒田博仁（Hirohito Kuwata）
天理よろづ相談所病院内分泌内科
2008年奈良県立医科大学卒業，同年より天理よろづ相談所病院初期研修医を2年経て2010年から天理よろづ相談所病院内分泌内科後期研修医，2013年から同医員，現在に至る．
当施設でわれわれと一緒に糖尿病・内分泌代謝疾患の診療に励みませんか？当施設は日本糖尿病学会，日本内分泌学会認定教育施設です．ご興味のある方は下記の連絡先までぜひ一度ご連絡ください．
hirohito.kuwata@gmail.com（桒田博仁）

五十嵐　博（Hiroshi Igarashi）
武蔵国分寺公園クリニック
2005年東北大学医学部卒．聖隷三方原病院，ミシガン州立大学家庭医療教育法フェロー，福島県立医科大学地域・家庭医療学講座，石橋クリニックを経て現職．日本プライマリ・ケア連合学会認定家庭医療専門医・指導医．

高橋さゆり（Sayuri Takahashi）
東京大学医学部泌尿器科
医学博士，日本泌尿器科学会専門医・指導医，日本内視鏡外科学会技術認定医，がん治療機構認定医．東京大学分子細胞生物学研究所およびJohns Hopkins Universityにおいて前立腺癌の基礎研究を行う．臨床のほか，日本泌尿器科学会男女共同参画委員会の役員として女性医師の就労問題や育成に携わる．

医学とバイオサイエンスの　羊土社

羊土社　臨床医学系書籍ページ　http://www.yodosha.co.jp/medical/

- 羊土社では，診療技術向上に役立つ様々なマニュアル書から臨床現場ですぐに役立つ書籍，また基礎医学の書籍まで，幅広い医学書を出版しています．
- 羊土社のWEBサイト"羊土社 臨床医学系書籍ページ"は，診療科別分類のほか目的別分類を設けるなど書籍が探しやすいよう工夫しております．また，書籍の内容見本・目次などもご覧いただけます．ぜひご活用ください．

▼ メールマガジン「羊土社メディカルON-LINE」にご登録ください ▼

- メディカルON-LINE（MOL）では，羊土社の新刊情報をはじめ，お得なキャンペーン，学会・フェア情報など皆様に役立つ情報をいち早くお届けしています．
- 登録・配信は無料です．登録は，上記の"羊土社 臨床医学系書籍ページ"からお願いいたします．

レジデントノート　Vol.16　No.14（増刊）

90疾患の臨床推論！診断の決め手を各科専門医が教えます

編集／大西弘高，福士元春，木村琢磨

レジデントノート

2014年12月10日発行〔第16巻　第14号（増刊）〕

Vol.16　No.14（増刊）2014〔通巻198号〕
ISBN978-4-7581-1543-8
定価（本体4,500円＋税）　（送料実費別途）

発行人　一戸裕子
発行所　株式会社 羊 土 社
〒101-0052
東京都千代田区神田小川町2-5-1
TEL　03（5282）1211
FAX　03（5282）1212
E-mail　eigyo@yodosha.co.jp
URL　http://www.yodosha.co.jp/

装幀　野崎一人
印刷所　広研印刷株式会社
広告申込　羊土社営業部までお問い合わせ下さい．

© YODOSHA CO., LTD. 2014
Printed in Japan
郵便振替　00130-3-38674

本誌に掲載する著作物の複製権・上映権・譲渡権・公衆送信権（送信可能化権を含む）は（株）羊土社が保有します．
本誌を無断で複製する行為（コピー，スキャン，デジタルデータ化など）は，著作権法上での限られた例外（「私的使用のための複製」など）を除き禁じられています．研究活動，診療を含み業務上使用する目的で上記の行為を行うことは大学，病院，企業などにおける内部的な利用であっても，私的使用には該当せず，違法です．また私的使用のためであっても，代行業者等の第三者に依頼して上記の行為を行うことは違法となります．

JCOPY ＜（社）出版者著作権管理機構　委託出版物＞
本誌の無断複写は著作権法上での例外を除き禁じられています．複写される場合は，そのつど事前に，（社）出版者著作権管理機構（TEL 03-3513-6969，FAX 03-3513-6979，e-mail：info@jcopy.or.jp）の許諾を得てください．

羊土社のオススメ書籍

教えて！救急 整形外科疾患のミカタ
初期診療の見逃し回避から適切なコンサルテーションまで

斉藤 究／編

救急外来で整形外科疾患に悩む研修医の強い味方！よく出会う外傷や見落としやすい疾患を網羅し、各疾患の診療における重要点が一目でわかって見逃しを回避できる！さらに、悩ましいコンサルの判断もこれでばっちり！

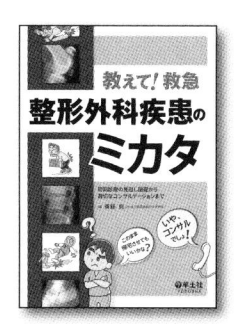

- 定価（本体4,300円＋税） ■ B5判
- 287頁 ■ ISBN 978-4-7581-1759-3

Dr.宮城の白熱カンファレンス
診断のセンスと臨床の哲学

岡田優基／著，徳田安春／編，宮城征四郎／監

"基礎"とは"簡単なこと"ではない、"最も大事なこと"である．群星沖縄では「臨床の基礎」を徹底して教えていた．臨床推論から医師としての姿勢まで、珠玉のパールが詰まった症例カンファレンスに参加してみよう！

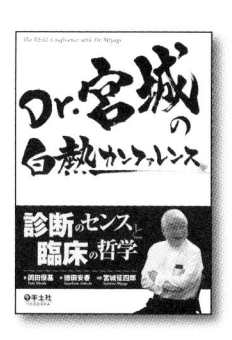

- 定価（本体3,900円＋税） ■ B5判
- 271頁 ■ ISBN 978-4-7581-1757-9

わかって動ける！人工呼吸管理ポケットブック
「どうしたらいいのか」すぐわかる、チェックリストと頻用データ

志馬伸朗／編

研修医必携！「こういう時はどうするんだっけ？」現場で知りたいことをすぐ引けて、呼吸器設定や患者評価の表など対応時に役立つデータが満載！設定から調節、離脱、トラブル対応まで、チェックリストで判断できる！

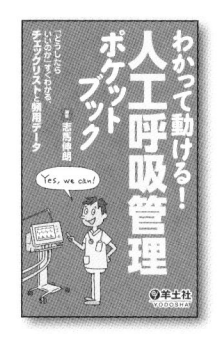

- 定価（本体3,500円＋税） ■ B6変型判
- 189頁 ■ ISBN 978-4-7581-1755-5

その症候、英語で言えますか？
はじめに覚える335症候とついでに覚える1000の関連語

近藤真治／著，Wayne Malcolm／英文校閲・ナレーター，飯野 哲／編集協力

診療でよく出合う基本症候とその定義を英語でまるごと習得！語句の意味だけでなく、用語の学術的な使い方や関連語もスイスイ身につく．医学英語を初めて学ぶ方、学び直したい方にオススメ！音声ダウンロード特典つき．

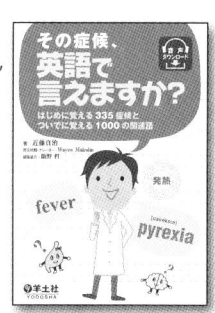

- 定価（本体2,200円＋税） ■ B6判
- 159頁 ■ ISBN 978-4-7581-1760-9

発行 羊土社 YODOSHA
〒101-0052 東京都千代田区神田小川町2-5-1　TEL 03(5282)1211　FAX 03(5282)1212
E-mail：eigyo@yodosha.co.jp
URL：http://www.yodosha.co.jp/

ご注文は最寄りの書店，または小社営業部まで

羊土社のオススメ書籍

困りがちな あんな場面こんな場面での 身体診察のコツ

ジェネラリストのこれからを考える会／企画, 大西弘高／編

普段, 見よう見まねで行っている身体診察, でも実は困ってしまうことがある…そんな事例が満載！臨床の第一線で活躍する執筆陣が上級医ならではのワザやコツを伝授します. 一歩先を目指したい若手医師にオススメ！

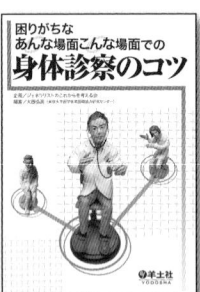

- ■ 定価（本体3,400円＋税）　■ A5判
- ■ 173頁　■ ISBN 978-4-7581-0690-0

ジェネラル診療シリーズ もう困らない！高齢者診療でよく出合う問題とその対応

検査や治療はどこまで必要？
患者・家族に満足してもらうには？
外来・病棟・在宅・施設ですぐに役立つ実践ポイント

木村琢磨／編

全ての内科医・プライマリケア医必携！高齢者診療のコツがわかる！診察室での対応だけでなく, 在宅・施設での家族や介護スタッフとの連携のポイントも解説. 高齢化が進む今, 知っておくべき内容が満載！

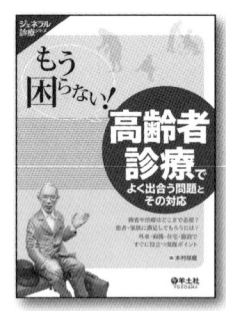

- ■ 定価（本体4,500円＋税）　■ B5判
- ■ 276頁　■ ISBN 978-4-7581-1500-1

PT・OTビジュアルテキスト リハビリテーション基礎評価学

潮見泰藏, 下田信明／編

理学療法士と作業療法士の合作による新しい評価学テキスト！PT・OTに共通する基礎的な評価項目を厳選, 図表を多用し, オールカラーでよくわかる！実習や臨床現場に出てからも長く使える教科書です.

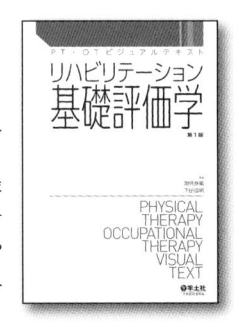

- ■ 定価（本体5,900円＋税）　■ B5判
- ■ 390頁　■ ISBN 978-4-7581-0793-8

ライフハックで雑用上等

忙しい研究者のための時間活用術

阿部章夫／著

研究時間は楽しく生み出せ！ラボを十数年主宰する著者が, 仕事の効率がぐっと上がるちょっとしたワザやアプリを大公開. PIになるためのノウハウも伝授します. 雑用につぶされそうなあなたに, 本書で幸せを！

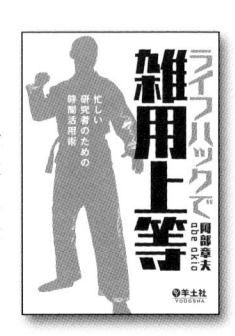

- ■ 定価（本体2,600円＋税）　■ A5判
- ■ 190頁　■ ISBN 978-4-7581-2052-4

発行　羊土社 YODOSHA
〒101-0052　東京都千代田区神田小川町2-5-1　TEL 03(5282)1211　FAX 03(5282)1212
E-mail：eigyo@yodosha.co.jp
URL：http://www.yodosha.co.jp/

ご注文は最寄りの書店, または小社営業部まで

羊土社のオススメ書籍

自信がもてる！せん妄診療はじめの一歩
誰も教えてくれなかった対応と処方のコツ

小川朝生／著

悩める病棟医は必携！せん妄かどうかをしっかり見極め、正しい対処法の基本を丁寧に解説した入門書．患者に応じた抗精神病薬の使い方、ケーススタディも多数掲載！

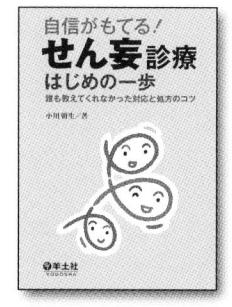

- 定価（本体3,300円＋税） ■ A5判
- 191頁 ■ ISBN 978-4-7581-1758-6

内科医のための認知症診療はじめの一歩
知っておきたい誤診を防ぐ診断の決め手から症状に応じた治療、ケアまで

浦上克哉／編

早期発見のコツ，誤診を防ぐ診断の仕方，症状に応じた治療法，ケアまで，認知症診療の必須知識をわかりやすく解説．専門医との連携やBPSDへの対応も充実．ケーススタディもついて明日からすぐに役立つ！

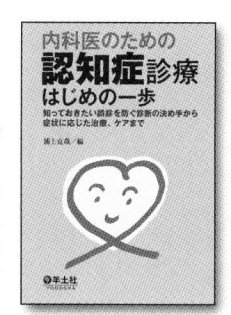

- 定価（本体3,800円＋税） ■ A5判
- 252頁 ■ ISBN 978-4-7581-1752-4

あらゆる診療科で役立つ！腎障害・透析患者を受けもったときに困らないためのQ&A

小林修三／編

腎障害患者の検査値はどう解釈する？この薬、透析患者に使っていいの？など、プライマリケアの現場で患者を受けもったときによく出会う疑問の答え、ここにあります！おさえておきたいマネジメントのポイントが満載！

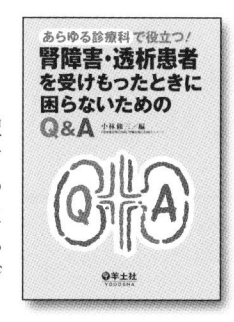

- 定価（本体3,800円＋税） ■ A5判
- 351頁 ■ ISBN 978-4-7581-1749-4

MRIに絶対強くなる撮像法のキホンQ&A
撮像法の適応や見分け方など日頃の疑問に答えます！

山田哲久／監，
扇　和之／編著

MRIにたくさんある撮像法，使い分けが知りたい！／この疾患にはCTとMRIどちらがよい？／造影は必要？／T1強調画像とT2強調画像はどう見分ける？など，本当に知りたかった、実践で即役立つテーマが満載！

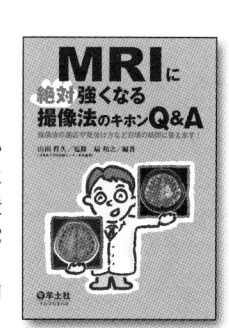

- 定価（本体3,800円＋税） ■ A5判
- 246頁 ■ ISBN 978-4-7581-1178-2

発行　羊土社 YODOSHA
〒101-0052　東京都千代田区神田小川町2-5-1　TEL 03(5282)1211　FAX 03(5282)1212
E-mail：eigyo@yodosha.co.jp
URL：http://www.yodosha.co.jp/

ご注文は最寄りの書店，または小社営業部まで

プライマリケアと救急を中心とした総合誌

レジデントノート

☐ **年間定期購読料**（送料サービス）
- 月刊のみ　12冊
  定価（本体 24,000円＋税）
- 月刊＋増刊
  増刊を含む定期購読は羊土社営業部までお問い合わせ
  いただくか、ホームページをご覧ください。
  URL：http://www.yodosha.co.jp/rnote/

月刊　毎月1日発行　B5判　定価（本体2,000円＋税）

日常診療を徹底サポート！

医療現場での実践に役立つ研修医のための必読誌！

特徴
1. 医師となって**最初に必要となる"基本"や"困ること"**をとりあげ、ていねいに解説！
2. **画像診断、手技、薬の使い方**など、すぐに使える内容！日常の疑問を解決できる
3. 先輩の経験や進路選択に役立つ情報も読める！

詳細はコチラ ▶ http://www.yodosha.co.jp/rnote/

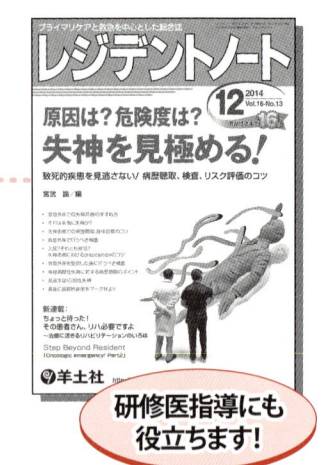

研修医指導にも役立ちます！

患者を診る　地域を診る　まるごと診る

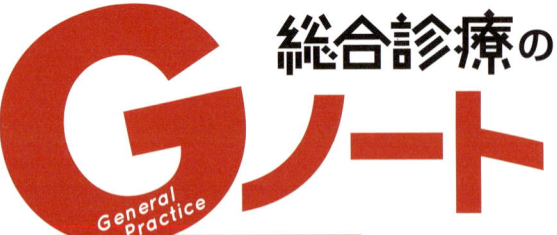

総合診療の Gノート

General Practice

☐ **年間定期購読料**
隔月刊　年6冊
定価（本体15,000円＋税）

※年間定期購読は送料無料です

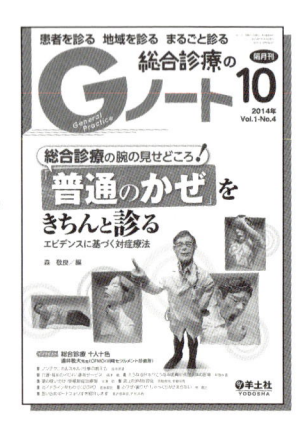

隔月刊　偶数月1日発行　B5判　定価（本体2,500円＋税）

あらゆる 疾患・患者さんを まるごと診たい！

そんな医師のための「**総合診療**」の実践雑誌です

- **現場目線の具体的な解説**だから、かゆいところまで手が届く
- 多職種連携、社会の動き、関連制度なども含めた**幅広い内容**
- 忙しい日常診療のなかでも、**バランスよく知識をアップデート**

詳細はコチラ ▶ http://www.yodosha.co.jp/gnote/

2014年4月 創刊

発行　**羊土社 YODOSHA**
〒101-0052　東京都千代田区神田小川町2-5-1　TEL 03(5282)1211　FAX 03(5282)1212
E-mail：eigyo@yodosha.co.jp
URL：http://www.yodosha.co.jp/

ご注文は最寄りの書店、または小社営業部まで